Al-Maqrīzīs Traktat über die Mineralien

Kitāb al-Maqāṣid al-saniyyah li-ma'rifat al-ağsām al-ma'diniyyah

Bibliotheca Maqriziana

Edited by

Frédéric Bauden (*Université de Liège*)

OPERA MINORA

VOLUME 3

The titles published in this series are listed at *brill.com/bima*

Al-Maqrīzīs Traktat über die Mineralien

Kitāb al-Maqāṣid al-saniyyah li-maʿrifat al-aǧsām al-maʿdiniyyah

Herausgegeben, übersetzt und kommentiert von

Fabian Käs

TUTA SUB AEGIDE PALLAS · 1683 ·

BRILL

LEIDEN | BOSTON

Cover illustration: al-Maqrīzī, *al-Maqāṣid al-saniyyah li-maʿrifat al-aǧsām al-maʿdiniyyah*, Cairo, 1438. Leiden, Universiteitsbibliotheek, Or. 560, fol. 90ᵃ. Copyright of the University of Leiden.

Library of Congress Cataloging-in-Publication Data

Maqrizi, Ahmad ibn 'Ali, 1364-1442.
Al-Maqrizis Traktat über die Mineralien = Kitab al-maqasid al-saniyyah li-ma'rifat al-agsam al-ma'diniyyah / herausgegeben, übersetzt, und kommentiert von Fabian Käs.
pages cm. – (Bibliotheca maqriziana, ISSN 2211-6737 ; 3)
Parallel title: Kitab al-maqasid al-saniyyah li-ma'rifat al-agsam al-ma'diniyyah
Some text in German, some in romanized Arabic.
Includes bibliographical references and index.
ISBN 978-90-04-27760-1 (hardback : alk. paper) – ISBN 978-90-04-29027-3 (e-book) 1. Maqrizi, Ahmad ibn 'Ali, 1364-1442. 2. Medicine, Egyptian. 3. Medicine–Egypt–History. 4. Medicine, Ancient. 5. Minerals in human nutrition. 6. Materia medica. I. Käs, Fabian. II. Title. III. Title: Traktat über die Mineralien. IV. Title: Kitab al-maqasid al-saniyyah li-ma'rifat al-agsam al-ma'diniyyah.

R137.M37 2015
610.932–dc23

2015009631

This publication has been typeset in the multilingual “Brill” typeface. With over 5,100 characters covering Latin, IPA, Greek, and Cyrillic, this typeface is especially suitable for use in the humanities. For more information, please see www.brill.com/brill-typeface.

ISSN 2211-6737
ISBN 978-90-04-27760-1 (hardback)
ISBN 978-90-04-29027-3 (e-book)

This book is printed on acid-free paper.

Inhaltsverzeichnis

Indices

Verzeichnis der Tafeln

Abkürzungsverzeichnis

AI	*Annales islamologiques*
*EI*²	Gibb, H.A.R./Kramers, J.H. et al. (Hrsg.): *The Encyclopaedia of Islam. New Edition* (Leiden/London: Brill, 1954–2002). 11 Bde., Suppl.-Bd.
*EI*³	Fleet, Kate/Krämer, Gudrun et al. (Hrsg.): *Encyclopaedia of Islam Three* (Leiden: Brill, 2007 sqq.).
GAL	Brockelmann, Carl, *Geschichte der arabischen Litteratur* (²Leiden: Brill, 1943–1949); 2 Grundbde. (G); (Leiden: Brill, 1937–1942), 3 Supplementbde. (S).
GAS IV	Sezgin, Fuat, *Geschichte des arabischen Schrifttums.* Band IV: *Alchimie – Chemie. Botanik – Agrikultur* (Leiden: Brill, 1971).
GAS XV	Sezgin, Fuat, *Geschichte des arabischen Schrifttums.* Band XV: *Anthropogeographie. Teil 2: Topographie – Geographische Lexika. Kosmographie – Kosmologie. Reiseberichte* (Frankfurt a. M.: Institut für Geschichte der arabisch-islamischen Wissenschaften, 2010).
JA	*Journal asiatique*
JSS	*Journal of Semitic Studies*
MSR	*Mamlūk Studies Review*
RE	*Paulys Realencyclopädie der Classischen Altertumswissenschaft.* Neue Bearbeitung unter Mitwirkung zahlreicher Fachgenossen von Georg Wissowa (Stuttgart: Metzler, 1893 sqq.).
WKAS	Ullmann, Manfred et al., *Wörterbuch der klassischen arabischen Sprache.* Band I: *Kāf* (Wiesbaden: Harrassowitz, 1970); Band II: *Lām* (Wiesbaden: Harrassowitz, 1983–2009), 4 Teilbde.
ZDMG	*Zeitschrift der Deutschen Morgenländischen Gesellschaft*

Dank

Mein Dank gebührt in erster Linie Prof. Frédéric Bauden (Liège), ohne den das vorliegende Buch nicht zustande hätte kommen können. Von ihm kam die Anregung, die *Maqāṣid* im Rahmen der *Bibliotheca Maqriziana* herauszugeben. Er stellte mir Kopien der hier verwendeten Handschriften zur Verfügung und übernahm die endgültige Formatierung meines Manuskripts und die Vervollständigung der Indices. Darüber hinaus hat er mich durch seine große Sachkenntnis vor manchem Fehler bewahrt.

Herzlichen Dank möchte ich auch den Mitarbeitern des Brill-Verlages sagen, namentlich Frau Teddi Dols, Frau Kathy van Vliet und Frau Nienke Brienen-Moolenaar.

Aus vielerlei Gründen darf ich hier auch Prof. Andreas Kaplony (München), Prof. Franz-Christoph Muth (Mainz) und Prof. Manfred Ullmann (Tübingen) danken. Nicht unerwähnt lassen will ich meine ehemaligen Kollegen vom Frankfurter „Institut für Geschichte der arabisch-islamischen Wissenschaften“, die mir in der Zeit, als der überwiegende Teil dieses Buches entstand, eine große moralische Stütze waren. Dank möchte ich an dieser Stelle auch Prof. Gerrit Bos (Köln) und Prof. Sebastian Günther (Göttingen) aussprechen, in deren Schuld ich stehe.

Fabian Käs
Biburg, den 5. April 2015

Vorwort

Der hauptsächlich als Historiker berühmte Taqī l-Dīn Aḥmad b. ʿAlī l-Maqrīzī (766/1364–845/1442) verfasste eine kleine Schrift über die Mineralien, der er den Titel *Kitāb al-Maqāṣid al-saniyyah li-maʿrifat al-aǧsām al-maʿdiniyyah* gab, was in etwa mit „Die erlauchten Bestrebungen zur Kenntnis der mineralischen Körper" übersetzt werden kann. Er behandelt dort die Mineralien unter besonderer Berücksichtigung der Metalle, ihre Klassifikation und Theorien zu ihrer Entstehung. In Exkursen wird auf die Gestalt der Erde und die These von der *scala naturae* eingegangen, wonach die Naturreiche durch Zwischenstufen miteinander verbunden sind.

Am Anfang des Traktats, der zu einer Sammlung von Opuscula zu diversen Themen gehört, sagt der Verfasser, er habe ihn als „aide-mémoire" (*taḏkira*) für sich selbst und andere aufgezeichnet (*qayyada*). Dieser recht bescheidene Anspruch des Autors darf bei der Bewertung seines Werks nicht außer Acht gelassen werden. Um eine eigenständige wissenschaftliche Arbeit im modernen Sinne handelt es sich nämlich nicht und selbst nach den Maßstäben seiner Zeit hätte al-Maqrīzī kaum für sich reklamieren können, hier Eigenes geleistet zu haben. Letztlich handelt es sich bei den *Maqāṣid* um bloße Exzerpte aus der Enzyklopädie von Ibn Faḍl Allāh al-ʿUmarī, was al-Maqrīzī aber geflissentlich verschwieg.

Dass sich al-Maqrīzī gern mit fremden Federn schmückte, war schon seinen Zeitgenossen nicht verborgen geblieben. Bereits Šams al-Dīn al-Saḫāwī (st. 902/1497) kritisierte ihn dafür, in den *Ḫiṭaṭ* ein Werk al-Awḥadīs plagiiert zu haben.[1] Im Falle der *Maqāṣid* muss sich aber auch al-Maqrīzīs „Opfer", al-ʿUmarī, den Vorwurf gefallen lassen, seine eigenen Quellen nicht ausreichend als solche kenntlich gemacht zu haben – nämlich al-Qazwīnī und Ibn al-Bayṭār. Beide waren zwar ebenfalls nur Kompilatoren, die aber ihre Vorlagen noch deutlicher zu erkennen gaben. Dadurch war es im Rahmen der vorliegenden Studie möglich, die Angaben al-Maqrīzīs bis hin zu den Anfängen der Naturwissenschaften bei den Arabern nachzuverfolgen. Deren Grundlage waren ohne Zweifel antike griechische Werke, was jedoch im Bereich der Mineralogie nicht so deutlich wird, wie in anderen Disziplinen, da hier zahlreiche Bindeglieder verloren sind.

Obschon die *Maqāṣid* somit eher den End- als den Höhepunkt der arabischen Mineralogie darstellen, haben sie doch eine nicht zu unterschätzende

---

1 Bauden (2010); cf. *GAL* G 2:39.

Bedeutung als Beispiel für die Arbeitsweise eines trotz allem bedeutenden Gelehrten der nachklassischen Epoche des arabischen Schrifttums. Wir sind nun in der glücklichen Lage, dass sich mit Ms. Leiden Or. 560 die von al-Maqrīzī zur Veröffentlichung vorgesehene Handschrift erhalten hat. Diese wurde von einem unbekannten Kopisten im Auftrag des Autors ins Reine geschrieben und von al-Maqrīzī selbst mit autographischen Verbesserungen und Anmerkungen versehen. Aufgrund neuerer Erkenntnisse lässt sich nunmehr auch nachvollziehen, wie die Auswertung von al-ʿUmarīs *Masālik al-abṣār* vonstatten ging. Es haben sich nämlich einige Bände dieser Enzyklopädie erhalten, in denen sich al-Maqrīzī mit Namen und Datum verewigte. Dann ist auch ein Notizbuch auf uns gekommen, in dem er sich von eigener Hand bei der Lektüre der *Masālik al-abṣār* Notizen gemacht hatte. Auch wenn im Falle der Mineralien kein solches Notizbuch erhalten ist, kann man sich die Entstehungsgeschichte der *Maqāṣid* analog dazu vorstellen. Al-Maqrīzī hatte sich irgendwann in den zehn Jahren, die zwischen seiner Lektüre von al-ʿUmarīs Enzyklopädie und der Reinschrift der Leidener Handschrift lagen, entschlossen, daraus einen eigenen Traktat zusammenzustellen und in die Sammlung mit Opuscula bunten Inhalts aufzunehmen. In diesem Lichte wird auch die erwähnte Bezeichnung der *Maqāṣid* als *„taḏkira"* verständlich: aus den ursprünglich als Erinnerungsstütze gedachten Exzerpten aus den *Masālik al-abṣār* wurde ohne große Mühe ein eigener Traktat fabriziert.

Die *Maqāṣid* wurden stets im Rahmen einer Sammlung von kleinen Schriften al-Maqrīzīs tradiert, die bereits vom Autor zusammengestellt wurde. Diese Opuscula liegen in mindestens zwei verschiedenen Redaktionen vor. Die eine wird durch das Leidener Manuskript (L) bezeugt. Die übrigen Handschriften gehen auf einen gemeinsamen Archetypen zurück, der von Ms. Leiden abgeleitet ist.

Das *K. al-Maqāṣid al-saniyyah* wurde bereits in der al-Maqrīzī-Biographie von Ibn Taġrībirdīs *al-Manhal al-ṣāfī* (1:398,6) und bei Ḥāǧǧī Ḫalīfah (*Kašf al-ẓunūn*, 6:47 sq., nr. 12666) erwähnt. Auf die Existenz der *Maqāṣid* in der Leidener Handschrift wies Dozy ([1847–1851]: 23) anlässlich deren Beschreibung hin. Steinschneider verzeichnete sie in einigen seiner Werke ([1862]: 75; [1895]: 261, nr. 20), ohne den Text jedoch zu kennen. Dasselbe gilt auch für Brockelmanns Auflistung in seiner *„Geschichte der arabischen Litteratur"* (*GAL*, G 2:40, nr. k; S 2:37). Dieser konnte immerhin eine Reihe weiterer Handschriften nachweisen.[2] Auf diese Quellen stützte sich auch Ullmann ([1972]: 135) für seine knappe

2 Etwas missverständlich ist eine Angabe in der zweiten Auflage von *GAL* G 2:40 (^{2}2:49,12). Brockelmann erwähnte dort, unmittelbar nach der Auflistung der Handschriften der kleinen

Erwähnung der *Maqāṣid*. Derselbe teilte auch mit, dass seinerzeit von John N. Mattock eine Edition vorbereitet wurde. Dieses Vorhaben wurde aber offensichtlich nicht verwirklicht. Über den Verbleib eventuell noch vorhandener Vorarbeiten, ist mir nichts bekannt geworden. Eine Teiledition des Anfangs der *Maqāṣid* wurde 1971 von al-Šayyāl[3] vorgelegt, der sich jedoch nur auf die Handschrift aus Paris stützte. Auf derselben unzureichenden Textgrundlage folgte 1998 eine vollständige Edition durch al-Badrī und Qāsim im Rahmen einer Ausgabe der kleinen Schriften al-Maqrīzīs (s.u.).

Der Inhalt der *Maqāṣid* lässt sich stichpunktartig folgendermaßen umreißen:

- §§ 2–5: geologische Beschaffenheit der Erde; Höhlen und Klüfte als Orte der Entstehung der Mineralien.
- §§ 6–13: Theorie der Mineralentstehung, Abgrenzung des Mineralreichs von den anderen Naturreichen; Übergangsformen zwischen Mineralien, Pflanzen, Tieren, dem Menschen und den Engeln.
- §§ 14–20: Klassifikation der Mineralien; Überblick über ihre Entstehung; ihre Herkunftsorte.
- §§ 21–37: Metalle; ihre Bildung aus Quecksilber und Schwefel; Auflistung der sieben Metalle; ihre Eigenschaften und medizinischen Anwendungsgebiete.
- §§ 38–46: Steine und ihre Entstehung; Fossilien; Klassifikation der Steine; Vitriol.
- §§ 47–53: (sc. die „öligen" Substanzen); Entstehung von Quecksilber und Schwefel aus den Elementen als Vorbedingung für die Bildung der Metalle.

Diese Anordnung folgt weitgehend derjenigen von al-ʿUmarī, der seinerseits von al-Qazwīnī abhängt. Der Hauptunterschied liegt aber darin, dass die beiden älteren Quellen nach § 45 eine umfangreiche Auflistung von Steinen brin-

Schriften, eine Edition von „M.[uḥammad] Ṣādiq ʿAl. [i. e. ʿAbd Allāh], Naǧaf 1356." Diese Angabe bezieht sich offensichtlich auf die 25-seitige Ausgabe der *Šuḏūr al-ʿuqūd* durch Muḥammad Ṣādiq Āl Baḥr al-ʿUlūm al-Ṭabāṭabāʾī (Naǧaf: al-Maktabah al-Murtaḍawiyyah, 1356 [1937/1938]). Die übrigen Opuscula hatte dieser nicht ediert.

3 Ǧamāl al-Dīn al-Šayyāl hatte am Schluss seiner Ausgabe von al-Maqrīzīs *al-Ḏahab al-masbūk fī ḏikr man ḥaǧǧa min al-ḫulafāʾ wa-l-mulūk* (Kairo: Maṭbaʿat al-Ḫanǧī, 1955, 164) eine Edition der *Maqāṣid* angekündigt. Eine vollständige Ausgabe ist aber nie erschienen. Nur in seiner Studie zu al-Maqrīzīs *Opuscula* von 1971 hat er auf drei Seiten (pp. 35–37) Textproben aus den *Maqāṣid* abgedruckt.

gen, die bei ihnen jeweils den Schwerpunkt ihrer Ausführungen zu den Mineralien darstellen. Diese Steinliste hat al-Maqrīzī – mit Ausnahme des Rudiments von §46 – komplett ausgelassen. Dies führte zu einem inhaltlichen Ungleichgewicht. In den *Maqāṣid* werden somit nur die Metalle und von den „öligen Substanzen" das Quecksilber und der Schwefel eingehender untersucht. Die Steine und Edelsteine hingegen, die stets im Zentrum der arabischen Mineralogie standen, werden nur mehr am Rande gestreift. Dadurch erklärt sich das paradoxe Phänomen, dass es kaum Parallelen zwischen den *Maqāṣid* und den Hauptwerken der arabischen Mineralienkunde, nämlich den Steinbüchern z.B. von al-Bīrūnī und al-Tīfāšī gibt. Vergleichsmöglichkeiten gibt es somit hauptsächlich zwischen al-Maqrīzī und den Kosmographien und Naturenzyklopädien.

Aus diesem Genre stammt auch die zentrale These, die in den *Maqāṣid* zur Entstehung der Mineralien dargelegt wird. Aus den Grundelementen bilden sich unter Einfluss der Elementarqualitäten die Steine, sowie Quecksilber und Schwefel, die ihrerseits die sieben Metalle hervorbringen. Auch wenn die Quecksilber-Schwefel-Theorie, die auch die Alchemie nachhaltig geprägt hat, wohl eine arabische Erfindung ist, ist die dahinter liegende Grundannahme aristotelischen Ursprungs (siehe Kommentar zu §6).

Einleitung

1 Zur Ausgabe

Für die vorliegende Edition wurden die nachstehend beschriebenen Handschriften verwendet und vollständig kollationiert. Als Leithandschrift diente naturgemäß das Leidener Manuskript (L), das nicht nur weit älter ist als die übrigen Textzeugen, sondern auch die von al-Maqrīzī autorisierte Reinschrift darstellt, die in den Zeiten der handschriftlichen Buchproduktion einer Erstausgabe gleichkam. Wie unten zu zeigen ist, muss man davon ausgehen, dass alle anderen Handschriften über einen gemeinsamen, heute verlorenen Archetypen (α) auf L zurückgehen. Diese haben dennoch einen Wert für sich, da L bisweilen Fehler des von al-Maqrīzī beauftragten Kopisten aufweist, vor allem aber da in L ein längerer Abschnitt am Anfang (§§ 2–5) mechanisch ausgefallen ist, der sicher von al-Maqrīzī stammt.

Aus diesen Gründen wurde auf eine rein diplomatische Edition des Leidener Manuskripts verzichtet. Zudem würde eine solche auch den heute üblichen Gewohnheiten arabischer Texteditionen widersprechen. Da L trotz der Tatsache, dass nur wenige Textteile (Überschrift, Kolophon, Glossen) tatsächlich eigenhändig von al-Maqrīzī geschrieben wurden, als „autorisierte Erstausgabe" zu werten ist, mussten Eingriffe seitens des Editors auf ein Minimum reduziert werden. Dies betrifft zum einen sachliche Fehler al-Maqrīzīs, die prinzipiell anhand der Sekundärüberlieferung emendierbar wären. Diese wurden selbstverständlich beibehalten und mit Obeloi (†) gekennzeichnet. Bloße Schreibfehler des Kopisten wurden hingegen berichtigt, wobei die auch im kritischen Apparat vermerkten Korrekturen mit geschweiften Klammern ({}) als solche gekennzeichnet sind. Die überaus oft in L fehlenden Diakritika wurden zumeist stillschweigend ergänzt. Nur in begründeten Ausnahmefällen wurden solche Ergänzungen im Apparat vermerkt, ansonsten können sie leicht durch einen Vergleich mit dem Faksimile eruiert werden.

In der Handschrift L findet sich auch eine gewisse Zahl von Vokal- und *tašdīd*-Zeichen, die vermutlich von al-Maqrīzī anlässlich seiner Durchsicht des Textes eigenhändig eingetragen wurden. Aus diesem Grund wurden in der vorliegenden Edition – in Einklang mit den Konventionen der *Bibliotheca Maqriziana* – nur solche Vokale, *tanwīn*- und *tašdīd*-Zeichen gesetzt, die sich auch in der Leidener Handschrift finden. Anhand der Übersetzung und der im Kommentar wiedergegebenen Parallelstellen, wird der Leser auch so leicht nachvollziehen können, welche Vokalisierung der Herausgeber zugrunde gelegt hat.

 | DOI: 10.1163/9789004290273_002

Ausgenommen von dieser Regel sind nur die *hamza*-Zeichen, deren diplomatische Wiedergabe heutigen Lesegewohnheiten allzu sehr entgegenlaufen würde. *Hamzas*, die in L so gut wie völlig fehlen, wurden daher konsequent nach modernen Konventionen ergänzt (z. B. ملائكة statt ملايكة, ماء statt ما). Hierbei waren bisweilen kleinere Eingriffe in den überlieferten *rasm* unumgänglich (z. B. ردئيا statt رديا), was nur in Sonderfällen im Apparat vermerkt wurde. Der einzige Koranvers in den *Maqāṣid* wurde nach den üblichen Standards vokalisiert. Die Satzzeichen in der Edition gehen auf den Herausgeber zurück. Die Rubrikaturen von L, die sich zumeist auf rote Markierungen von *wa*- und *fa*-beschränken, wurden hierbei – abgesehen von den ganz in Rot geschriebenen Kurzüberschriften – nicht berücksichtigt. Letztere wurden auch in der vorliegenden Edition rot gesetzt.

Die Textausgabe hat einen *apparatus criticus* in dem neben den erwähnten Fällen auch die *variae lectiones* aus den übrigen Handschriften und der Parallelüberlieferung angegeben wurden, *falls* diese für Textherstellung bzw. -verständnis relevant waren. In dem in L fehlenden Abschnitt, in dem auch die üblichen Editionstechniken nicht-autographisch überlieferter Texte angewendet wurden, sind sämtliche Lesarten der jüngeren Handschriften verzeichnet. Für die übrigen Teile der *Maqāṣid* wurden diese, da sie für die Edition nicht erheblich waren, in einem gesonderten Anhang zusammengestellt. Textteile von al-Maqrīzīs Hand in Ms. L wurden als solche gekennzeichnet.

In einem davon unterschiedenen „Similienapparat" wurden die Parallelstellen in al-Maqrīzīs direkter Vorlage, den *Masālik al-abṣār* von al-ʿUmarī, verzeichnet. Sofern sicher identifizierbar, wurden auch dessen Quellen angegeben. Weitere Parallelen werden im Kommentar analysiert.

Die lexikalischen Glossen des Autors, die in den Handschriften zumeist am Rand stehen, konnten nicht in den Text integriert werden, da sie den Sinnzusammenhang stören. Daher wurden die Glossen unter dem Haupttext eingetragen.

Der Übersichtlichkeit halber wurde der Text für die Edition in Paragraphen eingeteilt, die nicht auf den Autor zurückgehen. In der Einleitung wird die Textgeschichte der *Maqāṣid* dargestellt, für die auch am Rande auf die verschiedenen Versionen der Sammlung mit kleinen Schriften al-Maqrīzīs eingegangen werden musste. Diese werden vertieft in den übrigen Bänden der *Bibliotheca Maqriziana* analysiert. An dieser Stelle werden auch die Handschriften kurz beschrieben. Sodann werden die Quellen charakterisiert, aus denen das Material stammt, das in den *Maqāṣid* zu finden ist.

Der deutschen Übersetzung schließt sich ein ausführlicher Kommentar an, der der Paragraphenzählung des Textes folgt. Dort werden u. a. einige komplexere Fragen zu Textlesung und -verständnis erklärt. Dann werden auch realienkundliche Themen behandelt. In der Hauptsache soll der Kommentar aber die Frage nach den Vorbildern al-Maqrīzīs klären und somit einen Beitrag zur Geschichte der arabischen Mineralogie leisten. Hierfür wurden zahlreiche Parallelstellen beigebracht. Zum besseren Verständnis, erschien es hierbei angemessen, die entsprechenden Stellen im Kontext anzugeben. Dabei konnte den edierten Texten weitgehend gefolgt werden. Bisweilen mussten auch gewisse Emendationen gemacht werden, die als solche gekennzeichnet werden. Die arabische Orthographie dieser Zitate wurde dabei stillschweigend standardisiert. Um die Lesbarkeit zu erhöhen, wurden Satzzeichen und bisweilen auch Vokalzeichen eingefügt. Bei den Zitaten von al-Qazwīnī bzw. al-ʿUmarī wurden Abweichungen vom späteren Wortlaut al-Maqrīzīs durch Fettdruck hervorgehoben. Bereits existierende Übersetzungen in europäische Sprachen wurden ebenfalls im Kontext zitiert. Nur schwerwiegende Missverständnisse wurden hierbei mit entsprechenden Anmerkungen versehen.

2 Textgeschichte der *Maqāṣid*

Der wichtigste Anhaltspunkt für die frühe Textgeschichte der *Maqāṣid* ist al-Maqrīzīs abschließende Glosse, die in Ms. L in seiner eigenen Handschrift vorliegt und die auch mit Ausnahme von C in allen anderen Textzeugen nachweisbar ist. Demnach hat al-Maqrīzī eine ursprüngliche Fassung im *Šawwāl* des Jahres 841 (März/April 1438) revidiert. Außerdem kündigt er hier an, einige Stellen später noch durchsehen zu wollen.

Aus dieser Angabe, die die *Maqāṣid* mit den übrigen Opuscula teilen, ergibt sich, dass es *mindestens* zwei Fassungen des Traktats gegeben hat. Zum einen muss es eine autographische Urfassung gegeben haben (Ω_1). Über diese Version kann man nur spekulieren, da sich im Falle der *Maqāṣid* keine davon abstammenden Kopien erhalten haben. Die wahrscheinlichste Erklärung ist nun, dass al-Maqrīzī den Kopisten von L angewiesen hat, diese erste Version ins Reine zu schreiben. Damit dürfte Ω_1 tatsächlich bereits ein „richtiger", eigenständiger Traktat gewesen sein, den al-Maqrīzī selbst ins „Unreine" geschrieben hatte. Bekanntlich ist die beinahe einzige Quelle der *Maqāṣid* die Enzyklopädie von al-ʿUmarī. Frédéric Bauden verdanke ich den Hinweis, dass al-Maqrīzī – frühestens 831/1427, auf welches Jahr eigenhändige Notizen in dem von ihm benutzten Exemplar der Enzyklopädie datiert sind – eine Sammlung mit Exzerpten aus den *Masālik al-abṣār* zusammengestellt hat, die sich teilweise autographisch erhalten hat. Für andere Traktate ist nachweisbar, dass al-Maqrīzī bei der Abfassung auf diese „Kladde" zurückgegriffen hat (siehe unten zu al-Umārī, *Masālik al-abṣār*). Man kann davon ausgehen, dass er auch im Falle der Mineralien eine solche Exzerptsammlung angefertigt hat, die aber verloren ist. Zwischen 831 und 841 muss al-Maqrīzī nun die Urfassung (Ω_1) der *Maqāṣid* verfasst haben. Man darf zumindest vermuten, dass er nicht einfach seinen Kopisten beauftragt haben wird, die Kladde selbst ins Reine zu schreiben – in diesem Fall, könnte man ihn ja sonst gar nicht mehr als eigentlichen Autor bezeichnen.

Diese Urfassung hat al-Maqrīzī nun dem Kopisten von L (s. d.) zum Abschreiben übergeben. Titel und Kolophone durfte dieser nicht schreiben, da al-Maqrīzī sie von eigener Hand eintragen wollte. Von ihm selbst wurden drei kleinere Korrekturen sowie die lexikalischen Randglossen hinzugefügt. Der hierbei hergestellte Text (Ω_2) liegt allen uns bekannten Handschriften zugrunde. Der Umfang der von al-Maqrīzī erwähnten Revision ist nicht sicher abzuschätzen. Da sie recht schnell von statten ging – alle der Opuscula von Ms. L wurden 841 und 842 in ähnlicher Weise durchgesehen – dürften die Eingriffe nicht allzu umfangreich gewesen sein. Unter Umständen könnte sie sich tatsächlich auf das Eintragen der wenigen Marginalien beschränkt haben. Vermutlich gehört dieser Revision auch der Zusatz von § 2–5 (54,٧–58,٩ = Ms. A, fol. 153[b], 5–154[a], 6) an, der in L auf ein nunmehr verlorenes eingelegtes Blatt geschrieben worden war, auf das eine Markierung in L (fol. 90[b], 4) hinweist. Dies spricht im Übrigen dafür, dass al-Maqrīzī den Bestand der Urfassung (Ω_1) hier durch einen erneuten Rückgriff auf seine al-ʿUmarī-Kladde erweiterte – der Zusatz stammt ja ebenso aus den *Masālik al-abṣār* wie der übrige Text.

Die im Kolophon von L angekündigte „weitere Durchsicht einiger Stellen" wird vermutlich nie stattgefunden haben. Al-Maqrīzī starb ja bereits 845/1442. In L selbst hat er keine nennenswerten weiteren Glossen mehr eingetragen, zumindest finden sich keine Marginalien, die nicht aus der lexikographischen Quelle stammen würden. Auch würde man erwarten, dass er in diesem Fall den Kolophon abgeändert hätte. Prinzipiell wäre denkbar, dass von L (Ω_2) eine weitere Kopie erstellt worden sein könnte, die dann nochmals durchgesehen wurde. Es gibt jedoch keine Hinweise, dass eine solche abermals revidierte Fassung, die man dann Ω_3 nennen müsste, je erstellt wurde.

Wie unten zu zeigen ist, sind in der Handschrift L einige eindeutige Verschreibungen des Kopisten von al-Maqrīzī nicht erkannt und korrigiert worden. Übrigens hatte sich al-Maqrīzī in einem der Kolophone[1] über die vielen Fehler des Kopisten beklagt. Diese Fehler in den *Maqāṣid* finden sich aber nicht in den übrigen Handschriften. Da sie jedoch für einen aufmerksamen Leser ohne weiteres als bloße Verschreibungen zu erkennen sind, darf dieser

1 Ap. Dozy (1847–1851): 21, nr. 5; cf. Frenkel (2014): 50.

Umstand nicht überschätzt werden. Es gibt keine ernsthaften Hinweise, dass L nicht mit Ω_2 identisch gewesen wäre.

Die übrigen für die Zwecke der vorliegenden Edition verwendeten Handschriften bilden eine einheitliche Familie ANVCP, die von einem anzunehmenden Archetypen α abstammt, der von L (Ω_2) kopiert worden war. Allen ist gemeinsam, dass sie auch die in L von al-Maqrīzīs Hand stammenden Textteile bieten und somit nicht von Ω_1 abstammen können. Die Glossen sind sämtlich auch in ANVCP präsent. Hierbei sind allerdings manche in den Haupttext integriert worden, wo sie ursprünglich nicht hingehörten und bisweilen den Sinnzusammenhang stören. Das Ms. P, das unzuverlässigste dieser Familie, hat übrigens alle Glossen weggelassen, die sich in α noch am Rand befanden, bietet hingegen diejenigen, die dort im Haupttext standen. Der Kolophon al-Maqrīzīs findet sich in den Mss. ANVP ebenso – nur der Kopist von C hatte ihn weggelassen. Ähnliches gilt für den gereimten Titel des Traktats, wobei nur geringfügige Anpassungen der religiösen Formeln vorgenommen wurden.

Ein wesentlicher Unterschied zwischen ANVCP und L besteht hinsichtlich der Auswahl der Traktate. A, N und P bieten dieselben fünfzehn Schriften al-Maqrīzīs in derselben Reihenfolge. Dies gilt im Wesentlichen auch für die Handschriften V und Ḥ und mit Einschränkungen auch für C. Die Leidener Handschrift hat nur vierzehn[2] von diesen Traktaten und beinhaltet darüber hinaus noch vier weitere, die in α fehlten. Die ursprüngliche Anordnung der Opuscula in L, die anhand eines alten Inhaltsverzeichnisses zu rekonstruieren ist, unterscheidet sich stark von derjenigen der α-Abkömmlinge. Diese originale Reihenfolge von L geht sicher auf al-Maqrīzī zurück, da nur bei dieser Ordnung die Revisionsvermerke zeitlich korrekt aufeinander folgen. Der Kopist von α muss somit eine eigenständige Auswahl aus L (Ω_2) getroffen haben. Das in L fehlende *K. Iġāṯat al-ummah bi-kašf al-ġummah* muss der Urheber von α zudem einer anderen Handschrift entnommen haben.

2 Das *K. Taǧrīd al-tawḥīd*, fehlt in L heute, gehörte aber wohl zum ursprünglichen Bestand dieser Handschrift.

3 Handschriften und Editionen

Stemma

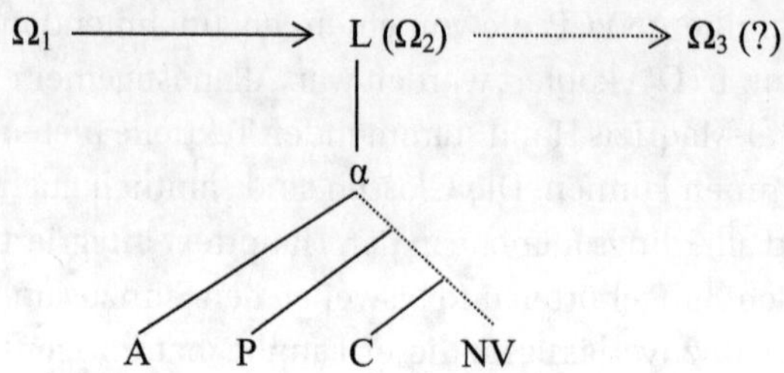

Ω_1 Version I (ohne Glossen – keine Belege)
Ω_2 Version II (Fassung von 841/1438 = Ms. L)
Ω_3 (unklar ob weitere Korrektur je durchgeführt – keine Belege)
α (Vorlage von ANVCP, bei der Glossen teils in Text eingewandert sind, mit Lücke 88,٨)
– gestrichelte Linie: genaue Abhängigkeitsverhältnisse zwischen A einerseits und P, C und NV sind unsicher
– das Alter der Handschriften ist in dieser graphischen Darstellung nicht berücksichtigt

L = Ms. Leiden, Or. 560,10 (CCO 2408, 560 Warn.), fol. 90^a–95^a

Für eine detaillierte Beschreibung der Handschrift L kann auf den ersten Band der *Bibliotheca Maqriziana* verwiesen werden. An dieser Stelle soll nur knapp auf das für das Verständnis der Textgeschichte der *Maqāṣid* Nötigste hingewiesen werden. Die Handschrift stammt aus dem Nachlass von Levinus Warner, der von 1645 bis zu seinem Tod 1665 in Istanbul lebte. Er vererbte seine dort erworbene Bibliothek der Universität Leiden, wo sie sich seit 1668 befindet. Somit war die Handschrift zu der Zeit, als fast alle späteren Manuskripte kopiert wurden, schon nicht mehr im Orient. Der die *Maqāṣid* beinhaltende Teil der Leidener Handschrift zeigt kaum Spuren europäischer Benutzer. Auf fol. 93^a,2 (84,٣) findet sich am Rand ein Wort – vermutlich *varia* – in lateinischer Schreibschrift. Von derselben Hand wurde auch ein *tašdīd* bei *yaǧiṭṭu* in derselben Zeile eingetragen. Diese Marginalie könnte unter Umständen von Sebald Fulco Johannes Rau (1765–1807) stammen, der Ende des 18. Jahrhunderts eine lateinische Studie zu al-Tīfāšīs Steinbuch vorlegte, für die er auch Leidener Handschriften verwendete (Sebaldus Fulco Ravius, *Specimen Arabicum continens descriptionem et excerpta libri Achmedis Teifaschii de gemmis et lapidibus pretiosis* [Traiecti ad Rhenum: apud Abrahamum à Paddenburg,

1784]: 20–22, 28–31). Rau wirkte ab 1786 in Leiden, wo er den Lehrstuhl für orientalische Sprachen innehatte.

Eine erste eingehende Beschreibung der Handschrift L stammt von Dozy (1847–1851): 17–28. Der auf unseren Traktat bezogene Absatz lautet (p. 23):

> 10°. *Traité des substances minérales.* Titre autographe: كتاب المقاصد السنية لمعرفة الاجسام المعدنية تاليف الخ. Malgré les corrections et notes autographes sur la marge, l'auteur se proposait de revoir encore ce traité, témoin la suscription:
>
> حرره مولفه احمد بن على المقريزى الا مواضع تحتاج الى مراجعة وذلك فى شوال سنة ٨٤١ احسن الله تقضيها عنا بخير.

Dozy hatte erkannt, dass das Leidener Manuskript eine große Zahl von Glossen aufweist, die von der Hand al-Maqrīzīs stammen. Bereits er hatte diesen Umstand dahingehend interpretiert, dass die Haupthand des Codex' die Texte im Auftrag des Verfassers ins Reine geschrieben hat (… *un individu que j'appellerai le copiste d'al-Makrízí; car il me paraît certain que ce copiste était payé pour mettre au net les compositions de notre auteur* … op. cit., 18). Al-Maqrīzī habe diese Reinschrift dann mit weiteren Glossen versehen und auch die Titel der Traktate nachgetragen. Die Tatsache, dass er sich bei der Überschrift der *Maqāṣid* als armen Sünder bezeichnet, mag als weiterer Beleg für diese Zuschreibung dienen. Die anderen Handschriften bringen hier Ehrenbezeugungen vor dem Autor.

Weitere knappe Beschreibungen finden sich in: de Goeje (1873): 101, nr. 2408; Voorhoeve (1957): 191 und Witkam (2007): 239 sq. (Or 560,11). Die Handschrift besteht aus 205 Blatt mit einer Größe von 23,9 × 15,4 cm bei 25 Zeilen pro Seite (Frenkel [2014]: 39).

Die Handschrift wurde irgendwann einmal neu gebunden, wobei die originale Reihenfolge der Traktate durcheinander gekommen ist (und das bereits erwähnte Einlegeblatt mit den §§ 2–5 verloren ging).[3] Die ursprüngliche Anordnung der kleinen Schriften von al-Maqrīzī lässt sich aus einer alten Inhalts-

---

3 Auf das ursprüngliche Vorhandensein eines solchen eingelegten Blattes weist eine Markierung auf der Höhe von fol. 90ᵇ, 4 hin. Es handelt sich um eine gestrichelte rote Linie, die von einem Häkchen in Form eines umgedrehten *tāʾ* ausgeht. Eine ähnliche Positionsmarke für einen eingefügten Zettel gibt es auch in einem anderen autographischen Werk al-Maqrīzīs – vgl. die Abbildung bei Gardiner/Bauden (2011): 131 (= Ms. Michigan, pp. 220–221).

angabe (ap. Dozy [1847–1851]: 27) wie folgt rekonstruieren („L nr." bezeichnet die heutige laufende Nummer). Man beachte, dass hierbei die Daten der Revisionsvermerke al-Maqrīzīs chronologisch richtig sind. Dies ist bei den anderen Anordnungen der Opuscula nicht der Fall und lässt darauf schließen, dass L die Reihenfolge von al-Maqrīzīs Urfassung bewahrt hat.

1. *K. Taǧrīd al-tawḥīd* (ANP nr. 12; om. L; *GAL* G 2:40 nr. 8r; Šaʿbān 841)
2. *K. Naḥl ʿibar al-naḥl* (ANP nr. 3; L nr. 5; *GAL* nr. 8e; Ramaḍān 841)
3. *Šuḏūr al-ʿuqūd fī ḏikr al-nuqūd* (ANP nr. 2; L nr. 1; *GAL* nr. 8a; Ramaḍān 841)
4. *K. al-Išārah wa-l-īmāʾ ilá ḥall luġz al-māʾ* (ANP nr. 15; L nr 16; *GAL* nr. 8q; Ramaḍān 841)
5. *Ḍawʾ al-sārī li-maʿrifat ḫabar Tamīm al-Dārī* (ANP nr. 5; L nr. 4 *GAL* nr. 8d; Ramaḍān 841)
6. *K. al-Awzān wa-l-akyāl al-šarʿiyyah* (om. ANP; L nr. 2; *GAL* nr. 8b; Ramaḍān 841)
7. *K. al-Nizāʿ wa-l-taḫāṣum fīmā bayna Banī Umayyah wa-Banī Hāšim* (ANP nr. 7; L nr. 14; *GAL* nr. 8o; Šawwāl 841)
8. *K. Izālat al-taʿab wa-l-ʿanāʾ bi-maʿrifat al-ḥāl fī l-ġināʾ* (om. ANP; L nr. 17; *GAL* nr. 8s; Šawwāl 841)
9. *K. al-Maqāṣid al-saniyyah li-maʿrifat al-aǧsām al-maʿdiniyyah* (ANP nr. 9; L nr. 10; *GAL* nr. 8k; Šawwāl 841)
10. *K. al-Bayān wa-l-iʿrāb ʿan mā fī arḍ Miṣr min al-aʿrāb* (ANP nr. 10; L nr. 7; *GAL* nr. 8g; Ḏū l-Qaʿdah 841)
11. *K. al-Ṭurfah al-ġarībah min aḫbār wādī Ḥaḍramawt al-ʿaǧībah* (ANP nr. 4; L nr. 6; GAL nr. 8f; Ḏū l-Qaʿdah 841)
12. *K. al-Ilmām bi-aḫbār man bi-arḍ al-Ḥubš min mulūk al-islām* (ANP nr. 11; L nr. 11; *GAL* nr. 8l; Ḏū l-Qaʿdah 841)
13. *K. fīhi Maʿrifah mā yaǧibu li-āl al-bayt min al-ḥaqq* (ANP nr. 8; L nr. 12; *GAL* nr. 8m; Ḏū l-Qaʿdah 841)
14. *K. al-Ḏahab al-masbūk fī ḏikr man ḥaǧǧa min al-ḫulafāʾ wa-l-mulūk* (ANP nr. 6; L nr. 13; *GAL* nr. 8n; Ḏū l-Qaʿdah 841)
15. *K. fīhi Ḏikr mā warada fī bunyān al-kaʿbah al-muʿaẓẓamah* (om. ANP; L nr. 15; *GAL* nr. 8p; Muḥarram 842)
16. Über das Prophetenwort *Ṣalāt al-layl maṯnan maṯnan* (om. ANP; L nr. 8; *GAL* nr. 8h; Muḥarram 842)

Aus dieser Liste geht die ursprüngliche Position von zwei weiteren in L enthaltenen Traktaten nicht hervor:

K. Ḥuṣūl al-inʿām wa-l-mayr bi-suʾāl ḫātimat al-ḫayr (ANP nr. 14; L nr. 9; *GAL* nr. 8i; Šawwāl 841)
Maq. laṭīfah wa-tuḥfah saniyyah šarīfah fī ḥirṣ al-nufūs al-fāḍilah ʿalā baqāʾ al-ḏikr (ANP nr. 13; L nr. 3; *GAL* nr. 8c; ohne Datum)

Während das *K. Taǧrīd al-tawḥīd*, das heute in der Handschrift fehlt, dort ursprünglich gestanden hat, war ein weiterer Traktat, der in ANVPC überliefert ist, offenbar nie Teil von L. Jenes *K. Iġāṯat al-ummah bi-kašf al-ġummah* (ANP nr. 1; *GAL* nr. 8s) ist übrigens bereits auf 808/1405 datiert und trägt nicht den charakteristischen Revisionsvermerk. Die Auswahl und Anordnung der Traktate unterscheidet sich somit wesenhaft von derjenigen der Familie ANVPC. Die Schriften 6, 8, 15 und 16 fehlen in ANVPC, während dort ein zusätzliches Werk zu finden ist.

Von der Hand al-Maqrīzīs stammen in L auch einige wenige Korrekturen am Text der Haupthand (66,١٢; 84,١١; 104,١). Es handelt sich dabei tatsächlich nicht um Umformulierungen durch den Autor, sondern um Wörter, die der Kopist vergessen hatte. ANVPC bietet jeweils den korrekten Text, der schon in Ω_1 gestanden haben muss und teils sogar in al-Maqrīzīs Quellen nachweisbar ist. Es ist somit offensichtlich, dass al-Maqrīzī die Abschrift mit dem Autographen seiner Urfassung kollationiert hat. Diese Korrektur war aber nicht allzu gründlich, da eine Reihe offensichtlicher Fehler stehen geblieben ist: 84,١ أداوتها L, أدواتها ANVC; 86,٦ السوادا L, السواد ANVCP; 92,١١ اللين L, اللبِن ANVC; 100,١٢ المابة L, المايّة ANVCP (i. e. المائيّة – es handelt sich nicht um eine orthographische Variante, da dasselbe Wort einige Zeilen später korrekt mit zwei *yāʾ* geschrieben wird); 106,٣ شبه L, أشبه ANVCP, Ibn al-Bayṭār. Es handelt sich dabei um eindeutige Verschreibungen und Grammatikfehler, die von späteren Kopisten wieder korrigiert worden sein können. Für eine solche Korrektur im Archetypen α spricht der Fall von 64,٧, wo ANVCP grammatikalisch korrekt الديدان المتولدة gegen الديدان المتولد von L lesen. Dieser eindeutige Fehler ist aber schon in al-Maqrīzīs Vorlage, den *Masālik al-abṣār* von al-ʿUmarī, anzutreffen.

Titelseite (fol. 90ª; von al-Maqrīzīs Hand):

كتاب المقاصد السنية لمعرفة الأجسام المعدنية، تأليف فقير عفو الله تعالى
أحمد بن علي بن عبد القادر بن محمد المقريزي الشافعي عفا الله عنه ذنوبه،

Incipit (fol. 90ᵇ; von der Hand des Kopisten; Haupttext beginnt mit § 6):

بِسمِ الله الرَّحْمنِ الرَّحيمِ، رب يسر يا كريم، الحمد لله رب العالمين وصلّى الله على نبينا محمد خاتم النبيين، وعلى آله وصحبه والتابعين صلاةً باقيةً إلى يوم الدين، وبعد فهذه مقالة وجيزة في ذكر المعادن قيدتها تذكرة لي ولمن شاء الله من عباده، وبالله أستعين فهو المعين، فصل: الأجسام المتولدة إما نامية أو غير نامية [...]

Explicit (fol. 95[a]; von der Hand des Kopisten):

[...] كما لا يقيم الحجر في الجوّ إلّا بما يعمده، تم بحمد الله تعالى وعونه، وحسبنا الله فنعم الوكيل، بمنه وكرمه.

Kolophon (fol. 95[a]; von al-Maqrīzīs Hand):

حرره مؤلفه أحمد بن علي المقريزي إلا مواضع تحتاج إلى مراجعة وذلك في شوال سنة إحدى وأربعين وثماني مائة، أحسن الله تقضيها عنا بخير.

Archetyp von ANVCP: α

Der Handschriftenfamilie ANVCP liegt, wie oben gezeigt, ein gemeinsamer Archetypus α zugrunde, der aller Wahrscheinlichkeit aus L (= Ω_2) kopiert worden war. Der Hauptunterschied zwischen α und L lag in der Auswahl und Anordnung der Opuscula, die im Folgenden unter A besprochen wird. Alle Abkömmlinge von α bieten auch den Zusatz von § 2–5 (A fol. 153[b], 5–154[a], 6/N fol. 263[b], 6–264[b], 4/V fol. 153[b], 5–154[a], 7/C fol. 157[a], 6–158[a], 8/P fol. 190[b], 7–191[a], 16). Dieser fehlt heute in L, zum Zeitpunkt der Kopie von α muss er aber noch, bzw. schon, dort gestanden haben.

Ein Archetyp α muss postuliert werden, da A (s. d.) nicht Vorlage der übrigen Handschriften gewesen sein kann. Man kann auch mit großer Sicherheit davon ausgehen, dass die Unterschiede zwischen L und den α-Abkömmlingen nicht von einem einzigen Kopisten herrühren, sondern dass sich hierin vielmehr eine 200-jährige handschriftliche Tradition spiegelt, die für uns nicht mehr nachvollziehbar ist, da L und A eben ein so langer Hiatus trennt.

Im Zuge dieser Tradition sind Störungen eingetreten, die in ANVCP gemeinsam nachweisbar sind – kurioserweise ist sogar al-Maqrīzīs *laqab* in allen Handschriften zu Šihāb al-Dīn verderbt. Hierbei war nun eine Reihe der

Marginalglossen unpassenderweise in den laufenden Text integriert worden (82,١; 86,١; 88,١; 106,١٠–108,٢). Dann müssen schon in α mehrere Textausfälle anzutreffen gewesen sein, die den Tochtermanuskripten gemeinsam sind (60,١١; 78,٩; 88,٨). In einem Fall hat α auch eine Lücke für einen unleserlichen Passus gelassen (54,١٢). Diese findet sich auch in A, V und N. P und C bieten hier zwar ein Wort, das aber inhaltlich nicht recht überzeugt und wohl dem Emendationsversuch eines Kopisten entspringt.

In den Handschriften ANVC findet sich eine weitere Anzahl von Marginalien. Diese sind aber nicht philologischen Inhalts, sondern sollen wie Überschriften den Text untergliedern. In ANV sind sie vollständig erhalten, C bietet noch ein Rudiment (s. d.). In P fehlen ja die Marginalien generell, nur in einem Fall ist eine solche Randüberschrift dort enthalten (P fol. 193b: *al-filizzāt*). Es spricht also einiges dafür, dass schon α diese Randnoten enthielt. Da L sie nicht hat, dürften sie nicht auf den Autor zurückgehen.

A = Ms. Istanbul, Süleymaniye Kütüphanesi, Ms. Atıf Efendi 2814,9, fol. 153^{a}–159^{b}[4]

Eine erste knappe Beschreibung der Handschrift findet sich im Defter dieses Fonds, nach dem Brockelmann (*GAL* G 2:40 nr. 8) sie als Textzeuge von al-Maqrīzīs kleinen Schriften verzeichnet hat: *Daftar* (1892): 171 sq. Eine vollständige Auflistung der enthaltenen Traktate stammt von Sezgin (1955): 143 sq., nrr. 26–40.

Die Handschrift wurde 1154/1741–1742 von ʿĀṭif Muṣṭafá Efendi dem von ihm gegründeten *waqf* übereignet, wie aus dem auf dieses Jahr datierten Stempel hervorgeht. Zuvor befand sie sich im Besitz eines Aḥmad Čāvuš Zādah, dessen auf 1072/1661–1662 datiertes Siegel sie trägt, sowie eines Muḥammad b. Aḥmad Qabūdān.[5] Unser Traktat trägt kein Datum, vier andere Opuscula sind hingegen in Kolophonen auf das Jahr 1041/1632 datiert (fol. 62^{b}, 67^{b}, 107^{a}, 152^{a}).

A selbst kann nicht Vorlage der Handschriftenfamilie NVCP gewesen sein, da sie dort nicht vorhandene Fehler aufweist (z. B. 78,١; 88,٢; 90,١; 98,٨; 98,١١; 100,٧). Zudem sprechen nur in NVCP vorkommende Fehler dafür, dass diesen ein gemeinsamer Archetyp zugrunde liegt, der nicht mit A identisch war (60,١٤; 96,٥; 98,٣). Andererseits kann auch A nicht direkt von L kopiert worden sein, was chronologisch prinzipiell möglich wäre. A bildet nämlich mit den anderen Abkömmlingen von α zusammen eine deutlich von L unterschiedene Familie, was nicht nur anhand des *Maqāṣid*-Textes deutlich wird, sondern auch an der

4 Siehe Tafel 1–3.

5 Siehe Bauden (in Vorbereitung) zu Ms. a; Frenkel (2014): 34 f.

identischen Auswahl und Anordnung der al-Maqrīzī-Opuscula besonders in ANP:

1. *K. Iġāṯat al-ummah bi-kašf al-ġummah* (A, fol. 3a–29b; N, fol. 1a–53b; P, fol. 1a–19b; *GAL* G 2:40, nr. 8s)
2. *K. al-Nuqūd al-qadīmah wa-l-islāmiyyah* (A, fol. 30a–39b; N, fol. 54a–79b; P, fol. 20a–47a; *GAL* nr. 8a)
3. *K. ʿIbar al-naḥl* (A, fol. 40a–62b; N, fol. 80a–110a; P, fol. 47b–76a; *GAL* nr. 8e)
4. *K. al-Ṭurfah al-ġarībah min aḫbār wādī Ḥaḍramawt al-ʿağībah* (A, fol. 63a–67b; N, fol. 110a–117b; P, fol. 76b–82a; *GAL* nr. 8f)
5. *K. Ḍawʾ al-sārī fī maʿrifat aḫbār Tamīm al-Dārī* (A, fol. 68a–83b; N, fol. 118a–144a; P, fol. 82b–101a; *GAL* nr. 8d)
6. *K. al-Ḏahab al-masbūk fī ḏikr man ḥağğa min al-ḫulafāʾ wa-l-mulūk* (A, fol. 84a–107b; N, fol. 145a–186a; P, fol. 101b–132a; *GAL* nr. 8n)
7. *K. al-Nizāʿ wa-l-taḫāṣum fīmā bayna Banī Umayyah wa-Banī Hāšim* (A, fol. 108a–135b; N, fol. 187a–233b; P, fol. 132b–168a; *GAL* nr. 8o)
8. *K. fīhi Maʿrifah mā yağibu li-ahl al-bayt min al-ḥaqq* (A, fol. 136a–152a; N, fol. 234a–262a; P, fol. 168b–190a; *GAL* nr. 8m)
9. *K. al-Maqāṣid al-saniyyah li-maʿrifat al-ağsām al-maʿdiniyyah* (A, fol. 153a–159b; N, fol. 263a–274a; P, fol. 190b–200a; *GAL* nr. 8k)
10. *K. al-Bayān wa-l-iʿrāb ʿan mā fī arḍ Miṣr min al-aʿrāb* (A, fol. 160a–175b; N, fol. 275a–301b; P, fol. 200b–220a; *GAL* nr. 8g)
11. *K. al-Ilmām bi-aḫbār man bi-arḍ al-Ḥubš min mulūk al-islām* (A, fol. 176a–184b; N, fol. 301a–316b; P, fol. 220b–231a; *GAL* nr. 8l)
12. *K. Tağrīd al-tawḥīd al-mufīd* (A, fol. 186a–201a; N, fol. 217a–343b; P, fol. 231b–251a; *GAL* nr. 8r)
13. *Maq. laṭīfah wa-tuḥfah saniyyah šarīfah fī ḥirṣ al-nufūs ʿalā l-ḏikr* (A, fol. 202a–204b; N, fol. 344a–347b; P, fol. 251b–254a; *GAL* nr. 8c)
14. *K. Ḥuṣūl al-inʿām wa-l-mayr bi-ḫātimat al-ḫayr* (A, fol. 205a–215a; N, fol. 348a–354b; P, fol. 254b–260a; *GAL* nr. 8i)
15. *Ḥall luġz al-māʾ* (A, fol. 215a–217b; N, fol. 355a–362a; P, fol. 260b–265b; *GAL* nr. 8q)

Titelseite (fol. 153a):

كتاب المقاصد السنية لمعرفة الأجساد المعدنية، تأليف الشيخ العلّامة
والعمدة الفهّامة شهاب الدين أحمد المقريزي الشافعي تغمّده الله برحمته
وكاتبه وصاحبه والمسلمين أجمعين آمين آمين م

Incipit (fol. 153ᵇ):

بسم الله الرحمن الرحيم، وهو حسبي ونعم الوكيل، الحمد لله ربّ العالمين وصلّى الله على سيّدنا محمّد خاتم النبيّين، وعلى آله وصحبه والتابعين صلاةً باقيةً إلى يوم الدين، وبعد فهذه مقالة وجيزة في ذكر المعادن قيّدتها تذكرةً لي ولمن شاء الله من عباده، وبالله أستعين فهو المعين، اعلم أنّ الأرض جسم بسيط [...]

Explicit (fol. 159ᵇ):

[...] كما لا يقيم الحجر في الجوّ إلّا بما يعمده، وقال الخليل بن أحمد: الكبريت [...] تحفر أسرابًا نباتها كبريت أحمر، والله أعلم.

Kolophon (fol. 159ᵇ):

قال مؤلّفه: حرّره مؤلّفه أحمد بن عليّ المقريزي إلّا مواضع تحتاج إلى مراجعة وذلك في شوّال سنة إحدى وأربعين وثماني مائة، والله أعلم وصلّى الله على سيّدنا مولانا محمّد وعلى آله وصحبه وسلّم تسليمًا كثيرًا أبدًا دائمًا إلى يوم الدين آمين آمين آمين.

N = Istanbul, Nuruosmaniye Kütüphanesi, Ms. 4937,9, fol. 263ᵃ–274ᵃ[6]
Während der Text der *Maqāṣid* ohne Kolophon des Kopisten endet, hat dieser sich am Schluss anderer Opuscula verewigt, die auf 1084–1085/1674–1675 datiert sind. Er gibt seinen Namen dort (z.B. auf fol. 52ᵃ und 362ᵃ) mit Abū l-Ṣalāḥ Muḥammad al-Ḥanafī *al-šahīr bi*-l-Qaṭarī an. Es handelt sich also um dieselbe Person, die einige Jahre später auch die Veliyüddin-Handschrift kopierte. Während er in jener seine Funktion und die Stadt Ǧiddah erwähnt, lässt er dies hier offen, weshalb die Handschrift nicht zwangsläufig im Ḥiǧāz entstanden sein muss. Die Handschrift war ausweislich vorhandener Stempel und Einträge im

6 Siehe Tafel 4–6.

Besitz eines ʿIffatī b. ʿIzzat und des Kalligraphen Ibrāhīm Ḥanīf (st. 1189/1775–1776). Mit der Bibliothek des Sultans Osman III. (st. 1170/1757) gelangte sie in die Sammlung der Nuruosmaniye-Moschee (siehe Bauden [in Vorbereitung] zu Ms. b).

Im Defter der Nuruosmaniye war die Handschrift nur als *Maǧmūʿat al-rasāʾil* ohne weitere Angaben aufgenommen worden: *Nūr-i ʿOṯmāniyye* (s. a.): 282. Erst Hellmut Ritter hat die auf 1085/1674 datierte Handschrift eingehender untersucht und die darin vorkommenden Traktate aufgelistet (Ritter [1933]: 74). Seine äußere Beschreibung lautet: „*Nuru Osmaniye* 4937. Mittleres Format, 17 Z. Taʿlîq 1085 h. 362 foll." Zum Inhalt von Ms. N siehe oben unter Ms. A.

Es dürfte sich bei N um keine direkte Tochter von A handeln, da N oftmals bessere Lesarten mit L teilt. Auf der anderen Seite finden sich in N zusätzliche Textausfälle, die über α und A hinausgehen (72,٧; 78,٥; 80,١٠; 96,٢; 96,٦). Diese Phänomene teilt N hingegen mit der vom selben Kopisten stammenden Handschrift V und in geringerem Maße auch mit C. Selbstverständlich ist für N und V eine gemeinsame Vorlage anzunehmen (V wurde nicht direkt von N kopiert, da es dort vorhandene Fehler nicht wiederholt [z. B. 70,٣; 101,١]). Bereits früher hatte sich die Rezension von C von einem gemeinsamen Ursprung abgespalten.

Titelseite (fol. 263ᵃ):

كتاب المقاصد السنية لمعرفة الأجسام المعدنية، تأليف الشيخ الإمام العلّامة العمدة الفهّامة شهاب الدين أحمد المقريزي الشافعي رحمه الله تعالى م.

Incipit (fol. 263ᵇ):

بسم الله الرحمن الرحيم، وصلّى الله على سيّدنا محمّد وآله وصحبه وسلّم، الحمد لله ربّ العالمين وصلّى الله على نبيّنا محمّد خاتم النبيّين، وعلى آله وصحبه والتابعين صلاةً باقيةً إلى يوم الدين، وبعد فهذه مقالة وجيزة في ذكر المعادن قيّدتها تذكّرةً لي ولمن شاء الله من عباده، وبالله أستعين فهو المعين، اعلم أنّ الأرض جسم بسيط [...]

Explicit (fol. 274[a]):

[…] كما لا يقيم الحجر في الجوّ إلّا بما يعمده، وقال الخليل بن أحمد: الكبريت
[…] تحفر أسرابًا نباتها كبريت أحمر، والله سبحانه وتعالى أعلم بالصواب،
وإليه المرجع والمآب، والحمد لله وحده.

Kolophon (fol. 274[a]):

قال مؤلّفه: حرّره أحمد بن عليّ المقريزي إلّا مواضع تحتاج إلى مراجعة فى
شوّال سنة إحدى وأربعين وثماني مائة.

V = Istanbul, Beyazıt Devlet Kütüphanesi, Ms. Veliyüddin 3195, fol. 153[a]–159[b][7]

Zur textgeschichtlichen Einordnung dieser Handschrift siehe das unter N und C Gesagte. Sie enthält die *Maqāṣid* auf fol. 153[a]–159[b]. Die Abschrift ist durch den Kolophon von fol. 159[b] auf Ḏū l-Qaʿdah 1101 d. H. [= August 1690 n. Chr.] datiert. Der Kopist war wiederum Abū l-Ṣalāḥ Muḥammad al-Qaṭarī, der sich nunmehr als *imām* und *ḫaṭīb* der Moschee des Wesirs Muṣṭafá Pāšā[8] (*al-marḥūm*) im Hafenviertel (*Ṯaġr*) von Ǧiddah bezeichnet, wo das Manuskript auch abgeschrieben worden sein dürfte.[9]

Die Auswahl der al-Maqrīzī-Opuscula ist identisch mit derjenigen der Handschriften ANP, jedoch unterscheidet sich ihre Anordnung. Dabei handelt es sich um keine spätere falsche Bindung, da eine alte Inhaltsangabe die vorliegende Reihenfolge bestätigt (Bauden l. c.). Warum der Kopist hier eine andere Abfolge der Traktate verwendete, wird nicht klar. Nach dieser Inhaltsangabe sowie dem Defter (*Daftar* [1887]: 195) ist die Anordnung wie folgt:

1. *Fī Iġāṯat al-ummah bi-kašf al-ġummah* (fol. 1; APN nr. 1; *GAL* G 2:40, nr. 8s)

---

7 Siehe Tafel 7–9.

8 Die Spezifizierung auf diese Moschee findet sich im Kolophon eines anderen Traktats, siehe Frenkel (2014): 37.

9 Die Handschrift gelangte früh in den Besitz des osmanischen Beamten Abū Bakr b. Rustam b. Aḥmad b. Maḥmūd al-Širwānī (st. 1135/1723). 1142/1729 wurde sie von dem sonst nicht nachweisbaren Architekten Ṣāliḥ al-Miʿmārī erworben. Später wurde sie Teil der Bibliothek des 1182/1768 verstorbenen *Šayḫ al-Islām* Veliyüddin Efendi. Siehe hierzu Bauden (in Vorbereitung) zu Ms. (c).

2. *Fī l-Nuqūd al-qadīmah al-islāmiyyah* (fol. 28; APN nr. 2; *GAL* nr. 8a)
3. *Al-Ṭurfah al-ġarībah min aḫbār wādī Ḥaḍramawt al-ʿağībah* (fol. 37; APN nr. 4; *GAL* nr. 8f)
4. *Fī Naḥl ʿibar al-naḥl* (fol. 42; APN nr. 3; *GAL* nr. 8e)
5. *Fī l-Ḏahab al-masbūk fīman ḥağğa min al-ḫulafāʾ wa-l-mulūk* (fol. 64; APN nr. 6; *GAL* nr. 8n)
6. *Al-Iʿrāb fī ḏikr man fī arḍ Miṣr min al-aʿrāb* (fol. 86; APN nr. 10; *GAL* nr. 8g)
7. *Al-Nizāʿ wa-l-taḫāṣum fīmā bayna Banī Umayyah wa-Banī Hāšim* (fol. 101; APN nr. 7; *GAL* nr. 8o)
8. *Fīmā yağibu li-āl al-bayt min al-ḥaqq* (fol. 128; APN nr. 8; *GAL* nr. 8m)
9. *Nubḏah min aḫbār al-ṭāʾifah al-qadīmah al-islāmiyyah bi-bilād al-Ḥabašiyyah* (fol. 144; APN nr. 11; *GAL* nr. 8l)
10. *Al-Maqāṣid al-saniyyah li-maʿrifat al-ağsām al-maʿdiniyyah* (fol. 153; APN nr. 9; *GAL* nr. 8k)
11. *Fī l-Ḍawʾ al-sārī bi-maʿrifat Tamīm al-Dārī* (fol. 160; APN nr. 5; *GAL* nr. 8d)
12. *Tağrīd al-tawḥīd al-mufīd* (fol. 175; APN nr. 12; *GAL* nr. 8r)
13. *Maq. laṭīfah fī ḥirṣ al-nufūs ʿalā l-ḏikr* (fol. 189; APN nr. 13; *GAL* nr. 8c)
14. *Ḥuṣūl al-inʿām wa-l-mayr bi-ḫātimat al-ḫayr* (fol. 192; APN nr. 14; *GAL* nr. 8i)
15. *Ḥall luġz al-māʾ* (fol. 196; APN nr. 15; *GAL* nr. 8q)

Titelseite (fol. 153[a]):

كتاب المقاصد السنية لمعرفة الأجسام المعدنية، تأليف الشيخ الإمام العلّامة العمدة الفهّامة شهاب الدين أحمد بن علي المقريزي الشافعي رحمه الله تعالى م.

Incipit (fol. 153[b]):

بسم الله الرحمن الرحيم، وصلّى الله على سيّدنا محمّد وآله وصحبه وسلّم، الحمد لله ربّ العالمين وصلّى الله على سيّدنا محمّد خاتم النبيّين وعلى آله وصحبه والتابعين صلاةً باقيةً إلى يوم الدين، وبعد فهذه مقالة وجيزة في ذكر المعادن قيّدتها تذكرةً لي ولمن شاء الله من عباده، وبالله أستعين فهو المعين، اعلم أنّ الأرض جسم بسيط [...]

Explicit (fol. 159^{a-b}):

[...] كما لا يقيم الحجر في الجوّ إلّا بما يعمده، وقال الخليل بن أحمد: الكبريت [...] تحفر أسرابًا نبباتها كبريت أحمر، والله سبحانه وتعالى أعلم بالصواب، وإليه المرجع والمآب.

Kolophon (fol. 159^{b}):

قال مؤلّفه: حرّره أحمد بن عليّ المقريزي إلّا مواضع تحتاج إلى مراجعة فى شوّال سنة إحدى وأربعين وثماني مائة،

ووافق الفراغ من تسويد هذه المجلّة في عاشر ذي القعدة سنة ١١٠١ على يد أفقر العباد محمّد الشهير بالقطري إمام جامع الوزير وخطيبه بثغر جدّة المحروس. م

C = Cambridge, University Library, Add. 746,9, fol. 157^{a}–164^{b}[10]

Die Cambridger Handschrift unterscheidet sich von den vorausgehenden hinsichtlich der Anordnung der Traktate al-Maqrīzīs. Die auf die *Maqāṣid* bezogene Beschreibung findet sich bei Browne (1900): 212, nr. 1082. Eine äußere Beschreibung hat er ibid., p. 4, nr. 21 vorgenommen: „The MS. comprises ff. 260 of 18.5×11.3 c. and 19–25 ll.; good naskh, small in earlier portion of volume, larger in later part; rubrications and margins ruled in red; dated A.H. 1112 [1700/01 n.Chr., Anm. F.K.] in a colophon on f. 18^{b} …" Die Handschrift gelangte dann in den Besitz des Mathematikers und Astronomen Muṣṭafá Ṣidqī Efendi (st. 1183/1769). An mehreren Stellen finden sich Stempel mit seinem Namen, wie sie auch in anderen Handschriften, z.B. der Chester Beatty Library, zu finden sind.[11] Die Handschrift wurde 1847 von Theodore Preston in Damaskus erworben und später von Henry G. Williams (st. 1870) der Cambridger Universitätsbibliothek übereignet (Bauden l. c.). C ordnet die Traktate folgendermaßen an:

---

10 Siehe Tafel 10–12.

11 Cf. Bauden (in Vorbereitung) zu Ms. (d). Weitere Handschriften mit Siegeln von Muṣṭafá Ṣidqī wurden vom „Chester Beatty Library Seals Project" (http://www.cbl.ie/islamicseals/) zusammengestellt (Siegel nr. 3 und 4).

1. *K. al-Bayān wa-l-iʿrāb ʿammā fī arḍ Miṣr min al-aʿrāb* (fol. 1ᵃ–18ᵇ; Browne, 24, nr. 157; *GAL* G 2:40, nr. 8g)
2. *K. Iġāṯat al-ummah bi-kašf al-ġummah* (fol. 19ᵇ–50ᵇ; Browne, 8, nr. 46; *GAL* nr. 8s)
3. *K. ʿIbar al-naḥl* (fol. 52ᵇ–77ᵇ; Browne, 176, nr. 923; *GAL* nr. 8e)
4. *K. al-Ḏahab al-masbūk fī man ḥağğa min al-mulūk* (fol. 78ᵃ–105ᵇ; Browne, 82, nr. 443; *GAL* nr. 8n)
5. *K. al-Nizāʿ wa-l-taḫāṣum fīmā bayna Banī Umayyah wa-Banī Hāšim* (fol. 106ᵇ–137ᵇ; Browne, 176, nr. 924; *GAL* nr. 8o)
6. *Ris. fī l-Nuqūd al-qadīmah wa-l-islāmiyyah* (fol. 138ᵃ–148ᵇ; Browne, 89, nr. 475; *GAL* nr. 8a)
7. *Maq. laṭīfah wa-tuḥfah šarīfah fī ḥirṣ al-nās ʿalā l-ḏikr* (fol. 149ᵃ–151ᵃ; Browne p. 214 nr. 1084; GAL nr. 8c)
8. *Al-Ṭurfah al-ġarībah min aḫbār wādī Ḥaḍramawt al-ʿağībah* (fol. 152ᵃ–157ᵃ; Browne, 116, nr. 654; *GAL* nr. 8f)
9. *Al-Maqāṣid al-saniyyah li-maʿrifat al-ağsām al-maʿdiniyyah* (fol. 157ᵃ–164ᵇ; Browne, 212, nr. 1082; *GAL* nr. 8k)

Die Traktate 10–14 stammen von anderen Autoren und sind überwiegend theologischen Inhalts (Browne, nrr. 373, 685, 21, 140, 453). Eventuell wurden hier zwei verschiedene Handschriften zusammengebunden. Das erwähnte Datum bezieht sich dennoch sicher auf die al-Maqrīzī-Werke. Möglicherweise erklärt sich die abweichende Reihenfolge der Traktate in dieser Handschrift auch durch eine Neubindung, bei der auch ein Traktat verloren gegangen ist, der in der Inhaltsangabe noch erwähnt worden war.

Der *Maqāṣid*-Text von Ms. C weist vielfach abweichende Lesarten auf (z.B. 72,١; cf. Apparat zu § 6). Diese rühren aber eindeutig von Eingriffen und Nachlässigkeiten eines Kopisten her und sind für die Textkritik unergiebig. Aufgrund gewisser Gemeinsamkeiten ist klar, dass C mit den Handschriften N und V eine Untergruppe bildet. Dies wird insbesondere an den gemeinsamen Lücken von 96,٢ und 96,٧ deutlich. Bisweilen bewahrt C nichtsdestotrotz entgegen NV noch Lesarten, die sonst nur L bietet (z.B. 60,٨; 70,٣). Wie in P fehlen in C die meisten lexikalischen Glossen al-Maqrīzīs, mit Ausnahme der in den Text von α eingewanderten (82,١; 86,١; 88,١). Dies liegt aber daran, dass beide Kopisten – vielleicht unabhängig voneinander – die am Rand stehenden Teile weggelassen haben. C ist auch die einzige Handschrift, die den Kolophon des Autors nicht kopiert hat. Wie ANV muss auch die Vorlage von C die besagten, nicht von al-Maqrīzī stammenden, marginal-Überschriften aufgewiesen haben. Diese sind mit einer Ausnahme weggefallen: bei 78,١٣ ist nämlich das *ḫawāṣṣ al-ḏahab*, das NV am Rande bieten, irrtümlich in den Text eingewandert. Außerhalb der *Maqāṣid* gibt es auch Hinweise darauf, dass V, C und P eine gemeinsame Unterfamilie bilden. Beispielsweise verwenden nur diese drei Handschriften im Kolophon der *Ris. fī l-Nuqūd* die relativ seltene Eulogie *wa-ṣallá llāh ʿalá man lā nabiyya baʿdahū.* Jedoch können weder C noch P direkte Abschriften von NV sein, da C und P beispielsweise den vollständigen Wortlaut von 96,٢ und 96,٧ bieten, wo doch hier NV längere Lücken haben.

Titelseite (fol. 157ᵃ):

المقاصد السنية لمعرفة الأجسام المعدنية، تأليف الإمام العالم العلّامة شهاب الدين أحمد المقريزي الشافعي رحمه الله آمين م.

Incipit (fol. 157ᵇ):

بسم الله الرحمن الرحيم، الحمد لله ربّ العالمين وصلّى الله على سيّدنا محمّد خاتم النبيّين وعلى آله وصحبه والتابعين صلاةً دائمةً إلى يوم الدين، وبعد فهذه رسالة وجيزة في ذكر المعادن قيّدتها تذكرةً لي ولمن شاء الله تعالى من عباده، وبالله أستعين فهو المعين، اعلم أنّ الأرض جسم بسيط [...]

Explicit (fol. 164ᵇ):

[...] كما لا يقيم الحجر في الجوّ إلّا بما يعمده، وقال الخليل بن أحمد: الكبريت [...] تحفر أسرابًا نباتها كبريت أحمر، والله أعلم، تمّت الرسالة بحمد الله وعونه وحسن توفيقه وصلّى الله على سيّدنا محمّد وآله وصحبه وسلّم.

P = Paris, Bibliothèque nationale de France, Ms. Arabe 4657,9 (Supplément 1938), fol. 190ᵇ–198ᵇ[12]

Die Handschrift P ist ebenfalls vergleichsweise jung: de Slane (1883–1895): 738 sq.: „Papier. 265 feuillets. Hauteur, 21 centimètres; largeur, 15 centimètres. 25 lignes par page. Ms. du XVIIIᵉ siècle." Aufgrund des Wasserzeichens des verwendeten europäischen Papiers, das die Jahreszahl 1749 trägt, entstand die Hand-

12 Siehe Tafel 13–14.

schrift gewiss in der zweiten Hälfte des 18. Jh. Ende des Jahrhunderts befand sie sich im Eigentum des vornehmen Kaireners Abū l-Anwār Muḥammad b. ʿAbd al-Raḥmān al-Sādāt (st. 1228/1813), dessen Besitzervermerk und dessen Stempelsiegel (datiert 1195/1781) sie trägt. In die Pariser Nationalbibliothek kam sie offenbar über Honoré de Laporte, der sie während der Napoleonischen Ägyptenexpedition erworben hatte.[13]

Die Handschrift enthält dieselben Traktate wie A und N (siehe oben), mit denen sie eine Familie bildet. P ist generell sehr nachlässig kopiert worden. In der Handschrift fehlen beispielsweise vielfach einzelne oder mehrere Wörter, die die übrigen Textzeugen noch bieten (68,٥; 84,٧). Oftmals ist als Grund hierfür *aberratio oculi* zu erkennen (62,٢; 62,٦; 70,٣; 90,٢). Umgekehrt ist auch häufige Dittographie festzustellen (62,٧; 62,١٢; 74,٢; 82,١; 98,٢), wobei der Kopist die überflüssigen Wiederholungen nur in Ausnahmefällen getilgt hat.

In Ms. P fehlen auch fast alle Marginaleinträge al-Maqrīzīs. Der Grund hierfür liegt abermals in der Nachlässigkeit des Kopisten. Es fehlen nämlich nur diejenigen Glossen, die in ANV am Rande stehen (58,١; 60,٤; 68,٥; 78,٤; 82,٨). Diejenigen, die dort in den Text eingewandert waren (82,١; 86,١; 88,١), finden sich in P sehr wohl. Interessanterweise fehlt in P aber die eine Glosse, die nur in N in den Kontext eingegliedert wurde (82,٨). Offenkundig bildet P mit NV und C (s. d.) eine Familie, wobei die genauen Abhängigkeitsverhältnisse nicht zu klären sind, zumal die Zusammengehörigkeit durch die zahlreichen Fehler in P etwas verdunkelt wird. P kann auch kein direkter Abkömmling von NVC sein, da es beispielsweise die längere Lücke von 96,٦ nicht mit diesen teilt. Es darf auch nicht unterschätzt werden, dass es eine Reihe von Übereinstimmungen zwischen P und A gibt.

Erwähnenswert ist auch, dass in P seltene Ansätze einer Zeilentrennung zu beobachten sind. Das *dā-ḥis* (80,٨) ist also keine Verlesung zu *dāʾ ḥiss*, wie die Trennung von *fūlā-ḏ* (84,٢) belegt.

Ms. P war die alleinige Grundlage der Edition von al-Badrī/Qāsim (1998) und der Teiledition von Šayyāl (1971).

Incipit (fol. 190b):

بسم الله الرحمن الرحيم، الحمد لله ربّ العالمين وصلّى الله على سيّدنا محمّد خاتم النبيّين وعلى آله وصحبه والتابعين صلاةً باقية إلى يوم الدين، وبعد

---

13 Zur Provenienz der Handschrift siehe Bauden (in Vorbereitung) zu Ms. (e), sowie Frenkel (2014): 44sq.

فهذه مقالة وجيزة في ذكر المعادن قدتها تذكرةً لي ولمن شاء الله تعالى من عباده، وبالله أستعين فهو المعين، اعلم أنّ الأرض جسم بسيط [...]

Explicit (fol. 198b):

[...] كما لا يقيم الحجر في الجوّ إلّا بما يعمده، وقال الخليل بن أحمد: الكبريت [...] تحفر أسرابًا نباتها كبريت أحمر

Kolophon (fol. 198b):

قال مؤلّفه أحمد بن عليّ المقريزي: حرّرته فى شوّال سنة إحدى وأربعين وثمانمائة إلّا مواضع فإنّها تحتاج إلى مراجعة، وحسبنا الله ونعم الوكيل وصلّى الله على سيّدنا محمّد وعلى آله وصحبه وسلّم.

Ḥ = Ḥurayḍah (Jemen), Maktabat al-Sayyid Aḥmad b. Ḥasan al-ʿAṭṭās

Diese Handschrift in der Privatbibliothek des Gelehrten Aḥmad b. Ḥasan al-ʿAṭṭās (st. 1334/1916) in Ḥurayḍah im Ḥaḍramawt, konnte leider nicht für die vorliegende Edition herangezogen werden. Ihre Existenz wurde nachgewiesen von al-Ḥabašī (1994): 175–189. Der Text der *Maqāṣid* nimmt in dieser Sammelhandschrift mit Traktaten al-Maqrīzīs neun Folia ein (ibid.: 188, nr. 478). Den Angaben des Beschreibers zufolge enthält sie die folgenden Traktate, deren Reihenfolge jedoch nicht ersichtlich ist (hier geordnet nach den Nummern von *GAL* G 2:40):

- *Ris. fī l-Nuqūd al-qadīmah* (al-Ḥabašī, op. cit., 179, nr. 447, 14 foll.; cf. *GAL* nr. 8a)
- *Al-Ḍawʾ al-sārī fī maʿrifat ḫayr Tamīm al-Dārī* (al-Ḥabašī, 180, nr. 451, 21 foll.; *GAL* nr. 8d)
- *Naḥl ʿibar al-naḥl* (al-Ḥabašī, 189, nr. 479, 33 foll.; *GAL* nr. 8e)
- *Al-Ṭurfah al-ġarībah fī aḫbār wādī Ḥaḍramawt al-ʿağībah* (al-Ḥabašī, 181, nr. 455, 6 foll.; *GAL* nr. 8f)
- *Al-Bayān wa-l-iʿrāb ʿammā fī Miṣr min al-aʿrāb* (al-Ḥabašī, 176, nr. 436, 22 foll.; *GAL* nr. 8g)
- *Al-Maqāṣid al-saniyyah li-maʿrifat al-ağsām al-maʿdiniyyah* (al-Ḥabašī, 188, nr. 478, 9 foll.; *GAL* nr. 8k)

- *Ḥuṣūl al-inʿām wa-l-mayr suʾāl ḫātimat al-ḫayr* (al-Ḥabašī, 178, nr. 443, 7 foll.; *GAL* nr. 8i)
- *Al-Ilmām bi-mā fī arḍ al-Ḥabašah min mulūk al-Islām* (al-Ḥabašī, 175, nr. 431, 12 foll.; *GAL* nr. 8l)
- *Mā yaǧibu li-Ahl al-bayt min al-ḥaqq* (al-Ḥabašī, 185, nr. 466, 24 foll.; *GAL* nr. 8m)
- *Al-Ḏahab al-masbūk fī ḏikr man ḥaǧǧa min al-ḫulafāʾ wa-l-mulūk* (al-Ḥabašī, 179, nr. 446, 27 foll.; *GAL* nr. 8n)
- *Al-Nizāʿ wa-l-taḫāṣum fīmā bayna Banī Umayyah wa-Banī Hāšim* (al-Ḥabašī, 189, nr. 480; *GAL* nr. 8o)
- *Taǧrīd al-tawḥīd* (al-Ḥabašī, 188, nr. 475, 22 foll.; *GAL* nr. 8r)
- *Iġāṯat al-ummah bi-kašf al-ġummah* (al-Ḥabašī, 175, nr. 429, 39 foll.; *GAL* nr. 8s)

Abgesehen von den nicht erwähnten Traktaten *Ḥall luġz al-māʾ* (*GAL* nr. 8q) und *Maq. laṭīfah* (nr. 8c) entspricht diese Auswahl somit wiederum derjenigen von ANP.

E^1 = Teiledition Šayyāl (1971)

Einen kleinen Auszug vom Anfang der *Maqāṣid* hat Ǧamāl al-Dīn al-Šayyāl in einem Aufsatz zu al-Maqrīzīs kleinen Schriften von 1971 abgedruckt. Dabei korrespondiert Šayyāl (1971): 36 sq. mit 54,٧–56,٨; 60,٢–٤ und 68,٢–70,٤. Die Lesarten, die er bietet, entsprechen denen von Ms. P, das seine Vorlage gewesen sein dürfte, auch wenn dies nirgends vermerkt wird. Sinnentstellende Lücken bei 56,٣ und 68,٤, die in P keine Entsprechung haben, mögen der Unachtsamkeit des Bearbeiters geschuldet sein. Ähnliches dürfte bei einigen sonst nicht nachweisbaren Lesarten der Fall sein. Wie oben erwähnt, ist eine bereits 1955 angekündigte vollständige Edition der *Maqāṣid* durch al-Šayyāl nie zustande gekommen.

E^2 = Edition al-Badrī/Qāsim (1998)

Im Jahr 1998 gaben Ramaḍān al-Badrī und Aḥmad Muṣṭafá Qāsim die kleinen Schriften al-Maqrīzīs heraus. Die *Maqāṣid* nehmen pp. 215–227 dieser Edition ein. Die Herausgeber stützten sich nach eigener Angabe (Ed. p. 6) allein auf die Handschrift P. Da das Pariser Manuskript höchst unzuverlässig ist, stellt bereits dieser Umstand eine erhebliche Belastung für die Qualität der Edition dar. Dass P vielfach Lücken aufweist (z. B. 60,١٠; 62,٦), entging den Herausgebern selbst in Fällen, wo hierdurch der Sinnzusammenhang vollkommen entstellt wird (56,١). Bisweilen konnten sie Fehler der Handschrift korrekt emendieren (54,٩; 56,٩; 68,٣; 80,٣), bisweilen gelang dies aber auch nicht (56,٦; 64,٦).

Darüber hinaus haben al-Badrī/Qāsim oftmals selbst Fehler gemacht, die in der Handschrift noch richtig waren (60,٧; 60,١٣; 60,١٥; 62,١; 64,١٢; 64,٦; 66,٥; 92,٤).

Eher amüsant ist, dass drei komplette Zeilen der Handschrift P (fol. 196ᵇ 23-ult. = 96,٧–٩) von den Herausgebern einfach übersehen wurden und in der Edition (p. 224,paen.) vollständig fehlen. Eine derartige *aberratio oculi* wäre selbst für einen mittelalterlichen Kopisten kaum entschuldbar, zumal der so entstandene Satz vollkommen widersinnig ist: „(sc. Und unter den Steinen gibt es welche), die künstlich hergestellte Pflanzen sind, wie Gold- und Silbergalmei, Zinnober und astronomische Tafelwerke (*zīǧāt* statt *zinǧār*).“

4 Quellen und Parallelen

Wie erwähnt, hat al-Maqrīzī seine *Maqāṣid* fast ausschließlich aus al-ʿUmarīs *Masālik al-abṣār* exzerpiert, dessen Text er in vielen Punkten erheblich gekürzt hat. Ibn Faḍl Allāh al-ʿUmarī war seinerseits von Ibn al-Bayṭār und al-Qazwīnī abhängig. Älteres Material ist ausschließlich auf diesem Wege zu al-Maqrīzī gekommen. Im Folgenden werden diese Quellen, ihre Vorlagen und weitere von diesen abhängige Schriften, die indirekte Parallelen zu al-Maqrīzī bieten, kurz charakterisiert.

Hierbei war es vielfach möglich, die Quellen al-Qazwīnīs, von dem der überwiegende Teil des Materials der *Maqāṣid* stammt, über mehrere Stationen zurückzuverfolgen. Bisweilen konnte sogar nachgewiesen werden, dass der arabischen Mineralogie letztlich griechisches Gedankengut insbesondere aus der aristotelischen Meteorologie zugrunde liegt (cf. zu § 6). Inwiefern die griechische Mineralogie bei den Arabern ansonsten überlebt hat, ist in Ermangelung einschlägiger antiker Quellen, nicht abschließend zu sagen. Die frühe kosmologische Literatur, die bei Balīnās, den Iḫwān und m. E. Ǧābir durchscheint, basiert gewiss auf griechischen Quellen, jedoch kann ihre genaue Abhängigkeit nicht eruiert werden.

Die über al-ʿUmarī hinausgehenden Zusätze al-Maqrīzīs sind im wahrsten Wortsinne marginal. Zu einer kleinen Zahl von Begriffen hat er am Rande Glossen eingetragen: § 4 (*ǧawhar*), § 4 (*maʿdin*), § 6 (*maʿādin*), § 14 (*filizzāt*), § 23 (*ḏahab*), § 28 (*šabah*), § 30 (*ḥadīd*), § 32 (*raṣāṣ*), § 34 (*usrub*). Diese stammen zweifellos aus derselben lexikographischen Quelle. Da es sich um wohlbekannte Begriffe handelt, hat al-Maqrīzī hier gewiss nicht einfach nur Worte nachgeschlagen, die ihm bei al-ʿUmarī nicht verständlich waren.

An zwei weiteren Stellen, wird deutlich, dass er kleine eigene Zusätze gemacht hat, die bei al-ʿUmarī nicht zu finden sind. Bei § 23 bzw. § 26 heißt es, dass Silber den Geruch des Kots annimmt, wenn es darin liegt, während dies beim Gold nicht der Fall ist.

Der Wortlaut al-ʿUmarīs wurde zumeist absolut wörtlich kopiert. Nur in seltenen Fällen hat er stärker in den Text eingegriffen. Am deutlichsten ist dies bei § 29 der Fall. Al-ʿUmarī hatte zwei fast identische Aussagen einmal nach al-Qazwīnī und einmal nach Ibn al-Bayṭār nebeneinander gestellt. Al-Maqrīzī kollationierte dies dann zu einem einzigen Absatz. Bei § 53 hat al-Maqrīzī offensichtlich ein Zitat bei al-ʿUmarī in weiteren Quellen nachgeprüft.

Im Folgenden werden die direkten und indirekten Vorlagen al-Maqrīzīs und wichtige Parallelen zu den *Maqāṣid* in chronologischer Reihenfolge aufgelistet. Nähere Informationen können dem Kommentar zu den jeweiligen Paragraphen entnommen werden.

4.1 *Aristoteles* (Meteorologie)

Es kann kein Zweifel bestehen, dass die arabische Mineralogie, wie alle Naturwissenschaften, auf antiken Quellen basiert. In diesem Fall ist dies aber nicht so einfach zu erkennen, wie bei anderen Disziplinen. Die theoretische Mineralogie hatte bei den Griechen keinen großen Stellenwert. Im authentischen Oeuvre des Aristoteles gab es kein Buch über die Steine. Dieser hatte aber im III. Buch der *Meteorologie* einen kurzen Abriss einer Theorie über die Entstehung der Mineralien gegeben. Auch das vermutlich pseudepigraphische IV. Buch dieses Werks, das über Bildung und Veränderung der verschiedenen Substanzen handelt, hat vielfach Bezüge zur Mineralogie. Des Weiteren sind in *De generatione et corruptione* (cf. zu §§ 6, 52) und mit Einschränkungen in *De mundo* (§ 6) ähnliche Bezüge anzutreffen.

Einige dieser Parallelen werden unten im Kommentar zu § 6 ausführlich untersucht. Dabei zeigt sich, dass wesentliche Ansichten der arabischen Autoren mittelbar auf Aristoteles zurückgehen. Es handelt sich dabei aber nicht um direkte Zitate, vielmehr wurden hier seine Hauptthesen rezipiert. Zu diesen gehört, dass es vier Elemente gibt, von denen Wasser und Erde wesentlich zur Bildung der Körper beitragen. Dann sind es die vier Elementarqualitäten – Heiß, Kalt, Trocken und Feucht – die in einer Art von „Kochung" die Elemente umwandeln und somit die verschiedenen Erscheinungsformen der (mineralischen) Körper hervorbringen. Diese Thesen sind noch bei al-Maqrīzī überall anzutreffen (cf. §§ 4, 14, 38, 48, 49 [§ 21], 52). Daneben gibt es auch Parallelen zu kleineren Detailfragen (s. zu §§ 14, 15, 30, 38, 39, 51, 52).

Auf welchem Wege genau die Araber die aristotelischen Thesen kennen gelernt haben, muss hier dahin gestellt bleiben. Es ist kaum etwas über weitere antike und besonders spätantike Texte zur theoretischen Mineralogie bekannt.

Man kann aber davon ausgehen, dass bereits in diesen Aristoteles stark rezipiert worden sein dürfte. Die ganz anders angelegten „Lapidarien" im Stile von Xenokrates, Sotakos oder ps.-Theophrast dürften als Quelle ausscheiden.[14] Dennoch sind die Grundthesen des Aristoteles bereits in den ältesten arabischen Quellen nachweisbar. In geringerem Ausmaß begegnen sie im *K. al-Aḥǧār* von ps.-Aristoteles, vollständig ausgeprägt sind sie dann bei ps.-Apollonios, der für die späteren Araber bestimmenden Einfluss hatte. Eher gering dürfte in diesem Kontext hingegen der Einfluss der Übersetzung der *Meteorologie* durch Yaḥyá Ibn al-Biṭrīq gewesen sein. Seine Terminologie weicht nämlich oftmals von der der mineralogischen Schriften ab. Ibn Sīnā behandelte *Meteo.* IV übrigens getrennt von den Mineralien in einem anderen Abschnitt des *K. al-Šifā'*.[15]

4.2 *Theophrast,* De lapidibus

Von Theophrast von Eresos, dem Schüler und Nachfolger Aristoteles', ist eine kleine Monographie über die Steine erhalten. Weitere, teils umfangreichere Bücher zum selben Thema sind verloren.[16] Offenbar wurde keines dieser Werke ins Arabische übersetzt, zumindest stammen die vereinzelten Theophrast-Zitate in der arabischen Literatur aus einem Lithognomon, das ihm nur beigelegt wurde.[17]

In der Form, in der das Werk im Griechischen auf uns gekommen ist, bietet es nur wenig, was mit der Entstehung von Mineralien zu tun hat. Am Anfang und bei der Überleitung zu den Pigmenten finden sich einschlägige Aussagen, die deutliche Parallelen zur Meteorologie des Aristoteles aufweisen (cf. zu § 6, § 38).

4.3 *ps.-Aristoteles,* al-Aḥǧār

Eine der wichtigsten Quellen für die Steinkunde der Araber war das *K. al-Aḥǧār* von pseudo-Aristoteles. Das Werk gibt vor, eine Übersetzung aus dem Griechischen zu sein, jedoch dürfte es in Wahrheit in früharabischer Zeit entstanden sein. Es basiert zweifellos auf antiken Quellen und zeigt auch Einflüsse anderer östlicher, namentlich mittelpersischer Traditionen. Neben der Redaktion, die Ruskas Edition zugrunde lag, sind noch weitere Rezensionen nachzuweisen, die teils erheblich von dieser Ausgabe differierten. Für die Zwecke der

---

14 Ullmann (1972): 96–112.

15 Lettinck (1999): 311.

16 Cf. Eichholz (1965): 3; Lettinck (1999): 301.

17 Ullmann (1972): 112.

vorliegenden Studie konnte eine Handschrift aus St.-Petersburg benutzt werden, die vielfach abweichende Lesarten bietet, die der Parallelüberlieferung entsprechen und somit besser als der edierte Text sind.

An dieser Stelle soll besonders auf das bislang wenig beachtete Manuskript Istanbul, Ayasofya 3610 (169 foll., 888 d. H.), hingewiesen werden.[18] Dieses enthält nämlich zusätzlich zu dem Befund der Edition auch jene Steine, die Ruska ([1912]: 82–91) nur aus Zitaten in der Sekundärüberlieferung kannte, z. B. die Farbenzaubersteine aus der iranischen Tradition (fol. 129[a]; cf. Käs [2010], 1:392). Dieser Constantinopolitanus stellt somit meines Wissens die einzige Handschrift der von mir sogenannten „apokryphen" *K. al-Aḥǧār*-Rezension dar (cf. Käs [2010], 1:5–7).

Diese Fassung lag nun eben al-Qazwīnī vor, der sie zum Großteil in seine *ʿAǧāʾib al-maḫlūqāt* integrierte. Er war Vorlage al-ʿUmarīs, der seinerseits Quelle al-Maqrīzīs war. Material aus dem *K. al-Aḥǧār*, das auf diesem Wege zu al-Maqrīzī kam, findet sich in den §§23, 25, 26, 28, 30–32, 33 (†), 34, 36, 37, 44, 45, 50 und 51. Hierzu gehört auch das einzige explizite Aristoteles-Zitat der *Maqāṣid* von §50. Daneben ist in wenigen Fällen (§§29, 50) auch eine alternative Tradition zu konstatieren. Ps.-Aristoteles ist nämlich auch bei Ibn al-Bayṭār präsent, der die zweite Hauptquelle al-ʿUmarīs war. Dann kann ps.-aristotelisches Material auch über die Iḫwān al-ṣafāʾ (q. v.) zu al-Qazwīnī gekommen sein.

4.4 *Balīnās (ps.-Apollonios von Tyana)*, Sirr al-ḫalīqah

Das alchemistisch-kosmologische *K. Sirr al-ḫalīqah* des Balīnās enthält ein umfangreiches Kapitel über die Mineralien, das für die späteren Enzyklopädien von großer Bedeutung war. Der Name Balīnās wurde überzeugend mit der legendenumwobenen spätantiken Figur des Apollonios von Tyana gleichgesetzt. Dennoch ist von einer Entstehung des Werkes in arabischer Zeit auszugehen (ca. 2./3. Jh. d. H.).[19] Besondere Bedeutung hat das Buch, weil hier erstmals die Quecksilber-Schwefel-Theorie greifbar wird, die bei den Arabern und Lateinern zum Standardmodell für die Entstehung der Metalle wurde.

Es gibt nun zahlreiche Parallelen zwischen unserem Text und Balīnās. Dies betrifft insbesondere die Entstehung des Quecksilbers (§48) und des Schwefels (§51f.) und die davon abhängige Bildung der Metalle aus diesen Grundstoffen (§§21–23, 26, 28, 30). Auch für die Bildung von Edelsteinen aus dem Wasser

18 Cf. Ritter (1935): 2 sq.

19 Ullmann (1972): 172.

der Gruben (§ 38 f.)[20] und die Entstehung von Salzen (§ 40) und öligen Substanzen (§ 47) zeigen sich deutliche Parallelen. Der Großteil dieses Materials ist offenbar durch die Vermittlung der Iḫwān al-ṣafā'[21] in die Naturenzyklopädien (al-Qazwīnī etc.) und damit in die *Maqāṣid* gelangt. Nur im Falle der Parallele von § 52 könnte auch ein anderer Traditionsstrang vorliegen, insofern als auch das al-Rāzī-Zitat, das über Ibn al-Bayṭār zu al-Maqrīzī gekommen ist, eine Aussage von ps.-Apollonios wiederspiegelt.

Es gibt jedoch auch gewisse Unterschiede zwischen Balīnās und der Tradition der Enzyklopädien, die insbesondere davon herrühren dürften, dass die Iḫwān das Werk nicht umfassend rezipierten, einige Themenkomplexe übergingen und manches stark verkürzten (cf. § 30). Die Metalle nehmen bspw. bei ps.-Apollonios eine weit zentralere Stellung ein. Zu Anfang des Mineralienkapitels beschreibt er diverse, insbesondere astrologische Eigenschaften, die den einzelnen Metallen zukommen.[22] Bei ihm werden auch die Steine jeweils einem der Metalle zugeordnet (*Sirr al-ḫalīqah*, III,8–13, Weisser [1980]: 110 sqq.), was bei uns nur noch in dem Rudiment der „Freundschaft" zwischen Gold und Diamant greifbar ist (§ 44 f.).

4.5 *Iḫwān al-ṣafā'*, Rasā'il

Circa im 4./10. Jh.[23] entstand eine philosophisch-naturkundliche Enzyklopädie, über deren Verfasser nach wie vor keine Klarheit herrscht. Sie hatte nachhaltigen Einfluss auf die späteren Kosmographen. Es ist offenkundig, dass auch al-Qazwīnī in großem Maße von diesen *Rasā'il* abhängt.[24] Wiederum ausschließlich über die Vermittlung al-Qazwīnīs und dann al-ʿUmarīs ist viel Material aus diesem Werk zu al-Maqrīzī gekommen. Dies gilt z.B. für den ausführlichen Exkurs zur *scala naturae* (§§ 7–13). Da al-Qazwīnī hier den Wortlaut der Lauteren Brüder überarbeitet hatte, ist sicher, dass al-Maqrīzī nicht das Original benutzt haben kann. Daneben zeigen auch zahlreiche weitere Stellen in den *Maqāṣid* deutliche Parallelen zu den Iḫwān.[25] Hiervon sind die Themenbereiche der Bildung des Quecksilbers – als Grundlage der Quecksilber-Schwefel-Theorie –, der Entstehung der Edelsteine und der Metalle betroffen,

---

20 Die Aussagen von ps.-Apollonios zur Entstehung der Edelsteine wurden auch von al-Tīfāšī für seine *Azhār al-afkār* verwendet (siehe zu §§ 38, 44, 45).

21 Zu deren Abhängigkeit vom *Sirr al-ḫalīqah* siehe Ullmann (1972): 120.

22 Balīnās, *Sirr al-ḫalīqah*, 227–242 (III 2.2–2.8); cf. Weisser (1980): 103 sqq.

23 Cf. *EI*², 3:1072.

24 Cf. von Hees (2002): 105 sq.

25 In der Reihenfolge ihres Vorkommens in der 19. – fünften naturkundlichen – *Risālah* sind dies die §§ 47, 48, 43, 19, 21, 38, 39, 40, 44, 45, 23, 24, 26, 28, 32, 36 und 37.

wofür die Iḫwān insbesondere Balīnās verwertet hatten. Bisweilen ist nun aber nicht genau beweisbar, ob al-Qazwīnī nun von den Iḫwān abhing. Diese hatten ihrerseits bereits auf ps.-Aristoteles rekurriert. Zumindest für §§ 26, 28, 30 und 34 muss al-Qazwīnī aber auch dessen *K. al-Aḥǧār* selbst herangezogen haben. Andererseits sind bei al-Qazwīnī auch einige Parallelen zu den *Rasāʾil* offensichtlich mit Angaben aus Ibn Sīnās *K. al-Šifāʾ* kontaminiert worden (§§ 39–40). Offensichtlich hängt auch ein kurzer Abschnitt der 24. Nacht des *adab*-Werkes *K. al-Imtāʿ* (2:107–112) von Abū Ḥayyān al-Tawḥīdī (st. ca. 414/1023), der sich mit den Mineralien befasst, von den Iḫwān ab.[26]

4.6 *Ibn Sīnā,* al-Šifāʾ (Maʿādin)

Die große philosophische Enzyklopädie *K. al-Šifāʾ* des Abū ʿAlī Ibn Sīnā enthält auch einen Abschnitt zur Meteorologie und Mineralogie. In diesem wurde insbesondere die Entstehung von Steinen aus Erde oder Wasser und die der Metalle aus Quecksilber und Schwefel behandelt. Ibn Sīnās Werk hatte nachhaltige Bedeutung für die späteren mineralogischen Schriften.[27] Auch al-Qazwīnī hat vielfach auf das *K. al-Šifāʾ* rekurriert. Material von Ibn Sīnā ist wiederum ausschließlich auf dem Wege über al-Qazwīnī und al-ʿUmarī zu al-Maqrīzī gekommen, wie anhand identischer Textabweichungen erkennbar ist. Dies gilt auch für das explizite Zitat von § 42. Daneben stammen §§ 40, 41 (z. T. 43), 46 und 50 eindeutig aus dem *K. al-Šifāʾ*. Auch die Darstellung der Quecksilber-Schwefel-Theorie von §§ 21 und 22 ist hieraus entlehnt. Dann zeigt auch die Klassifikation der Mineralien von §§ 14 und 15 (z. T. auch 16–18) deutliche Bezüge zu Ibn Sīnā.

4.7 *Ibn Sīnā,* al-Qānūn

Auch das medizinische Hauptwerk Ibn Sīnās, der *Qānūn fī l-ṭibb*, wurde von al-Qazwīnī ausgewertet. Bisweilen nennt er ihn ausdrücklich als Quelle, wie bei den Indikationen für Gold (§ 25) und Blei (§ 35). Auch die medizinischen Angaben zum Silber (§ 27) dürften hauptsächlich aus dem *Qānūn* stammen, wohingegen die Parallelen für Kupfer und Eisen weniger deutlich sind (§§ 29, 31). Wie im Fall des *K. al-Šifāʾ* ist dieses Material ausschließlich über die Vermittlung al-Qazwīnīs und al-ʿUmarīs zu al-Maqrīzī gelangt.

---

26 Siehe zu §§ 19, 29, 32, 38, 43, 44, 45.

27 Von ihm hängt beispielsweise das syrische *Butyrum sapientiae* des Barhebraeus ab, sowie das *K. al-Muʿtabar* von Abū l-Barakāt al-Baġdādī und das *K. al-Mabāḥiṯ al-mašriqiyyah* von Faḫr al-Dīn al-Rāzī (cf. Lettinck [1999]: 305–309; Takahashi [2004]: 203 *et passim*; id. [2003]: 260).

4.8 *Ibn al-Bayṭār,* al-Ǧāmiʿ

Bei al-Maqrīzī werden zu einigen Mineralien medizinische Indikationen genannt. Diese gehen hauptsächlich auf die berühmte Sammlung *K. al-Ǧāmiʿ li-mufradāt al-adwiyah wa-l-aġḏiyah* von Ibn al-Bayṭār (st. 646/1248) zurück. Der Autor hatte aus einer großen Zahl älterer Quellen – die er teils aber auch nur über Mittelsmänner, wie al-Ġāfiqī, kannte – das bedeutendste Werk der späteren arabischen Pharmakognosie kompiliert. Ibn Faḍl Allāh al-ʿUmarī hatte es als seine zweite Hauptquelle verwendet. Ausschließlich aus dessen *Masālik al-abṣār* stammen nun die stets anonymen Ibn al-Bayṭār-Zitate bei al-Maqrīzī (§§ 25, 27, 29, 31, 33, 50, 51, 52). Auch das einzige explizite Zitat von al-Rāzī in den *Maqāṣid* (§ 52) stammt aus al-ʿUmarī, der von Ibn al-Bayṭār abhängt, der seinerseits in der Tradition Ibn Samaǧūns steht.

4.9 *Al-Qazwīnī,* ʿAǧāʾib al-maḫlūqāt

Inhaltlich sind al-Maqrīzīs *Maqāṣid* weitgehend von der berühmten Kosmographie *K. ʿAǧāʾib al-maḫlūqāt wa-ġarāʾib al-mawǧūdat* des Zakariyyāʾ b. Muḥammad b. Maḥmūd al-Qazwīnī (st. 682/1283) abhängig. Dieses Werk war eine der beiden Quellen für al-ʿUmarī, den allein al-Maqrīzī benutzt hatte. Älteres mineralogisches Material, das bei al-Maqrīzī dann vorkommt, ist ausschließlich über al-Qazwīnī und al-ʿUmarī in die *Maqāṣid* gekommen.[28]

Die Quellen für die Mineralienabschnitte der *ʿAǧāʾib al-maḫlūqāt* sind vielschichtig (cf. Käs [2010], 1:166sq.). Nachweislich verwendet hat er das *K. al-Aḥǧār* von ps.-Aristoteles, die Enzyklopädie der Iḫwān al-ṣafāʾ und von Ibn Sīnā das *K. al-Šifāʾ* und den *Qānūn* (s.o.). Aus allen diesen Werken stammendes Gut ist dann auch bei al-Maqrīzī noch nachweisbar. Selbstverständlich wird fast alles davon anonym tradiert, letztlich ist nicht einmal sicher, ob sich al-Maqrīzī überhaupt seiner Abhängigkeit von al-Qazwīnī bewusst war, da bereits al-ʿUmarī dessen Namen weitgehend verschwiegen hatte. Eine direkte Benutzung al-Qazwīnīs oder gar seiner Quellen durch al-Maqrīzī kann recht sicher ausgeschlossen werden.

Das Werk wurde bereits von Wüstenfeld ediert, jedoch erfolgte dies auf unzureichender Handschriftenbasis. Vielfach sind Abweichungen zwischen der Edition und al-ʿUmarī/al-Maqrīzī bereits in der handschriftlichen Tradition von al-Qazwīnī nachweisbar, z.B. dem bekannten Münchner Ms. Cod. arab. 464.

---

28 Das Werk von al-Qazwīnī wurde auch unabhängig von diesem Überlieferungsstrang von Ibn al-Wardī für seine *Ḫarīdat al-ʿaǧāʾib* (verfasst 822/1419, cf. Ullmann [1972]: 42, 135; *GAS*, 15:79) verwendet, in der sich auch eine kurze Liste mit Steinen findet (Ibn al-Wardī, *Ḫarīdat al-ʿaǧāʾib*, fol. 58^{b}–61^{b}).

4.10 *Al-Waṭwāṭ*, Manāhiǧ al-fikar

Von Ǧamāl al-Dīn Muḥammad b. Ibrāhīm b. Yaḥyá l-Waṭwāṭ al-Kutubī (st. 718/1318) stammt eine Kosmographie mit dem Titel *Manāhiǧ al-fikar wa-mabāhiǧ al-ʿibar*. Das Werk ist von der Traditionslinie der enzyklopädischen Literatur, der al-Qazwīnī, al-ʿUmarī und al-Maqrīzī angehören, weitgehend unabhängig. Vielmehr begründet es eine eigene Linie, der al-Dimašqī (s.u.), al-Ibšīhīs *Mustaṭraf* (cf. Käs [2010], 1:176) und Aussagen in ps.-al-Suwaydīs *K. al-Simāt fī asmāʾ al-nabāt* (ibid., 1:184 sq.) angehören.

Die Angaben al-Waṭwāṭs zu den Mineralien sind, wie schon Ullmann ([1972]: 130) erkannte, teils von den Iḫwān al-ṣafāʾ abhängig. Auch sonst gibt es Berührungspunkte zu den übrigen Naturenzyklopädien (§§ 19, 21, 38, 51). Bei seinen Ausführungen zur Bildung der Metalle ist oft eine Nähe zu Balīnās spürbar (§§ 26, 28, 30, 32, 44), der bisweilen in diesem Zusammenhang auch namentlich angeführt wird (*Manāhiǧ al-fikar*, 1:256,19; 257,12). Dann muss er auch ps.-Aristoteles (§ 34) und Ǧābir (§ 36) ausgewertet haben. Vielfach erscheint dieses Material dann bei al-Dimašqī. Interessanterweise kann letzterer in einem Fall eine Aussage, die identisch in den *Manāhiǧ al-fikar* anonym steht, Ibn Waḥšiyyah zuordnen (§ 48).

4.11 *Al-Dimašqī*, Nuḫbat al-dahr

Von Šams al-Dīn Abū ʿAbd Allāh Muḥammad al-Dimašqī (st. 727/1327)[29] stammt eine naturkundliche Enzyklopädie mit dem Titel *Nuḫbat al-dahr fī ʿaǧāʾib al-barr wa-l-baḥr*, deren zweites *bāb* den Mineralien gewidmet ist. Der Bezug dieses Werkes zu al-Maqrīzī ist nur von indirekter Natur, da al-Dimašqī viel Material bringt, das auch anderweitig in der kosmographischen Literatur, besonders bei al-Qazwīnī, zu finden ist (z.B. §§ 4, 7, 19, 23, 25, 34, 38, 48, 51). Die *Nuḫbat al-dahr* bietet aber vielfach zusätzliches Gedankengut aus anderen Quellen (§§ 23, 20, 32, 28), was für die Kritik der *Maqāṣid* natürlich nicht von größerem Belang ist. Bisweilen sind diese Quellen als Ǧābir (§ 36) oder Ibn Waḥšiyyah (§§ 47, 48) explizit genannt oder als Balīnās (§§ 28, 30, 38, 44, 45) erschließbar. Die Abhängigkeit al-Dimašqīs von al-Waṭwāṭ wurde bereits an anderer Stelle nachgewiesen (Käs [2010], 1:176 sqq.). Sie ist hier bei den §§ 19, 21, 26, 28, 30, 32, 34, 36, 38, 44, 51 spürbar. Bisweilen bietet al-Dimašqī aber auch über die *Manāhiǧ al-fikar* hinausgehendes Material (§§ 26, 28).

29 Cf. Ullmann (1972): 130.

4.12 *Al-ʿUmarī,* Masālik al-abṣār

Von wenigen Details abgesehen, war die Enzyklopädie des Šihāb al-Dīn Ibn Faḍl Allāh al-ʿUmarī (st. 749/1349) die einzige Quelle für al-Maqrīzīs *Maqāṣid,* die er jedoch kein einziges Mal erwähnte! Die *Masālik al-abṣār fī mamālik al-amṣār* stellen ein besonders umfangreiches Spätwerk der enzyklopädischen Literatur dar. Das Kapitel über die Mineralogie, das den überwiegenden Teil von Bd. XXII der Faksimileedition einnimmt (= Ms. Ahmet III 2797/14), ist literaturhistorisch selbst so gut wie wertlos. Der Autor hatte nämlich seinerseits nur die Werke von al-Qazwīnī und Ibn al-Bayṭār verwendet (cf. Käs [2010], 1:186–188).

Die Abhängigkeit von al-Maqrīzīs kleinen Schriften von al-ʿUmarī ist auch anderweitig schon nachgewiesen worden.[30] Im Falle der *Maqāṣid* ist der Nachweis bisweilen etwas durch die Übereinstimmung zwischen al-Qazwīnī und al-ʿUmarī erschwert. Al-Maqrīzī hatte nämlich hauptsächlich aus al-Qazwīnīs *ʿAǧāʾib al-maḫlūqāt* stammende Stellen der *Masālik al-abṣār* kopiert. In einigen Fällen findet sich bei ihm aber auch Material aus Ibn al-Bayṭār (s. o.), das nicht den *ʿAǧāʾib al-maḫlūqāt* entstammen kann. Bei § 12 bietet den Koranvers nur al-ʿUmarī und bei § 48 gibt es eine schwere Sinnentstellung durch Textausfall, die al-Maqrīzī und al-ʿUmarī teilen. Auch sonst haben beide oftmals kleinere Varianten im Wortlaut gemeinsam, die sich nicht nur durch die verschiedenen Rezensionen al-Qazwīnīs erklären lassen. Im Kommentar zu den einzelnen Abschnitten der *Maqāṣid* wird dies unten detailliert dargelegt (siehe bes. §§ 7–9, 20, 44). Erwähnenswert ist auch, dass al-Maqrīzī oftmals Autorennamen getilgt hat, die al-ʿUmarī noch angegeben hatte (§§ 25, 26, 28, [31], 32, 35).

Über den Ablauf von al-Maqrīzīs Auswertung der *Masālik al-abṣār,* sind wir aufgrund jüngerer Studien, insbesondere von Frédéric Bauden, ungewöhnlich gut informiert. Seine Ergebnisse, die auch für die Entstehungsgeschichte der *Maqāṣid* wichtig sind, seien hier kurz zusammengefasst: In einigen Bänden eines nunmehr auf verschiedene Bibliotheken verstreuten Exemplars der *Masālik al-abṣār,* das auch z. T. Vorlage für das Frankfurter Faksimile war, finden sich autographische Notizen von al-Maqrīzī.[31] Al-Maqrīzī vermerkte in diesen Handschriften mehrfach, im Jahre 831/1427 Exzerpte aus ihnen gemacht zu haben (*intaqá minhu*). Ms. Ahmet III 2797/14 (fol. 12–171 = Faksimile Bd.

30 Zur Benutzung der *Masālik al-abṣār* im Äthiopien-Buch ohne Quellenangabe und unter teilweiser Für-sich-selbst-Inanspruchnahme von al-ʿUmarīs Angaben, siehe Muth (2005): 125.

31 Bauden (2008): bes. 72 f., 117 (Appendix II); cf. Krawulsky (1990).

XXII) trägt, anders als Ms. Ahmet III 2797/3 (Bd. IV), zwar keinen solchen Vermerk[32], jedoch spricht nichts dagegen, dass al-Maqrīzī auch Exzerpte aus dem Mineralien-Abschnitt gemacht haben wird. Da in diesen Notizen stets das Jahr 831 genannt wird, waren ihm die *Masālik al-abṣār* vorher offenbar nicht zugänglich – was dann, wie oben dargelegt, den Zeitpunkt der Abfassung der *Maqāṣid* auf die Zeit zwischen 831/1427 und spätestens 841/1438 eingrenzt.

Eine Vorstellung, wie eine solche Exzerptsammlung ausgesehen hat, bietet uns das eigenhändig geschriebene „Notizbuch" Ms. 2232 der Universitätsbibliothek Liège.[33] In dieser Kladde haben sich mehrere teils umfangreiche Exzerpte aus al-ʿUmarī erhalten, die sympathetische Heilkräfte von Tieren (fol. 131ᵃ–142ᵃ), Angaben zu indischen Münzen (131ᵃ–142ᵃ), sowie Notizen zu Dschingis Khan[34] enthalten. Im Falle der Mineralien-Abschnitte der *Masālik al-abṣār* ist kein vergleichbares Notizbuch bekannt, jedoch kann man mit großer Wahrscheinlichkeit schließen, dass al-Maqrīzī hier analog vorgegangen war.

4.13 *Al-Ibšīhī,* al-Mustaṭraf

Das Werk *al-Mustaṭraf fī kull fann mustaẓraf* des Šihāb al-Dīn Muḥammad b. Aḥmad al-Ibšīhī (st. nach 850/1446) ist ein vergleichsweise spätes Zeugnis der enzyklopädischen Literatur. Im 67. Kapitel des Werks wird kurz auf die Mineralien eingegangen. Seine Hauptquelle waren die *ʿAǧāʾib al-maḫlūqāt* von al-Qazwīnī (cf. Käs [2010], 1:167). Hieraus erklären sich die Parallelen zu den Angaben al-Maqrīzīs zu den Metallen (§§ 23, 25–37). Obwohl al-Ibšīhī seine Vorlage teils stark gekürzt hat (cf. zu §§ 28, 29, 33, 36), ist erkennbar, dass er direkt von al-Qazwīnī abhängt und nicht etwa von al-ʿUmarī. Auch eine Benutzung der *Maqāṣid* seines Zeitgenossen al-Maqrīzī kann ausgeschlossen werden. Zum einen gibt es im *Mustaṭraf* eine kurze Liste mit Steinen, die den *Maqāṣid* fehlt. Zum anderen gibt es keine Spuren der eigenen Zusätze al-Maqrīzīs (§§ 23, 26). Für einige der Steine des *Mustaṭraf* gibt es auch Parallelen zwischen al-Ibšīhī und der Tradition al-Waṭwāṭ/al-Dimašqī (Käs [2010], 1:176).

---

32 In Bd. XXII 161,2 des Faksimiles gibt es eine Randnotiz, wonach ein hier zitierter *ḥadīṯ* nicht authentisch ist. Es ist jedoch schwierig zu entscheiden, ob diese Glosse tatsächlich – wie andere in diesem Exemplar der *Masālik al-abṣār* (Bauden [2008]: 73, Anm. 62) – von al-Maqrīzīs Hand stammt.

33 Cf. Bauden (2003); id. (2006): bes. 135.

34 Eine detaillierte Analyse des letzteren Abschnitts wird in Bälde von Frédéric Bauden vorgelegt, der mir dankenswerterweise sein Manuskript vorab zugänglich gemacht hat: *Trusting the Source as Far as It Can Be Trusted: al-Maqrīzī and the Question of the Mongol Book of Laws* (*Yāsa*) (*Maqriziana VII*), (Berlin: EB-Verlag, Schenefeld; in Vorbereitung).

Tafeln

 | DOI: 10.1163/9789004290273_003

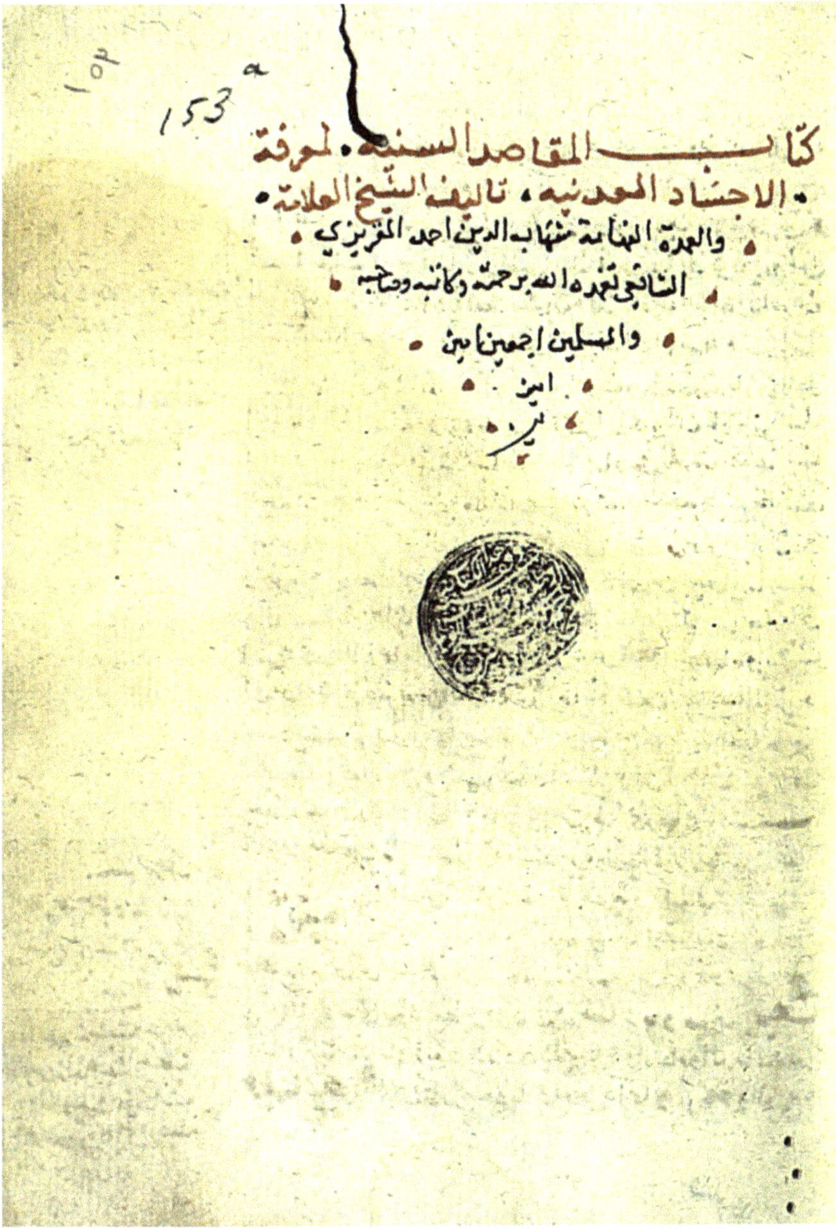

TAFEL 1 *Istanbul, Süleymaniye Kütüphanesi, Ms. Atıf Efendi 2814, fol. 153[a]*

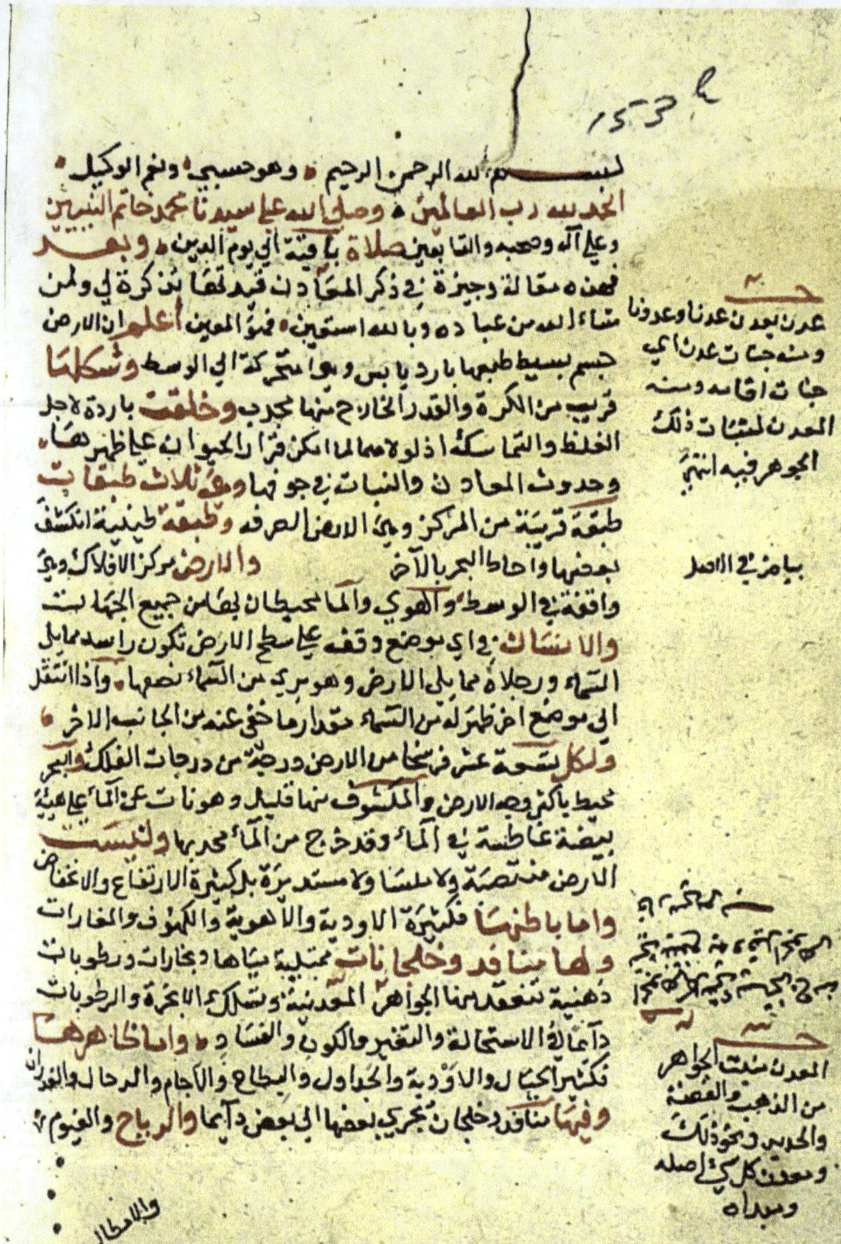

153

بسم الله الرحمن الرحيم وهو حسبي ونعم الوكيل
الحمد لله رب العالمين وصلى الله على سيدنا محمد خاتم النبيين
وعلى آله وصحبه والتابعين صلاة باقية الى يوم الدين وبعد
فهذه مقالة وجيزة في ذكر المعادن قيدتها تذكرة لي ولمن
شاء الله من عباده وبالله استعين فهو المعين اعلم ان الارض
جسم بسيط طبعها بارد يابس وهي متحركة الى الوسط وشكلها
قريب من الكرة والقدر الخارج منها مجرب وخلقت باردة لاجل
الغلظ والتماسك اذ لولاهما لما امكن قرار الحيوانات على ظهرها
وحدوث المعادن والنبات فيها وهي ثلاث طبقات
طبقة قريبة من المركز وهي الارض الصرفة وطبقة طينية انكشف
بعضها واحاط البحر بالآخر والارض مركز الافلاك وهي
واقفة في الوسط والهوى والماء محيطان بها من جميع الجهات
والانسان في اي موضع وقف على سطح الارض تكون راسه مما يلي
السماء ورجلاه مما يلي الارض وهو يرى من السماء نصفها واذا انتقل
الى موضع آخر ظهر له من السماء مقدار ما خفي عنه من الجانب الآخر
ولكل ستة عشر فرسخا من الارض درجة من درجات الفلك والبحر
محيط باكثر وجه الارض والمكشوف منها قليل وهو نابت عن الماء على هيئة
بيضة غاطسة في الماء وقد خرج من الماء بعضها وليست
الارض منتصبة ولا ملساء ولا مستديرة بل كثيرة الارتفاع والانخفاض
واما باطنها فكثيرة الاودية والاهوية والكهوف والمغارات
ولها منافذ وخلجانات ممتلية مياها وبخارات ورطوبات
دهنية تنعقد منها الجواهر المعدنية وتسلك فيها الابخرة والرطوبات
دائما لاستحالة والتغير والكون والفساد واما ظاهرها
فكثير الجبال والاودية والجداول والبطاح والآجام والرمال والغدران
وفيها منافذ وخلجان تجري بعضها الى بعض دائما والرياح والغيوم
والامطار

TAFEL 2 *Istanbul, Süleymaniye Kütüphanesi, Ms. Atıf Efendi 2814, fol. 153*[b]

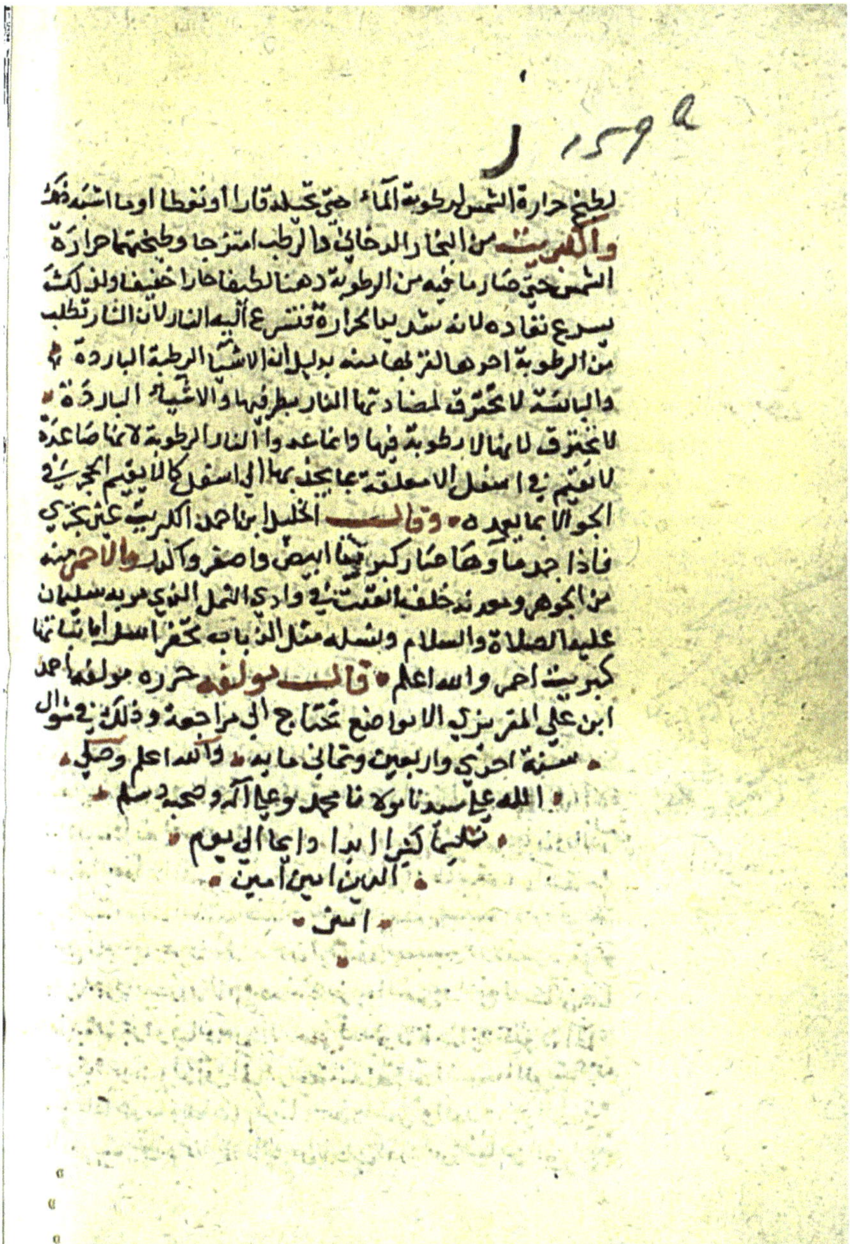

ز 159a

لطبخ حرارة الشمس لرطوبة الماء حتى تجلد قارا أو نفطا أو ما أشبه ذلك
والكبريت من البخار الدخاني والرطب امتزجا وطبخهما حرارة
الشمس حتى صار ما فيه من الرطوبة دهنا لطيفا حارا خفيفا ولذلك
يسرع نفاده لانه شديد الحرارة تتسرع إليه النار لأن النار تطلب
من الرطوبة أحرها التي [illegible] بدليل أن الأشياء الرطبة الباردة
واليابسة لا تحترق لمضادتها النار بطرفيها والأشياء الباردة
لا تحترق لانها لا رطوبة فيها وانما عند النار الرطوبة لانها صاعدة
لا تقيم في أسفل الا متعلقة بما يجذبها الى أسفل كما لا يقيم الحجر في
الجو الا بما يعمده • وقال الخليل بن أحمد الكبريت عين تجري
فاذا جمد ماؤها صار كبريتا أبيض وأصفر وأكدر والأحمر منه
من الجوهر ومعدنه خلف التبت في وادي النمل الذي مر به سليمان
عليه الصلاة والسلام [illegible]
كبريت أحمر والله أعلم • قال مؤلفه حرره مؤلفه أحمد
ابن علي [illegible] الا مواضع تحتاج إلى مراجعة وذلك في شوال
• سنة احدى واربعين وثماني مائة • والله أعلم وصلى •
• الله على سيدنا ومولانا محمد وعلى آله وصحبه وسلم •
• تسليما كثيرا أبدا دائما إلى يوم •
• الدين أمين أمين •
• أمين •

TAFEL 3 *Istanbul, Süleymaniye Kütüphanesi, Ms. Atıf Efendi 2814, fol. 159[b]*

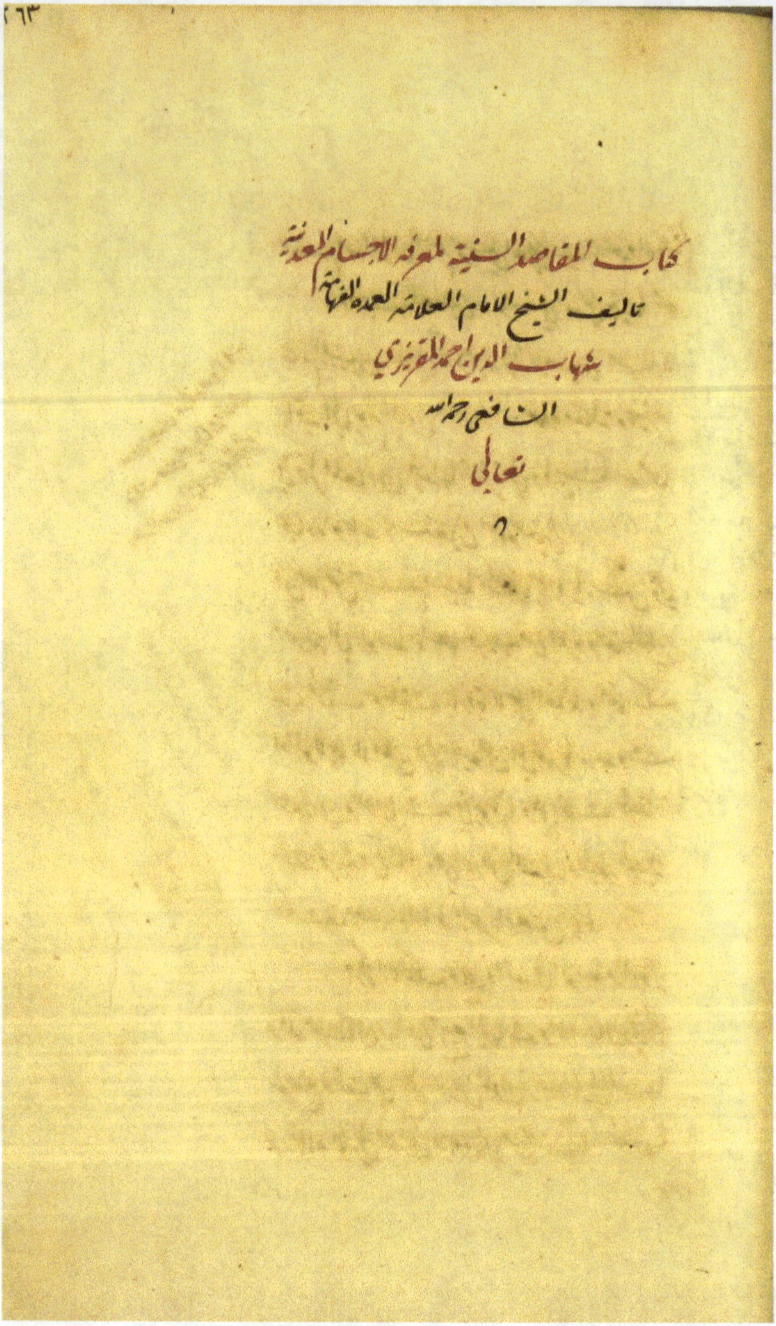
٢٦٣

كتاب المقاصد السنية لمعرفة الاجسام المعدنية
تاليف الشيخ الامام العلامة العمدة الفهامة
شهاب الدين احمد المقريزي
الشافعي رحمه الله
تعالى

TAFEL 4 *Istanbul, Nuruosmaniye Kütüphanesi, Ms. 4937, fol. 263ᵃ*

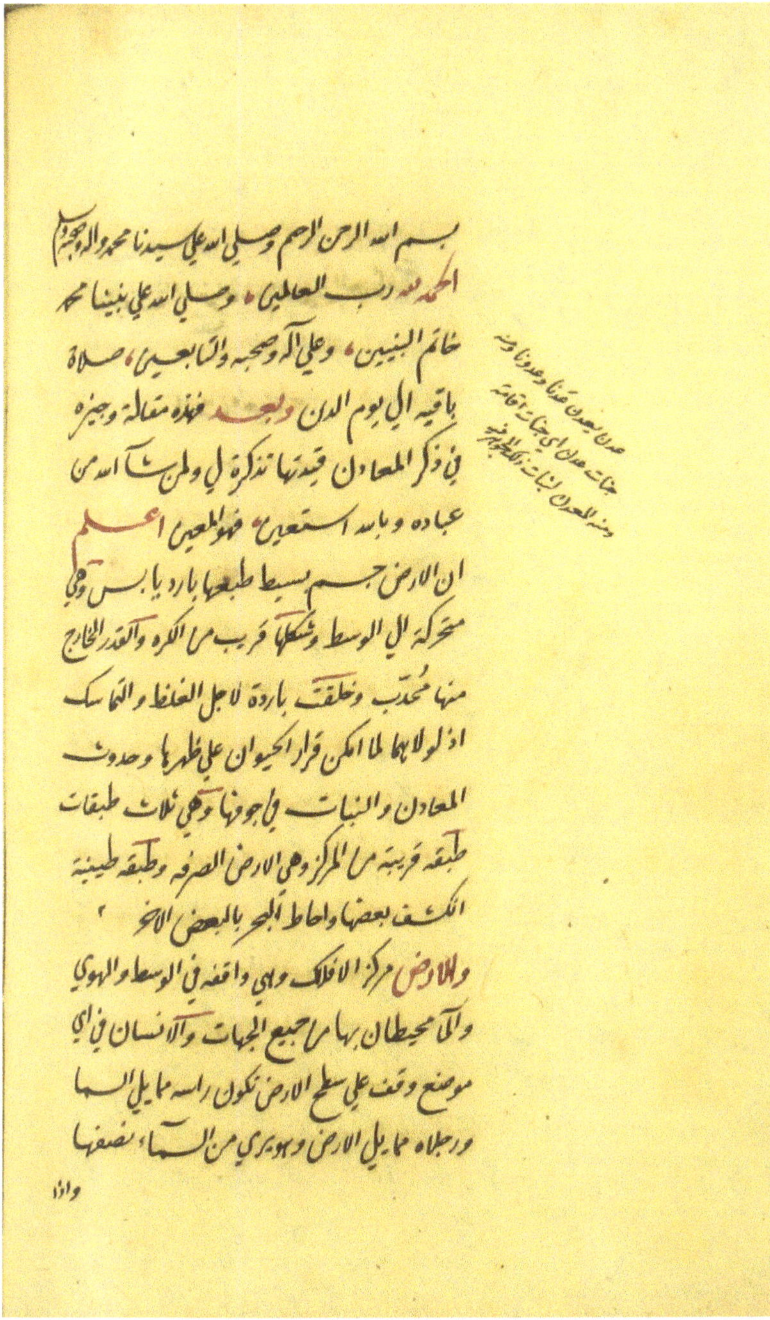

بسم الله الرحمن الرحيم وصلى الله على سيدنا محمد وآله وصحبه وسلم
الحمد لله رب العالمين ، وصلى الله على نبينا محمد
خاتم النبيين ، وعلى آله وصحبه والتابعين ، صلاة
باقية الى يوم الدين وبعد فهذه مقالة وجيزة
في ذكر المعادن قيدتها تذكرة لي ولمن شاء الله من
عباده وبالله استعين ، فهو المعين اعلم
ان الارض جسم بسيط طبعها بارد يابس وهي
متحركة الى الوسط وشكلها قريب من الكرة والقدر الخارج
منها محدب وخلقت باردة لاجل الغلظ والتماسك
اذ لولاهما لما امكن قرار الحيوان على ظهرها وحدوث
المعادن والنبات في جوفها وهي ثلاث طبقات
طبقة قريبة من المركز وهي الارض الصرفة وطبقة طينية
انكشف بعضها واحاط البحر بالبعض الاخر
والارض مركز الافلاك وهي واقفة في الوسط والهوى
والماء محيطان بها من جميع الجهات والانسان في اي
موضع وقف على سطح الارض تكون راسه مايلا الى السما
ورجلاه مايلا الى الارض وهو يرى من السماء نصفها
واذا

TAFEL 5 *Istanbul, Nuruosmaniye Kütüphanesi, Ms. 4937, fol. 263*[b]

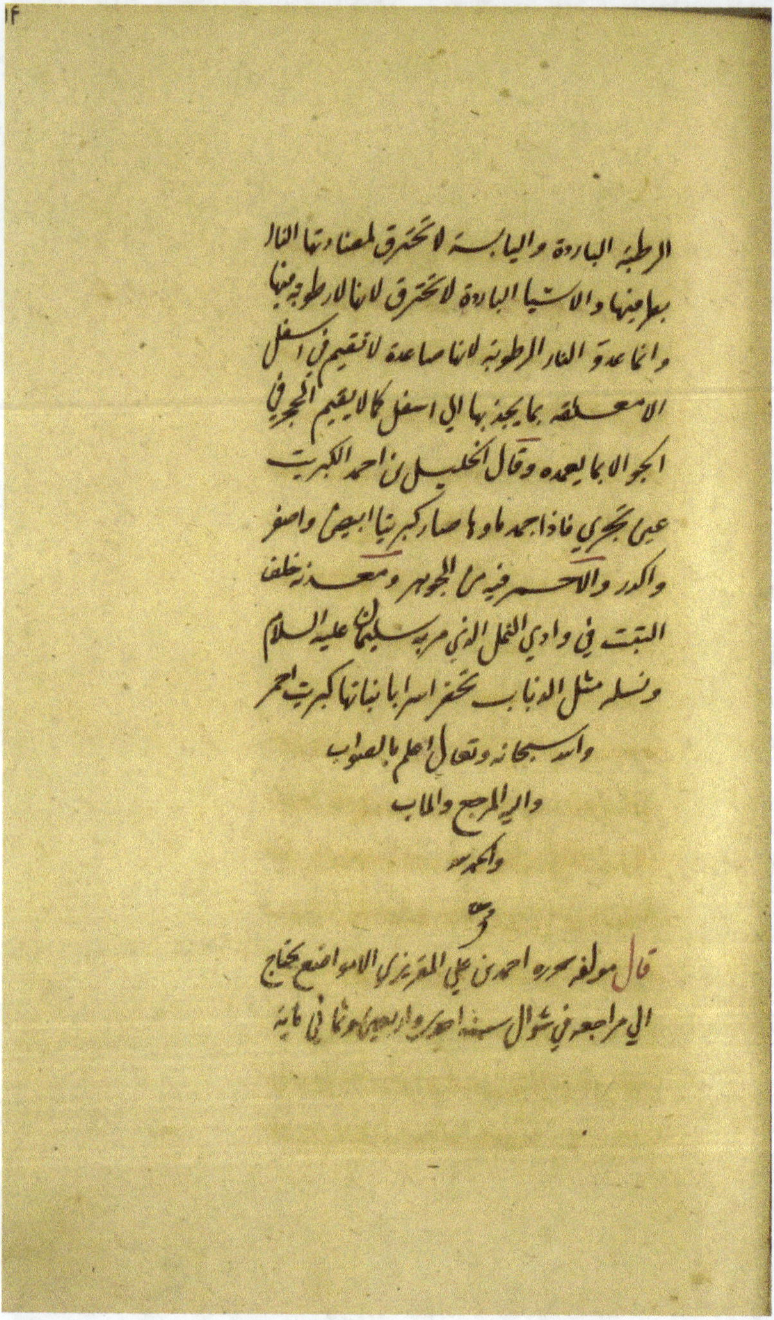

١٤

الرطبة البارده واليابسة لا تحترق لمعاندتها النار
[illegible] والاشيا البارده لا تحترق لانها الارطوبه فيها
وانما عدو النار الرطوبة لانها مساعدة لا تقيم في اسفل
الا معلقه بما يجذبها الى اسفل كما لا يقيم الحجر في
الجو الا بما يعمده وقال الخليل بن احمد الكبريت
عين تجري فاذا جمد ماوها صار كبريتا ابيض واصفر
واكدر والاحمر فيه من الجوهر ومعدنه خلف
التبت في وادي النمل الذي مر به سليمان عليه السلام
ونسله مثل الذباب تحفر اسرابا [illegible] كبريت احمر
والله سبحانه وتعالى اعلم بالصواب
واليه المرجع والماب
والحمد لله
تم
قال مولفه [illegible] احمد بن علي المقريزي [illegible]
الى [illegible] في شوال سنة احدى واربعين وثمانمائة

TAFEL 6 *Istanbul, Nuruosmaniye Kütüphanesi, Ms. 4937, fol. 274[a]*

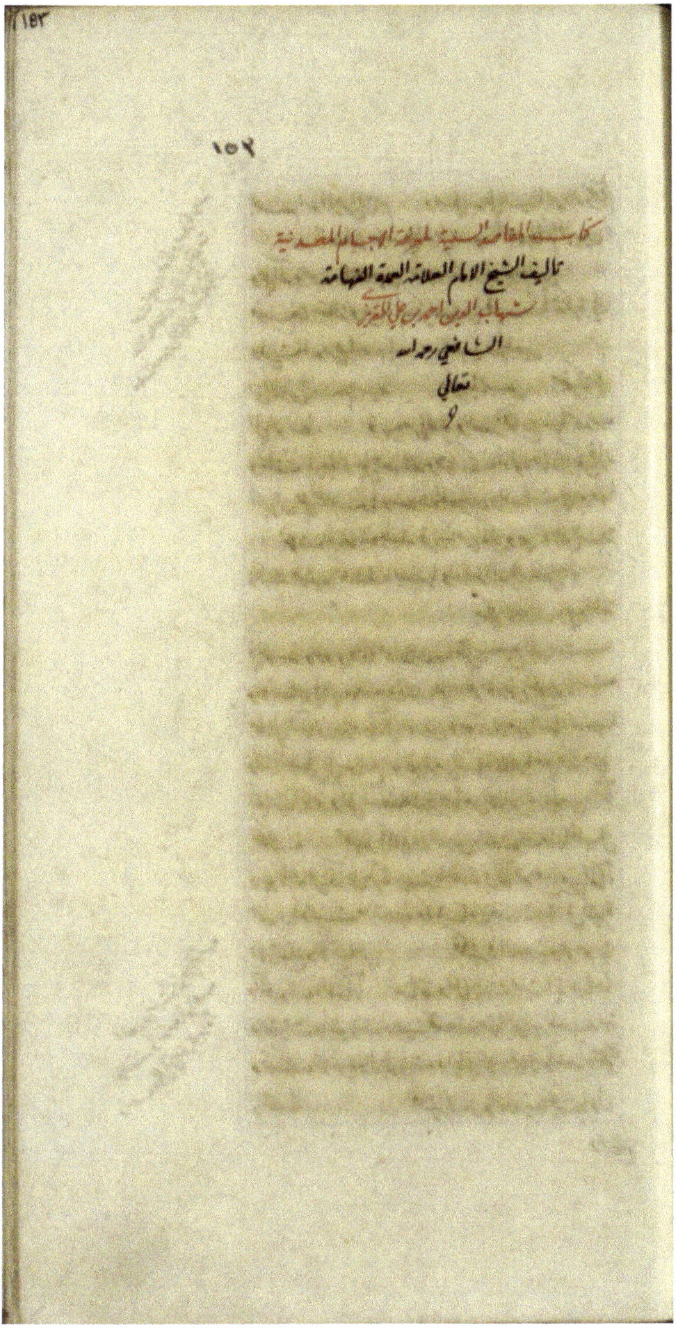

TAFEL 7 *Istanbul, Beyazıt Devlet Kütüphanesi, Ms. Veliyüddin 3195, fol. 153*[a]

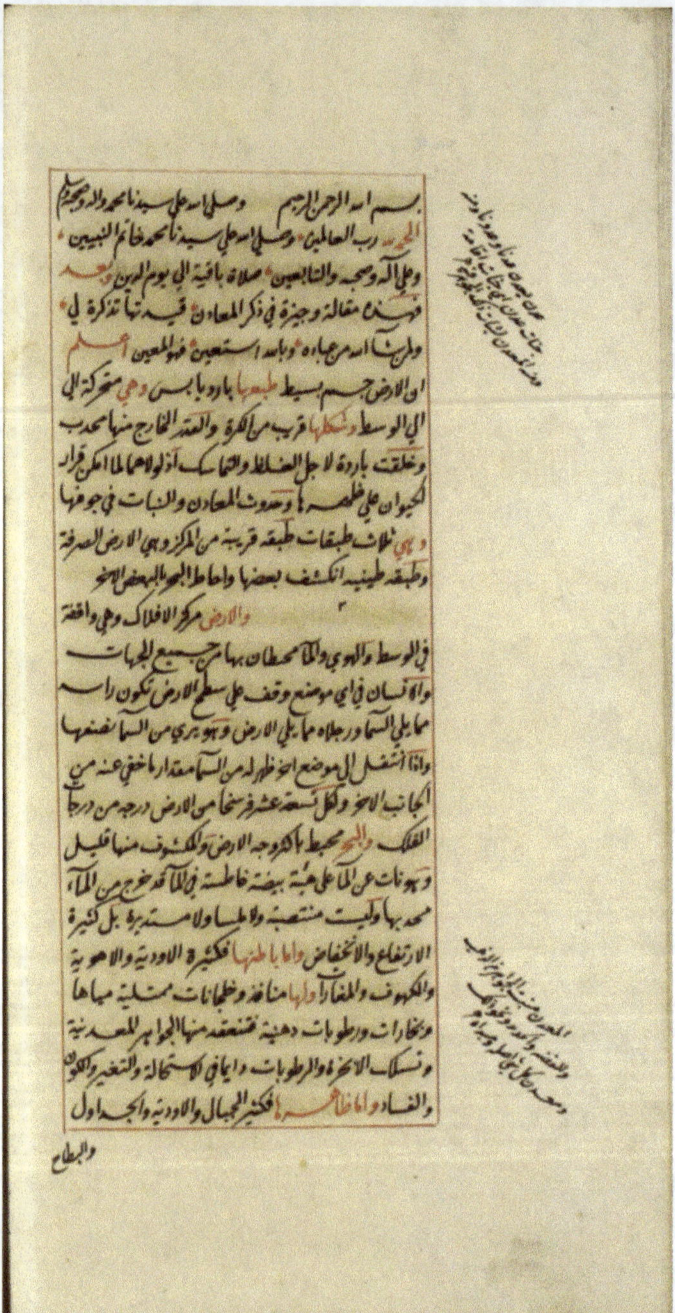

بسم الله الرحمن الرحيم وصلى الله على سيدنا محمد وآله وصحبه وسلم
الحمد لله رب العالمين وصلى الله على سيدنا محمد خاتم النبيين
وعلى آله وصحبه والتابعين صلاة باقية إلى يوم الدين وبعد
فهذه مقالة وجيزة في ذكر المعادن قيدتها تذكرة لي
ولمن شاء الله من عباده وبالله أستعين فهو المعين اعلم
أن الأرض جسم بسيط طبعها بارد يابس وهي متحركة إلى
إلى الوسط وشكلها قريب من الكرة والعنصر الخارج منها محدب
وخلقت باردة لأجل الغلظ والتماسك إذ لولاهما لما أمكن قرار
الحيوان على ظهرها وحدوث المعادن والنبات في جوفها
وهي ثلاث طبقات طبقة قريبة من المركز وهي الأرض الصرفة
وطبقة طينية انكشف بعضها وأحاط البحر بالبعض الآخر
والأرض مركز الأفلاك وهي واقفة
في الوسط والهوى والماء محيطان بها من جميع الجهات
والإنسان في أي موضع وقف على سطح الأرض تكون رأسه
مما يلي السماء ورجلاه مما يلي الأرض وهو يرى من السماء نصفها
وإذا انتقل إلى موضع آخر ظهر له من السماء مقدار ما خفي عنه من
الجانب الآخر ولكل تسعة عشر فرسخا من الأرض درجة من درجات
الفلك والبحر محيط بأكثر وجه الأرض والمكشوف منها قليل
وهو نابت عن الماء على هيئة بيضة غائصة في الماء قد خرج من الماء
بعضها وليست منتصبة ولا ملساء ولا مستديرة بل كثيرة
الارتفاع والانخفاض وأما باطنها فكثيرة الأودية والأهوية
والكهوف والمغارات وأما منافذ وخلجانات ممتلئة مياها
وبخارات ورطوبات دهنية تنعقد منها الجواهر المعدنية
وتسلك الأبخرة والرطوبات وأيا في الاستحالة والتغير والكون
والفساد وأما ظاهرها فكثير الجبال والأودية والجداول
والبطاح

TAFEL 8 *Istanbul, Beyazıt Devlet Kütüphanesi, Ms. Veliyüddin 3195, fol. 153[b]*

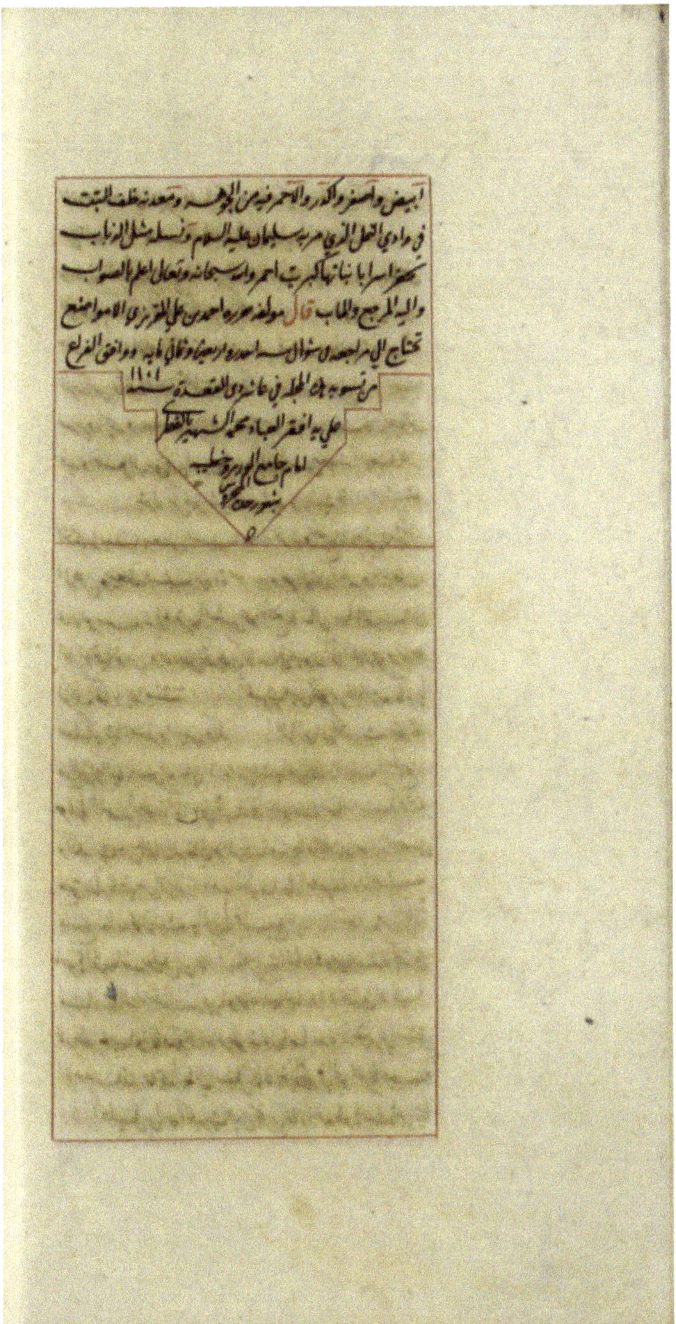

TAFEL 9 *Istanbul, Beyazıt Devlet Kütüphanesi, Ms. Veliyüddin 3195, fol. 159*[b]

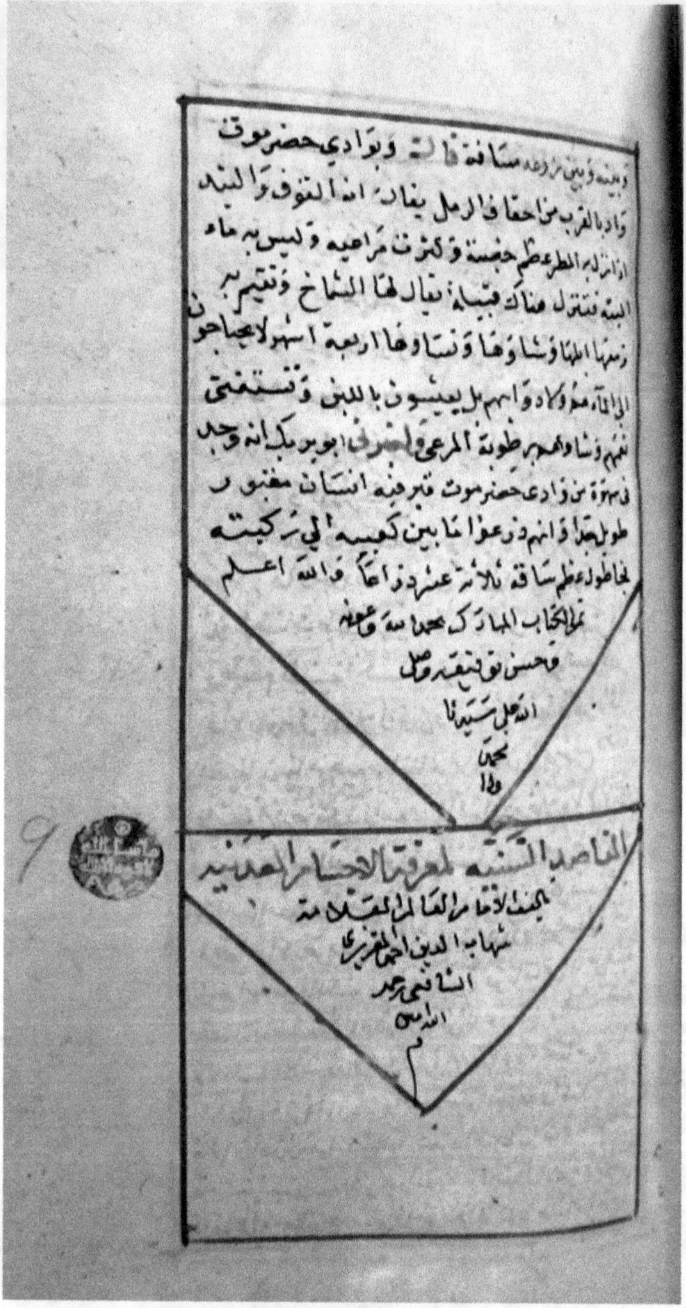

TAFEL 10 *Cambridge, University Library, Add. 746, fol. 157*[a]

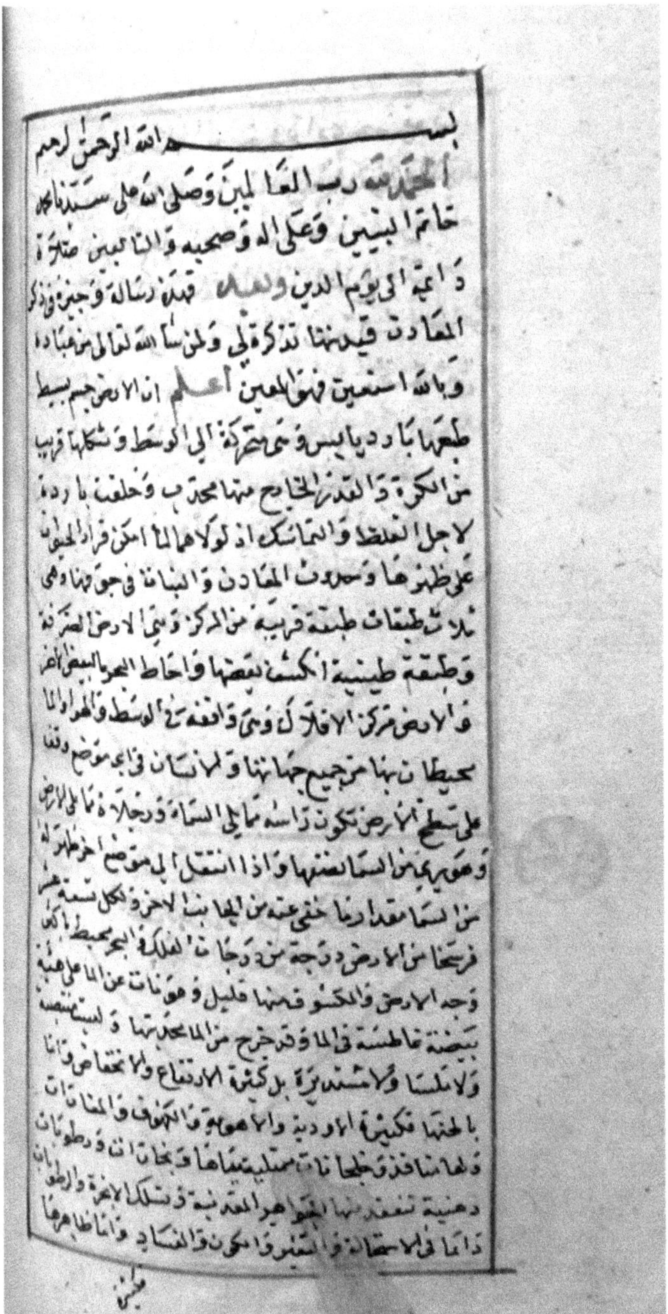
بسم الله الرحمن الرحيم
الحمد لله رب العالمين وصلى الله على سيدنا محمد
خاتم النبيين وعلى آله وصحبه والتابعين صلاة
دائمة الى يوم الدين وبعد فهذه رسالة وجيزة في ذكر
المعادن فيدهنها تذكرة لي ولمن شاء الله تعالى من عباده
وبالله استعين فهو المعين اعلم ان الارض جسم بسيط
طبعها بارد يابس وهي متحركة الى الوسط وشكلها قريب
من الكرة والقدر الخارج منها محدب وخلقت باردة
لاجل التلبد والتماسك اذ لولاهما لما امكن قرار الحيوان
على ظهرها وحدوث المعادن والنبات في جوفها وهي
ثلاث طبقات طبقة قريبة من المركز وهي الارض الصرفة
وطبقة طينية انكشف بعضها واحاط البحر البعض الاخر
والارض مركز الافلاك وهي واقعة في الوسط والهواء والماء
محيطان بها من جميع جهاتها وللانسان في اي موضع وقف
على سطح الارض تكون راسه مما يلي السماء ورجلاه مما يلي الارض
وهو يرى من السماء نصفها واذا انتقل الى موضع اخر ظهر له
من السماء مقدار ما خفي عنه من الجانب الاخر ولكل تسعة عشر
فرسخا من الارض درجة من درجات الفلك والبحر محيط بما كان
وجه الارض والمكشوف منها قليل وهو مائات عن الماء على هيئة
بيضة غاطسة في الماء وقد خرج من الماء بعضها وليست منبسطة
ولا ملسا ولا مستديرة بل كثيرة الارتفاع والانخفاض وانما
بالجملة مكتنفة الاودية والاهوية والكهوف والمغارات
ولها منافذ وخلجانات [illegible]
دهنية تنعقد منها الجواهر المعدنية وتسلك الابخرة والرطوبات
دائما في الاستحالة والتغير والتكون والفساد وانما ظاهرها

TAFEL 11 *Cambridge, University Library, Add. 746, fol. 157*[b]

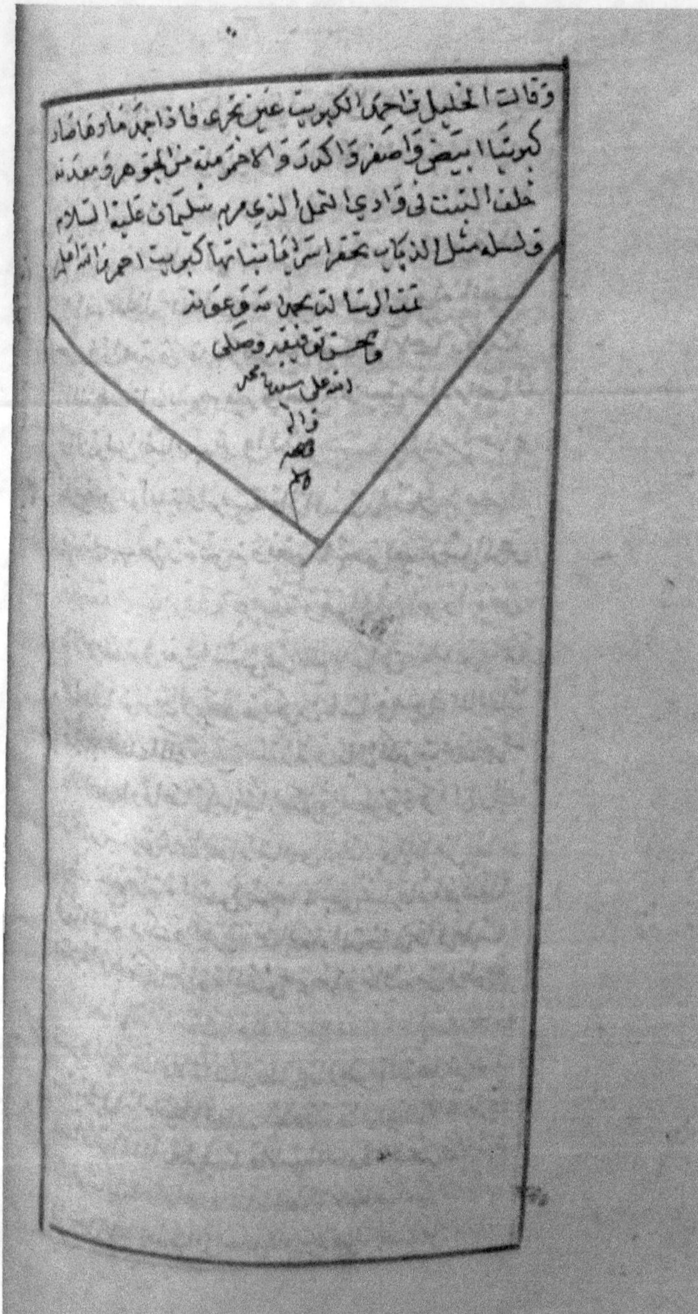

TAFEL 12 *Cambridge, University Library, Add. 746, fol. 164*[b]

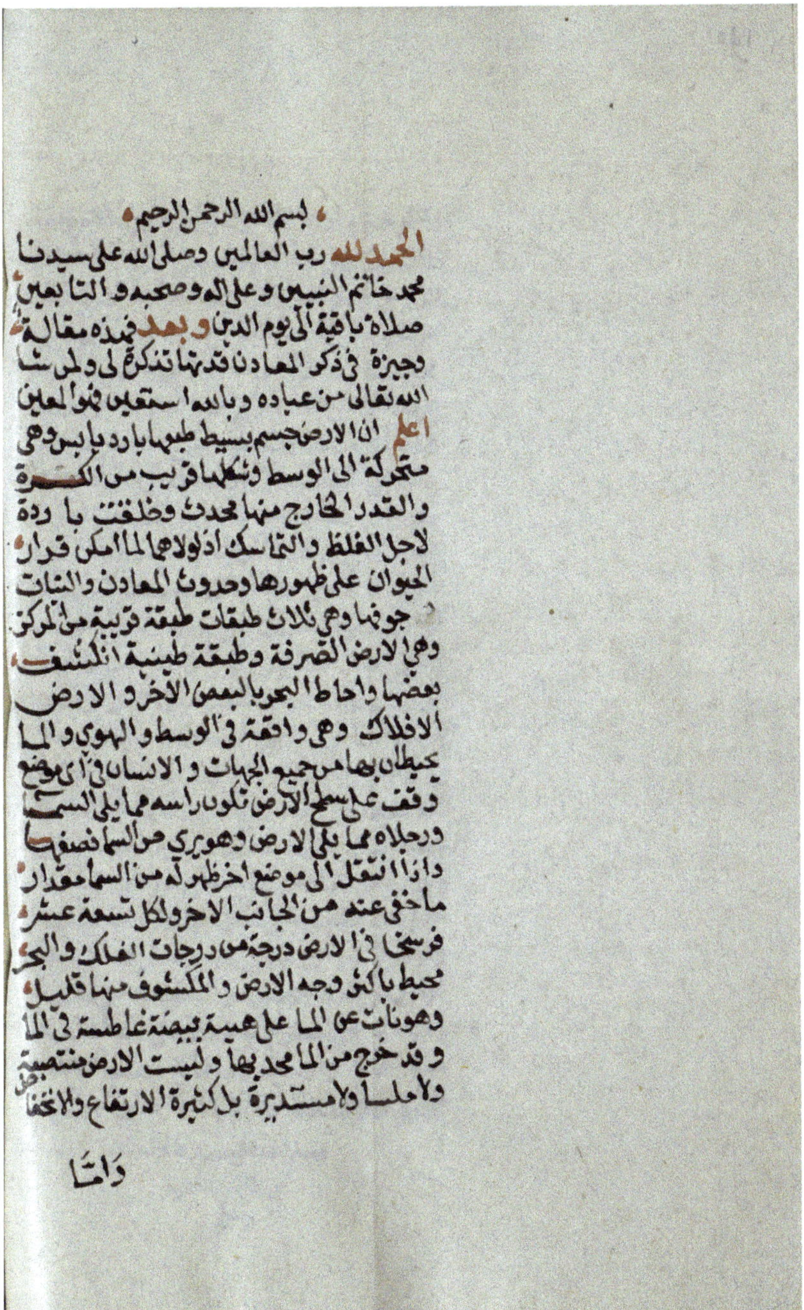

بسم الله الرحمن الرحيم
الحمد لله رب العالمين وصلى الله على سيدنا
محمد خاتم النبيين وعلى اله وصحبه والتابعين
صلاة باقية الى يوم الدين وبعد فهذه مقالة
وجيزة في ذكر المعادن قدمتها تذكرة لي ولمن شا
الله تعالى من عباده وبالله استعين فنقول
اعلم ان الارض جسم بسيط طبعها بارد يابس وهي
متحركة الى الوسط وشكلها قريب من الكرة
والقدر الخارج منها محدث وخلقت باردة
لاجل الغلظ والتماسك اذ لولاهما لما امكن قرار
الحيوان على ظهورها وحدوث المعادن والنبات
جوفها وهي ثلاث طبقات طبقة قريبة من المركز
وهي الارض الصرفة وطبقة طينية انكشف
بعضها واحاط البحر بالبعض الاخر والارض
الافلاك وهي واقفة في الوسط والهوى والما
يحيطان بها من جميع الجهات والانسان في اي موضع
وقف على سطح الارض تكون راسه مما يلي السما
ورجلاه مما يلي الارض وهو يرى من السما نصفها
واذا انتقل الى موضع اخر ظهر له من السما مقدار
ما خفي عنه من الجانب الاخر ولكل تسعة عشر
فرسخا في الارض درجة من درجات الفلك والبحر
محيط باكثر وجه الارض والمكشوف منها قليل
وهو نات عن الما على هيئة بيضة غاطسة في الما
وقد خرج من الما محدبها وليست الارض منتصبة
ولا ملسا ولا مستديرة بل كثيرة الارتفاع والانخفاض

واما

TAFEL 13 *Paris, Bibliothèque nationale de France, Ms. Arabe 4657, fol. 190*[b]

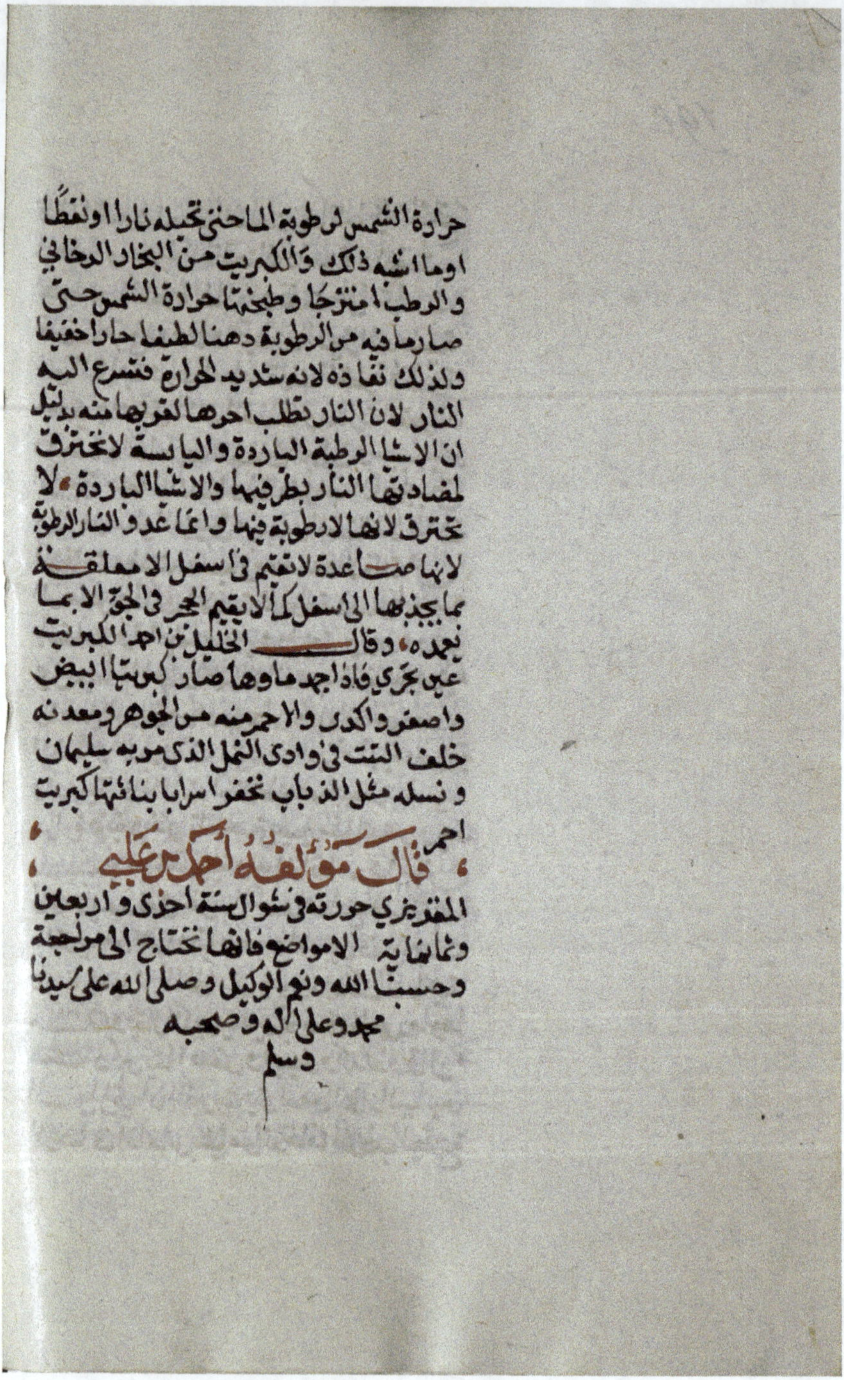

حرارة الشمس لرطوبة الماحتى تحيله نارا اونفطا
اوما اشبه ذلك والكبريت من البخار الدخاني
والرطب امتزجا وطبختها حرارة الشمس حتى
صار ما فيه من الرطوبة دهنا لطيفا حارا خفيفا
ولذلك نفاذه لانه شديد الحرارة فتسرع اليه
النار لان النار تطلب احرها لقربها منه بدليل
ان الاشيا الرطبة الباردة واليابسة لا تحترق
لمضادتها النار بطرفيها والاشيا الباردة لا
تحترق لانها لا رطوبة فيها واما غدو النار الرطوبة
لانها صاعدة لا تقيم في اسفل الا معلقة
بما يجذبها الى اسفل كما لا يقيم الحجر في الجو الا بما
يعمده وقال الخليل بن احمد الكبريت
عين تجري فاذا جمد ماوها صار كبريتا ابيض
واصفر واكدر والاحمر منه من الجوهر ومعدنه
خلف التبت في وادي النمل الذي مر به سليمان
ونسله مثل الذباب تحفر اسرابا بنائها كبريت
احمر
قال مؤلفه احمد بن علي
المقريزي حررته في شوال سنة احدى واربعين
وثمانماية الامواضع فانها تحتاج الى مراجعة
وحسبنا الله ونعم الوكيل وصلى الله على سيدنا
محمد وعلى اله وصحبه
وسلم

TAFEL 14 *Paris, Bibliothèque nationale de France, Ms. Arabe 4657, fol. 198ᵇ*

Abkürzungen und Symbole

⟨...⟩	Ergänzung durch den Herausgeber
[...]	zu Streichendes
{...}	Korrektur von Kopistenfehlern in L
†...†	Korruptele
+	Handschrift X fügt hinzu (*add.*)
–	Handschrift X lässt weg (*om.*)
|	Seitenumbruch in L oder A (Foliozahl wird am Rand angegeben)

L	Leiden, Or. 560 (CCO 2408, 560 Warn.)
A	Istanbul, Süleymaniye Kütüphanesi, Ms. Atıf Efendi 2814
N	Istanbul, Nuruosmaniye Kütüphanesi, Ms. 4937
V	Istanbul, Beyazıt Devlet Kütüphanesi, Ms. Veliyüddin 3195
C	Cambridge, University Library, Add. 746
P	Paris, Bibliothèque nationale de France, Ar. 4657 (Supplément 1938)
Ḥ	Ḥuraydah (Jemen), Maktabat al-Sayyid Aḥmad b. Ḥasan al-ʿAṭṭās
α	Archetyp von ANVCP
E^1	Teiledition Šayyāl (1971)
E^2	Edition al-Badrī/Qāsim (1998)

Zahlen am rechten Rand der Übersetzung verweisen auf Seitenzahlen im Kommentarteil.

 | DOI: 10.1163/9789004290273_004

Text und Übersetzung von al-Maqrīzīs

Kitāb al-Maqāṣid al-saniyyah li-maʿrifat al-aǧsām al-maʿdiniyyah

كتاب المقاصد السنية لمعرفة الأجسام المعدنية

Die erlauchten Bestrebungen zur Kenntnis der mineralischen Körper

 | DOI: 10.1163/9789004290273_005

90a

كتاب المقاصد السنية
لمعرفة الأجسام المعدنية

تأليف فقير عفو الله تعالى

أحمد بن علي بن عبد القادر بن محمد

المقريزي الشافعي عفا الله عنه ذنوبه

١-٥ المقاصد ... ذنوبه: هذه الكلمات بخطّ المقريزي.

Die erlauchten Bestrebungen zur Kenntnis der mineralischen Körper

verfasst von einem, der der Vergebung des erhabenen Gottes bedarf, Aḥmad b. ʿAlī b. ʿAbd al-Qādir b. Muḥammad al-Maqrīzī l-Šāfiʿī. Gott möge ihm seine Sünden vergeben.

90b

بِسْمِ اللّٰهِ الرَّحْمٰنِ الرَّحِيمِ

رب يسر يا كريم

الحمد لله رب العالمين، وصلى الله على نبينا محمد خاتم النبيين، وعلى آله وصحبه والتابعين، صلاة باقية إلى يوم الدين.

وبعد فهذه مقالة وجيزة في ذكر المعادن قيدتها تذكرة لي ولمن شاء الله من عباده، وبالله أستعين فهو المعين.

اعلم أنّ الأرض جسم بسيط، طبعها بارد يابس، وهي متحرِّكة إلى الوسط، A153b
وشكلها قريب من الكرة، والقدر الخارج منها محدَّب. وخُلِقت باردةً لأجل الغلظ والتماسك، إذ لو لا هما لَمَا أمكن قرار الحيوان على ظهرها وحدوث المعادن والنبات في جوفها. وهي ثلاث طبقات: طبقة قريبة من المركز، وهي الأرض الصرفة، وطبقة طينية، ⟨وطبقة⟩ انكَشفَ بعضها وأحاط البحر بالبعض الآخر.

٧-9.58 اعلم ... هو: أضاف المقريزي هذا النصّ على طيّارة ملصوقة في الهامش الأيسر ويشير إليها الخطّ المنقطع الذي سطّره المقريزيّ بالحبر الأحمر. هذه الطّيّارة ناقصة الآن في L ولكنّ نصّها موجود في كلّ النسخ الأخرى. نحقّق هذا النّصّ عن A. ٨ محدَّب: NVC محدّب، A مجذِّب، PE² محدث. ٩ ظهرها: P ظهورها. ١١ وطبقة²: كذا في عجائب المخلوقات للقزويني ١: ١٤٣، ٢٠، ساقط في النسخ. ١٢ بالبعض الآخر: CPE² بالبعض الآخر، V الآخر (بياض في الأصل) بالبعض، AN بالآخر (بياض في الأصل)، A في الهامش + "بياض في الأصل".

٧-١٢ الأرض ... الآخر: عجائب المخلوقات للقزويني ١: ١٤٣، ١٤-٢١؛ مسالك الأبصار للعمري ٢٢: ٢١١، ٢١-٢١٢، ٧.

Im Namen Gottes, des barmherzigen Erbarmers.

Oh Herr ebne den Weg, Du Edelmütiger!

Lob sei Gott, dem Herrn der Welten. Gott segne unseren Propheten Muḥammad, das Siegel der Propheten, und sein Haus und seine Genossen und deren Nachfolger auf immerdar und bis zum Jüngsten Tag.

§ 1 Der vorliegende kurzgefasste Traktat widmet sich den Mineralien (*maʿādin*). Ich habe ihn als Erinnerungsschrift für mich selbst und für wen auch immer Gott von seinen Dienern will, niedergeschrieben.

§ 2 Wisse, dass die Erde ein elementarer Körper ist, der von seiner Natur- 118
anlage her kalt und trocken ist und der sich zum Mittelpunkt hin bewegt! Ihre Form nähert sich einer Kugel an, wobei das von dieser Idealform Abweichende nach oben gewölbt ist. Sie wurde als kalt geschaffen, damit sie Grobheit und Festigkeit haben kann. Wenn nämlich beides fehlen würde, wäre es unmöglich, dass Lebewesen auf ihrer Oberfläche existieren könnten, oder dass in ihrem Inneren Mineralien oder Pflanzen entstehen könnten. Die Erde besteht aus drei Schichten. Die eine davon ist dem Zentrum nahe, und zwar ist dies die eigentliche Erde. Dann gibt es eine tonige Schicht ⟨und eine Schicht⟩, von der der eine Teil offen zu Tage tritt und der andere vom Meer bedeckt wird.

والأرض مركز الأفلاك وهي واقفة في الوسط، والهواء والماء محيطان بها من جميع الجهات والإنسان في أيّ موضع وقف على سطح الأرض تكون رأسه ممّا يلي السماء ورجلاه ممّا يلي الأرض. وهو يرى من السماء نصفها، وإذا انتقل إلى موضع آخر ظهر له من السماء مقدار ما خفي عنه من الجانب الآخر. ولكلّ تسعة عشر فرسخًا من الأرض درجة من درجات الفلك. والبحر محيط بأكثر وجه الأرض، والمكشوف منها قليل، وهو ناتئ عن الماء على هيئة بيضة غاطسة في الماء، وقد خرج من الماء محدَّبها. وليست الأرض منتصِبةً ولا ملساءَ ولا مستديرةً، بل كثيرة الارتفاع والانخفاض.

وأمّا باطنها فكثيرة الأودية والأُهوية والكهوف والمغارات، ولها منافذ وخُلجانات ممتلئة مياهًا وبخارات ورطوبات دهنيّة تنعقد منها

---

١ مركز: PE^2 –. ‖ واقفة: ANVCP واقفة، E^1E^2 واقعة. ‖ والهواء: P الهوى. ‖ محيطان: ANV محيطان، CP يحيطان، E^2 يحيط. ٢ الجهات: C جهاتها. ٣ السماء[١] ... يلي[٢]: E^1 –. ٥ من[١]: PE^2 في. ٦ ناتئ: E^2 ناءٍ، E^1 نابت. ٧ وليست: E^1 وليس. ٨ الأرض: V –. ‖ منتصِبةً: كذا في كلّ النّسخ المعتمدة لهذا النّصّ النّاقص في L، وفي عجائب المخلوقات للقزويني ١: ١٤٤، ٢ "مصمتة"، وفي مسالك الأبصار للعمري ٢٢: ٢١٢، ١٤ "منضمّة". ٩ الأودية: P الاود. ١٠ وبخارات: PE^2 بخورات. ‖ تنعقد: V فتنعقد، PE^2 ينعقد.

١-٢ والأرض ... الجهات: عجائب المخلوقات للقزويني ١: ١٤٣، ٢٣-٢٤؛ مسالك الأبصار للعمري ٢٢: ٢١٢، ٧-٨. ٢-٨ والإنسان ... والانخفاض: عجائب المخلوقات للقزويني ١: ١٤٣، ٢٧-١٤٤، ٣؛ مسالك الأبصار للعمري ٢٢: ٢١٢، ٩-١٥. ٩-58.٢ وأمّا ... والفساد: عجائب المخلوقات للقزويني ١: ١٤٤، ٣-٦؛ مسالك الأبصار للعمري ٢٢: ٢١٢، ١٥-١٩.

§ 3 Die Erde ist das Zentrum der Gestirnssphären; sie ruht im Mittelpunkt. 119
Luft und Wasser umgeben sie von allen Seiten gleichmäßig. Egal wo sich ein Mensch auf ihrer Außenseite aufhält, sein Kopf ist immer in Richtung Himmel gewandt und seine Füße in Richtung Erde. Auch sieht er vom Himmel immer genau die Hälfte. Wenn er seinen Standort wechselt, erscheint für ihn ein anderer Himmelsausschnitt, der ihm andernorts verborgen gewesen war. Dabei kommt auf je neunzehn Parasangen auf der Erde ein Winkelgrad auf der Sphäre. Das Meer bedeckt das Meiste von der Erdoberfläche. Das von ihr offen zutage Tretende ist vergleichsweise wenig und es ragt aus dem Wasser etwa so hervor, wie ein Ei, das man ins Wasser legt. Dessen Wölbung sieht nämlich aus dem Wasser heraus. Das Festland aber ist nicht geometrisch perfekt, glatt oder kreisrund, sondern zeigt zahllose Erhebungen und Senken.

§ 4 Was aber das Innere der Erde betrifft, so ist sie dort voller Klüfte und 121
Abgründe, Höhlen und Grotten. Sie hat auch Poren und Kanäle, die mit Wasser, Dämpfen und öligen Feuchtigkeiten gefüllt sind, aus denen sich die

الجواهر المعدنيّة. وتسلك الأبخرة والرطوبات دائمًا في الاستحالة والتغيُّر والكون والفساد.

وأمّا ظاهرها فكثير الجبال والأودية والجداول والبطاح والآجام والوحال والغدران، وفيها منافذ وخلجان تجري بعضها إلى بعض دائمًا. والرياح والغيوم | والأمطار لا تنقطع عنها أبدًا، إلّا أنّ البقاع تختلف شرقًا وغربًا A154a وجنوبًا وشمالًا، في الليل والنهار، والصيف والشتاء. والمعادن والنبات والحيوان أبدًا في الكون والفساد، فما في الأرض موضع إلّا وهناك معدن أو نبات أو حيوان، بحسب اختلاف صورتها ومزاجها وأجناسها وألوانها وأنواعها، لا يعلم تفصيلها إلّا الله تعالى خالقها، لا إله إلّا هو.

---

٣ ظاهرها: P ظهرها. ‖ والوحال: (لعل الصواب "الأوحال"): ANPE² الرحال، V الرمال، C الدخان. ٥ عنها: AP عنها، NVCE² منها. ٨ صورتها ومزاجها: C صورها وأمزاجها. ٩ لا¹ ... هو: C –. ‖ تعالى: NP –.

---

١ الجواهر: هذه الحاشية موجودة في A فقط (NVCPE² –): حاشية: الجوهر كلّ شيء يستخرَج منه شيء ينتفَع به، وقيل الجوهر فارسي معرَّب.‖ كلّ شيء: وفي لسان العرب لابن منظور (٥: ٢٢٤، ١): "كلّ حجر". ‖ المعدنيّة: هذه الحاشية في ANV، (CPE² –): حاشية: المعدن منبت الجواهر من الذهب والفضّة والحديد ونحو ذلك، ومعدن كلِّ شيءٍ أصله ومبدؤه (مبدؤه: ANV مبدأه).

٣-٩ وأمّا ... الله: عجائب المخلوقات للقزويني ١: ١٤٤، ٦-١٣؛ مسالك الأبصار للعمري ٢٢: ٢١٢، ١٩-٢١٣، ٤.

Substanzen (*ǧawāhir*)* aus dem Mineralreich (*maʿdiniyyah*)** verfestigen. Die Dämpfe und Feuchtigkeiten nehmen unablässig Anteil an Wandel und Veränderung, an Entstehen und Vergehen.

§ 5 Die Oberfläche der Erde ist voller Berge und Flusstäler, Bäche und 123
Talsenken, Schilfsümpfe, Moore und Wasserläufe. Sie hat auch Poren und Kanäle, durch die das Wasser ohne Unterlass von einer dieser Geländeformationen zur anderen fließt. Winde, Wolken und Regen wirken ununterbrochen auf sie ein. Hierbei gibt es aber Unterschiede zwischen den jeweiligen Orten, je nachdem, ob sie im Osten oder Westen, im Süden oder Norden liegen, ob Tag oder Nacht, Sommer oder Winter ist. Mineralien, Pflanzen und Tiere haben beständig Anteil am Entstehen und Vergehen. Es gibt keinen Ort auf der Erde, wo keine Mineralien, Pflanzen oder Tiere vorkommen. Diese unterscheiden sich hinsichtlich ihrer Form und Temperamentmischung, hinsichtlich ihrer Gattungen, Arten und Sorten. Ihre ganze Vielfalt kennt nur der erhabene Gott, der sie geschaffen hat; es gibt keinen Gott außer ihm.

1 *ǧawāhir**: Eine Substanz (*ǧawhar*) ist alles, woraus etwas Nutzbringendes herausgezogen 122
werden kann. Es heißt auch, *ǧawhar* wäre ein persisches Fremdwort. ‖ *maʿdiniyyah***: Eine
Mine (*maʿdin*) ist der Entstehungsort von Substanzen wie Gold, Silber, Eisen oder derglei- 122
chen. Im Allgemeinen ist *maʿdin* der Ursprungs- und Anfangsort beliebiger Dinge.

فصل 90b,5

الأجسام المتولدة إما نامية أو غير نامية، والنامية إما أن تكون لها قوة الحس والحركة أو لا. فالتي لها الحِسُّ والحركة هي الحيوان، والتي لا حس لها ولا حركة فهي النبات، وغير النامية فهي المعادن. وأول ما تستحيل إليه الأركان الأبخرة والعُصارات، فالبُخار ما يصعد من لطيف مياه البحار والآبار والآجام بواسطة تسخين الشمس. والعصارات ما يمكث في بطن الأرض من مياه الأمطار ويختلط بالأجزاء الأرضية فيغلظ، وتنضجها الحرارة المحتقنة في عمق الأرض فتصيرها مادة للمعادن والنبات والحيوان.

فأول مراتب الكائنات تراب وآخرها نَفْسٌ ملكية، فالمعادن أولها متصل بالتراب والماء وآخرها متصل بالنبات، والنبات أوله متصل بالمعادن وآخره متصل بالحيوان، والحيوان أوله متصل بالنبات وآخره متصل بالإنسان، والإنسان أوله متصل بالحيوان وآخره متصل بالملائكة. وبيان ذلك أن أول المعادن الجِصُّ والمِلح، فالجص مما يلي التراب، فهو تراب رملي حصل له بلل من الأمطار، فانعقد وصار جصا. والملح مما يلي الماء، وهو ماء امتزج بأجزاء سَبِخَةٍ من الأرض، فانعقد ملحا.

---

٤ المعادن: أضاف المقريزي هذه الحاشية بالمقلوب في الهامش الأيمن: حـ عَدَن يَعْدِن عَدْنا وعُدونا ومنه جنات عَدْن أي جنات إقامة ومنه المعدن لثبات ذلك الجوهر فيه.

٢-٨ الأجسام ... والحيوان: عجائب المخلوقات للقزويني ١: ٢٠٢، ٧-١٣؛ مسالك الأبصار للعمري ٢٢: ٧٤، ١١-١٨. ٩-١٥ فأول ... ملحا: عجائب المخلوقات للقزويني ١: ٢٠٢، ١٥-٢١؛ مسالك الأبصار للعمري ٢٢: ٧٤، ٢١-٧٥، ٤؛ رسائل إخوان الصفاء ٢: ١٤٢، ٣-١٠.

Abschnitt

§ 6 Die entstandenen Körper besitzen entweder die Fähigkeit zu wachsen, 124
oder sie besitzen sie nicht. Diejenigen, die wachsen können, gliedern sich in solche, die mit Sinnen begabt sind und sich bewegen können, und in solche, bei denen dies nicht der Fall ist. Diejenigen, die mit Sinnen begabt sind und sich bewegen können, sind die Tiere. Diejenigen, die nicht mit Sinnen begabt sind und sich nicht bewegen können, sind die Pflanzen. Diejenigen Körper, die nicht die Fähigkeit zu wachsen haben, sind die Mineralien.* Die Grundstoffe nehmen im Laufe ihrer Transmutation zuerst die Form von Dämpfen und Flüssigkeiten an. Ein Dampf ist, was von den subtilen Bestandteilen des Wassers von Meeren, Quellen und Sümpfen unter Einwirkung der Sonnenhitze aufsteigt. Flüssigkeiten sind das, was im Inneren der Erde vom Regenwasser verbleibt, dort erdige Bestandteile in sich aufnimmt und sich eindickt. Die in der Tiefe der Erde eingeschlossene Hitze kocht dies durch und verwandelt es in die Grundmaterie für Mineralien, Pflanzen und Tiere.

§ 7 Die unterste Rangstufe der Daseinsformen nimmt der Staub ein, die 141
höchste aber eine engelsgleiche Seele. Die unterste Stufe des Mineralreichs grenzt an Staub und Wasser an, seine höchste aber an das Pflanzenreich. Die unterste Stufe des Pflanzenreichs grenzt an das Mineralreich, seine höchste an das Tierreich. Die unterste Stufe des Tierreichs grenzt an das Pflanzenreich, seine höchste an den Menschen. Die unterste Stufe des Menschen grenzt an das Tierreich, seine höchste an die Engel. Beweis hierfür ist, dass die ersten Stufen des Mineralreichs Gips und Salz sind. Der Gips folgt unmittelbar auf den Staub. Er ist letztlich ein sandiger Staub, der vom Regen Feuchtigkeit aufnimmt, wodurch er sich dann verfestigt und zu Gips wird. Das Salz folgt unmittelbar auf das Wasser. Es ist letztlich Wasser, das mit sauren Bestandteilen von Erde vermengt ist und sich dann zu Salz verfestigt.

---

8 *maʿādin**: *ʿadan*^{a} („verweilen"), Imperfekt: *yaʿdin*^{u}, Infinitiv: *ʿadn* und *ʿudūn*; hiervon leitet 140
sich der Name *ǧannāt ʿAdn* („Garten Eden") ab, d. h. „Garten des Verweilens"; davon leitet sich auch das Wort *maʿdin* („Mine") ab, weil diese Substanz (sc. *maʿdin* „Mineral") dort ihren Platz bekommen hat.

وآخر المعادن مما يلي النبات الكمأة وهي تتكون في التراب كالمعدن، وتنبت في مواضع ندية أيام الربيع من الأمطار وأصوات الرعود كما ينبت النبات. ففيها شبه من المعدنيات لكونها لا ورق لها ولا ثمرة، وتشبه النبات لكونها نامية كنمو النبات. وأما النبات فإن أوله وأدونه مما يلي التراب وهو خَضْراء الدِمَن والكمأة، أما خَضْراء الدِمَن فإنها غبار يتلبد من الأرض فيصيبه بلل الأمطار فيصبح بالغَدَوات أخضر كأنها حشيش أخضر، فإذا أصابها حر الشمس جفت، ثم تصبح من الغد خضراء من نداوة الليل وطيب النسيم، ولا تنبت الكمأة ولا خضراء الدِمَنِ إلا في زمن الربيع، فأحدهما نبات معدني والآخر معدن نباتي.

وآخر النبات وأشرفه النخلة | 91a فإن أحوالها مباينة لأشخاص النبات، فإن فحولة النخل مباينة لأشخاص إناثه، ولفحولته في إناثه لقاح كما في الحيوان، وإذا قطع رأس النخلة جفت وبطل ثمرها كالحيوان، وبهذا وغيره تبين أن النخلة نبات حيواني.

---

١ الكمأة: الكمأة، والهمزة والفتحة من إضافة قارئ مستشرق (Rau?). راجع المقدمة، 7–6. ٢ ينبت: كشط المقريزي الحرف الأخير وأضاف التاء إلى الباء. ١٢ ثمرها: كذلك في ANV، PE² ثمرتها، وفي عجائب المخلوقات للقزويني (١: ٢٠٣، ٥) "نموها"، وكذلك في مسالك الأبصار للعمري (٢٢: ٧٥، ١٦).

١-٩ وآخر... نباتي: عجائب المخلوقات للقزويني ١: ٢٠٢، ٢١-٢٠٣، ٢؛ مسالك الأبصار للعمري ٢٢: ٧٥، ٤-١٤؛ رسائل إخوان الصفاء ٢: ١٤٢، ١١-١٩. ١٠-١٣ وآخر... حيواني: عجائب المخلوقات للقزويني ١: ٢٠٣، ٢-٦؛ مسالك الأبصار للعمري ٢٢: ٧٥، ١٤-١٩؛ رسائل إخوان الصفاء ٢: ١٤٢، ٢٠-١٤٣، ٦.

§ 8 Die höchste Stufe der Mineralien an der Grenze zum Pflanzenreich 145
nimmt die Trüffel ein. Sie entsteht in der Erde wie ein Mineral. An feuchten Orten wächst sie zur Frühlingszeit unter Einwirkung von Regen und Donnergrollen, genauso wie Pflanzen wachsen. Sie hat Ähnlichkeit zu den Mineralen, weil sie weder Blätter noch Früchte besitzt. Den Pflanzen ähnelt sie, weil sie ein Größenwachstum wie das der Pflanzen kennt. Bei den Pflanzen nehmen die unterste und dem Staub am nächsten stehende Stufe die Alge und die Trüffel ein. Die Alge ist nämlich ein Pulver, das an der Erde haftet. Wenn es vom Regen Feuchtigkeit aufnimmt, ergrünt es am nächsten Morgen, als ob es ein grünes Kraut wäre. Wenn die Alge die Sonnenhitze trifft, trocknet sie aus, um am nächsten Morgen unter Einwirkung der nächtlichen Feuchtigkeit und frischen Luft erneut zu ergrünen. Trüffel und Alge wachsen nur zur Frühlingszeit. Die eine von beiden ist eine mineralartige Pflanze und die andere ein pflanzenartiges Mineral.

§ 9 Die höchste und edelste Stufe unter den Pflanzen nimmt die Dattel- 149
palme ein. Mit ihr verhält es sich anders, als bei den übrigen Pflanzenspezies. Es gibt bei ihr nämlich einen Unterschied zwischen männlichen Palmen und weiblichen. Zwischen den männlichen und weiblichen Palmen herrscht eine Geschlechterbeziehung, wie sie bei den Tieren vorkommt. Wenn der Kopf der Palme abgeschnitten wird, vertrocknet sie und †ihre Früchte† verderben, wie dies auch bei den Tieren der Fall ist. Aus diesem und anderem geht hervor, dass die Dattelpalme eine tierähnliche Pflanze ist.

وأما الحيوان فإن أوله وأدونه يشبه النبات، وهو ما ليس له سوى حاسة اللمس فقط، وهو الحلزون. فإنه دودة في جوف أنبوبة حجرية توجد بالسواحل، وتلك الدودة تبرز نصف بدنها من جوف تلك الأنبوبة، وتنبسط يمنة ويسرة لطلب ما تغتذي به، فإذا أحست برطوبة أو لين انبسطت، وإن أحست بصلابة انقبضت واستترت في جوف الأنبوبة حذرا من مؤذ لجسمها. وليس لها سمع ولا بصر ولا ذوق ولا شم إلا اللمس فقط، وهذا حال أكثر الديدان †المتولد† من الطين، فهذا النوع حيوان نباتي لأنه ينبت جسمه كما ينبت النبات.

وأما الحيوان الذي يلي الإنسان فالقرد لأن شكل جسده قريب من جسد الإنسان، ونَفْسه تحاكي أفعال النفوس الإنسانية. وكذا الفرس الجواد فإن الأصائل من الخيول لها ذكاء وحسن أدب وكرم أخلاق، حتى أنها ربما لا تروث ما دام الملك راكبها، ولها إقدام في الهيجاء وصبر على الطعن. وكذا الفيل فإنه يفهم الخطاب ويمتثل الأمر والنهي، كأنه إنسان عاقل.

---

٧ المتولد: كذلك في مسالك الأبصار للعمري (٢٢: ٧٦، ٣)، ANVCP المتولدة. ٩ الإنسان: هذه الكلمة في آخر السطر ويبدو أن الناسخ نسي كتابة النون وهي من إضافة المقريزي فوق آخر الكلمة. ١٠ النفوس: كشط المقريزي كلمة إضافية كانت بين هذه والقادمة (الإنسانية) وكذلك السين في آخر كلمة "النفوس" وملأ البياض بكتابة سين طويلة. ١٢ تروث: كشط المقريزي الحرف الأخير وأضاف الثاء.

١-٨ وأما ... النبات: عجائب المخلوقات للقزويني ١: ٢٠٣، ٦-١٣؛ مسالك الأبصار للعمري ٢٢: ٧٥، ١٩-٧٦، ٤؛ رسائل إخوان الصفاء ٢: ١٤٣، ١٥-١٤٤، ٦. ٩-١٣ وأما ... عاقل: عجائب المخلوقات للقزويني ١: ٢٠٣، ١٣-١٧؛ مسالك الأبصار للعمري ٢٢: ٧٦، ٤-٩؛ رسائل إخوان الصفاء ٢: ١٤٤، ١٨-١٤٥، ١٤.

§ 10 Bei den Tieren ähnelt die niedrigste Stufe den Pflanzen, und zwar ist 151
dies eines, das einzig und allein den Tastsinn hat, nämlich die Schnecke. Sie ist eine Art Wurm, der in der Höhlung einer steinernen Röhre lebt und an Ufern vorkommt. Dieser Wurm lässt die Hälfte seines Körpers aus der Höhlung der Röhre hervortreten. Auf der Suche nach seiner Nahrung streckt er sich bald nach rechts, bald nach links hin aus. Wenn er etwas Feuchtes und Weiches fühlt, streckt er sich aus. Wenn er aber etwas Hartes fühlt, zieht er sich zusammen und verbirgt sich in der Höhlung der Röhre aus Vorsicht vor etwas, was seinem Körper Schaden zufügen könnte. Er kann weder hören, sehen, schmecken, noch kann er riechen; allein über einen Tastsinn verfügt er. Ebenso verhält es sich bei den meisten anderen Würmern, die aus dem Schlamm entstehen. Diese Art ist also ein pflanzenartiges Tier, weil sein Körper auf dieselbe Weise wächst, wie dies bei den Pflanzen der Fall ist.

§ 11 Das Tier, das dem Menschen am Nächsten steht, ist der Affe. Seine Kör- 154
pergestalt kommt dem menschlichen Körper nahe und seine Seele ahmt die Tätigkeiten der menschlichen Seelen nach. Ebenso verhält es sich bei den edlen Pferden. Die reinrassigen Rosse besitzen ja Verstand, gutes Benehmen und vornehme Charakterzüge, was sich etwa darin zeigt, dass sie teils sogar nicht äpfeln, solange der König auf ihnen reitet. In der Schlacht zeigen sie Kühnheit und stecken auch Stöße tapfer ein. Auch der Elephant gehört hierher, denn er begreift, was man ihm sagt und folgt Anweisungen und Verboten, als ob er ein verständiger Mensch wäre.

وآخر مرتبة الحيوان الإنسان، وهو طبقتان أدناها يلي الحيوان، وهم الذين لا يعلمون سوى المحسوسات ولا يرغبون إلا في زينة الحيوة الدنيا ولذاتها من الأكل والشرب والنكاح. قال الله تعالى فيهم ﴿إِنْ هُمْ إِلَّا كَالْأَنْعَٰمِ بَلْ هُمْ أَضَلُّ سَبِيلًا﴾، فهم يرتعون كالخنازير والحُمر، ويدخرون ما يحتاجون إليه كالنمل، ويقتتلون ويتخاصمون على حطام الدنيا كما يتساور الكلاب على الجيف، فهؤلاء وإن كانت صورهم صور الإنسان فإن أفعال نفوسهم أفعال حيوانية.

وأعلى مراتب الإنسانية تلي الملائكة، وهي مرتبة الذين انتبهت نفوسهم من نوم الغفلة، وانفتحت أعين بصائرهم، حتى رأت بأنوار قلوبها ما غاب عن حواسها وشاهدت بصفاء جواهرها عالَم الأرواح الملكية، وتبين لها سرورهم ونعيمهم، فرغبت فيه وزهدت زخرف الدنيا الفانية، وأقبلت على تحصيل الآخرة، فهم من أصناف الملائكة مع خلطتهم | لأبناء جنسهم من الآدميين. 91b

---

٢ الحيوة: ANVCPE² الحياة. ٣ كَالْأَنْعَٰمِ: في كل النسخ: "كالانعام". ٨ وأعلى: واعلا (كذلك في C). ‖ انتبهت: كشط المقريزي كل ما يلي الألف وكتب آخر الكلمة كما هي الآن. ١٠ الملكية: كشط المقريزي كل ما يلي الميم وأضاف آخر الكلمة كما هي الآن. ١٢ من الآدميين: الزيادة بخط المقريزي في الهامش الأعلى من الأسفل إلى الأعلى + "صح"، والكلمتان موجودتان في سائر النسخ وفي مسالك الأبصار للعمري (٢٢: ٧٦، ٢١) أيضًا.

١-٧ وآخر ... حيوانية: عجائب المخلوقات للقزويني ١: ٢٠٣، ١٧-٢٢؛ مسالك الأبصار للعمري ٢٢: ٧٦، ٩-١٥؛ رسائل إخوان الصفاء ٢: ١٤٥، ٢٢-١٤٦، ٨. ٨-١٢ وأعلى ... الآدميين: عجائب المخلوقات للقزويني ١: ٢٠٣، ٢٢-٢٦؛ مسالك الأبصار للعمري ٢٢: ٧٦، ١٥-٢١.

§ 12 Die höchste Stufe der Lebewesen nimmt der Mensch ein. Er lässt sich 158
in zwei Klassen einteilen. Die untere davon kommt gleich nach den Tieren. Es sind diejenigen, die nichts anerkennen, als die sinnlich wahrnehmbaren Dinge und sich für nichts interessieren, als für das Blendwerk des diesseitigen Lebens und seine Genüsse, wie das Essen, Trinken und Buhlen. Der erhabene Gott sagt über sie: „Sie sind (ja) genauso (stumpfsinnig) wie Vieh. Nein, sie irren noch eher vom Weg ab (als man das vom Vieh sagen kann)."[1] Sie ernähren sich wie Schweine oder Esel; wie die Ameisen raffen sie zusammen, was sie benötigen. Sie bekämpfen einander und streiten sich um die vergänglichen Güter der Welt, so wie sich die Hunde um das Aas balgen. Auch wenn diese Leute äußerlich eine menschliche Form haben, so entsprechen die Handlungen ihrer Seelen doch denen von Tieren.

§ 13 Die höchste der Stufen des Menschen, grenzt an die Engel an. Es handelt 160
sich um die Stufe derjenigen, deren Seelen aus dem Schlaf des Unwissens erwacht sind und deren Augen für die Erkenntnis offen sind. Dadurch sehen sie im Licht ihrer Herzen, was ihrer sinnlichen Wahrnehmung verborgen war. Durch die Reinheit ihres Inneren erkennen sie die Welt der Seelen der Engel und deren Heiterkeit und Glückseligkeit wird ihnen klar. Dies nehmen sie zum Ziel ihres Strebens, dem Tand des vergänglichen Diesseits entsagen sie und wenden sich nur noch dem Erreichen des Jenseitigen zu. Sie gehören schon zur Kategorie der Engel, auch wenn sie noch in Gesellschaft ihrer menschlichen Artgenossen leben.

1 Q. 25,44 (Übers. Paret).

فصل في أقسام المعادن

اعلم أن الأجسام المتولدة من الأبخرة والأدخنة المحتبسة في الأرض إذا اختلطت على ضروب من الاختلاطات مختلفة في الكم والكيف، كانت إما قوية التركيب أو ضعيفة التركيب، والقوية التركيب إما متطرقة أو غير متطرقة، فالمتطرقة هي الأجساد السبعة التي يقال لها الفلزات، وهي الذهب والفضة والنحاس والرصاص والحديد والأُسرُبُ والجارصيني.

وغير المتطرقة إما في غاية اللين أو في غَاية الصلابة، فالتي في غاية اللين كالزئبق، والتي في غاية الصلابة كاليواقيت. وهي إما تنحل بالرطوبات،

---

٥ فالمتطرقة: كتب الناسخ "المتصرفة" (؟) وحول المقريزي الصاد إلى الطاء وأحسن صفة الراء. ٦ والجارصيني: كذا في كلّ النّسخ وفي مسالك الأبصار للعمري (٢٢: ٧٧، ٥)، والصواب: خارصيني. ٨ كالزئبق: كالزيبق.

---

٥ الفلزات: أضاف المقريزي هذه الحاشية في الهامش الأيسر من الأسفل إلى الأعلى، ثم في الهامش الأعلى من الأعلى إلى الأسفل: الفِلِزُ الجوهر الذي يكون منه الذهب والفضة وغير ذلك من سائر الأشياء المعدنية ‖ وأضاف أيضا هذه الحاشية في الهامش الأيمن (وفي AN حاشية واحدة دون حاشيتي المقريزي): الفِلِزّ النحاس الأبيض تجعل منه القدور وقيل الفلز هو جميع جواهر الأرض من الذهب والفضة والنحاس وإذا أذيب شيء من هذه الفلزات فهو المُسْهل.

٢-٦ الأجسام ... والجارصيني: عجائب المخلوقات للقزويني ١: ٢٠٣، ٢٧-٢٠٤، ١؛ مسالك الأبصار للعمري ٢٢: ٧٧، ١-٥. ٧-2.70 وغير ... والكبريت: عجائب المخلوقات للقزويني ١: ٢٠٤، ١-٤؛ مسالك الأبصار للعمري ٢٢: ٧٧، ٦-٨.

Abschnitt: Über die Einteilung der Mineralien

§ 14 Wisse, dass die Körper, die aus den Dämpfen und dem Rauch ent- 162
stehen, die im Inneren der Erde eingeschlossen sind und sich auf diverse Arten mischen, hinsichtlich Quantität und Qualität verschieden sind! Sie sind von ihrer Zusammensetzung her entweder stark oder schwach. Diejenigen, die von ihrer Zusammensetzung her stark sind, können entweder mit dem Hammer getrieben werden oder sie können nicht getrieben werden. Diejenigen, die mit dem Hammer getrieben werden können, sind die sieben Körper, die Metalle (*filizzāt*)*,** genannt werden. Es sind: Gold, Silber, Kupfer, Zinn, Eisen, Blei und chinesisches Eisen.

§ 15 Diejenigen, die nicht mit dem Hammer getrieben werden können, 165
unterteilen sich in sehr weiche und sehr harte Mineralien. Zu den sehr weichen gehört etwa das Quecksilber und zu den sehr harten gehören etwa die Korundarten. Es gibt in dieser Kategorie Mineralien, die durch Feuchtig-

---

9 *filizzāt**: *filizz* (Metall) ist die Wesenheit, zu der Gold, Silber und weitere mineralische 165
Stoffe gehören. ‖ *filizzāt***: Das Wort *filizz* bezeichnet das „weiße Kupfer" (*nuḥās abyaḍ*), aus dem Kessel gemacht werden. Man sagt auch, *filizz* wären alle Substanzen aus der Erde, nach der Art von Gold, Silber und Kupfer. Wenn eines dieser Metalle (*filizzāt*) geschmolzen wird, so bezeichnet (sc. das Wort *filizz*) die Schlacke davon.

وهي الأجسام الملحية كالزاج والشب والنوشاذر، وإما أن لا تنحل، وهي الأجسام الدُهْنية كالزرنيخ والكبريت.

فالأجساد السبعة إنما تتولد من اختلاط الزئبق والكبريت على اختلاف اختلاطها في الكم والكيف. والزئبق يتولد من أجزاء مائية أرضية، فإذا أنضجتها الحرارة القوية صار كالدهن.

وأما الأجسام الصلبة الشفافة فإنها تتولد من مياه عذبة وقفت في معادنها بين الحجارة الصلدة زمانا طويلا حتى غلظت وصفت وأنضجتها الحرارة في المعدن بطول مكثها. وأما غير الشفافة فإنها تتولد من الماء والطين إذا امتزجا وكانت فيهما لزوجة، وأثرت فيها حرارة الشمس في المدة الطويلة.

وأما الأجسام المنحلة بالرطوبة فإنها تتولد من مياه مختلطة بأجزاء أرضية محترقة يابسة اختلاطا شديدا. وأما الأجسام الدُهْنية فإنها تتولد من الرطوبات المحتقنة في باطن الأرض إذا احتوت عليها حرارة المعدن، حتى تحللت واختلطت بتربة البقاع فازدادت غلظا وصارت كالدُهْن.

---

٢ كالزرنيخ: كشط المقريزي كل ما يلي الراء وكتب نهاية الكلمة كما هي الآن. ٣ اختلاط: كشط المقريزي كل ما يلي الخاء وكتب نهاية الكلمة كما هي الآن. ٤ اختلاطها: كذا في كلّ النّسخ، وفي مسالك الأبصار للعمري (٢٢: ٧٧، ١٠): اختلاطهما. ١٣ بتربة: كشط المقريزي بداية الكلمة تاركا الباء والتاء المربوطة وأصلحها كما هي الآن. ‖ البقاع: النقاع.

٣-٥ فالأجساد ... كالدهن: عجائب المخلوقات للقزويني ١: ٢٠٤، ٥-٨؛ مسالك الأبصار للعمري ٢٢: ٧٧، ٩-١١. ٦-٩ وأما ... الطويلة: عجائب المخلوقات للقزويني ١: ٢٠٤، ٨-١١؛ مسالك الأبصار للعمري ٢٢: ٧٧، ١١-١٥. ١٠-١٣ وأما ... كالدُهْن: عجائب المخلوقات للقزويني ١: ٢٠٤، ١١-١٦؛ مسالك الأبصار للعمري ٢٢: ٧٧، ١٥-١٩.

keit gelöst werden, nämlich die salzartigen Körper, wie Vitriol, Alaun oder Salmiak. Dann gibt es solche, die nicht gelöst werden können, nämlich die ölartigen Körper, wie Arsenik und Schwefel.

§ 16 Die sieben Metalle entstehen durch eine Mischung von Quecksilber 168
und Schwefel, je nach Unterschied ihrer jeweiligen Mischung hinsichtlich Quantität und Qualität. †Das Quecksilber entsteht aus wässrig-erdigen† Teilen; wenn eine starke Hitze diese kocht, wird es einem Öl ähnlich.

§ 17 Die harten durchsichtigen Körper entstehen aus Süßwasser, das in sei- 170
nen Minen lange Zeit von festem Gestein umgeben steht. Hierdurch dickt es ein, bleibt aber klar und wird von der Hitze in der Mine mit der Zeit gar gekocht. Die undurchsichtigen Körper entstehen aus Wasser und Ton, wenn sich diese vermengen und die Hitze der Sonne über eine lange Zeitspanne auf diese viskose Mischung einwirkt.

§ 18 Die Körper, die durch Feuchtigkeit gelöst werden können, entstehen 172
aus Wasser, das mit erdigen, brennenden und trockenen Teilen eine feste Bindung eingeht. Die öligen Körper entstehen aus den Feuchtigkeiten, die im Inneren der Erde eingeschlossen sind, wenn die Hitze der Mine auf sie einwirkt. Sie lösen sich dadurch auf und gehen mit dem am Ort vorhandenen Staub eine Bindung ein, wodurch sich ihre Grobheit steigert und sie dem Öl ähnlich werden.

والذهب لا يتولد إلا في البراري الرملة والجبال والأحجار الرخوة، والفضة والنحاس والحديد وأمثالها لا تتولد إلا في الأراضي †الندية والرطوبات الدُهْنية،† والأملاح لا تتولد إلا في الأراضي السبخة والبقاع المالحة، والجص لا يكون إلا في الأراضي اللينة السبِخة، والإسفيداج لا ينعقد إلا في الأرض الرمِلَة المختلط ترابها بالجص، والزاجات والشبوب لا تتكون إلا في التراب العفن الناشف. وعلى هذا القياس حكم سائر أنواع الجواهر والأحجار، وكل واحد منها | مختص ببقعة من البقاع، ويتولد من 92a
خواص تلك البقعة. والمعادن مع كثرة أفرادها ثلثة أنواع: الفلزات والأحجار والأجسام الدهنية.

وقد اشتهر أن الياقوت والماس واللعل والعقيق والفيروزج والجزع واللازورد مختص بالشرق، وأن الذهب والفضة والحديد والنحاس والرصاص والقصدير والزئبق والزبرجد والدهنج مختص بالغرب، وأن الزمرد مِصْري،

٢-٣ لا ... الدُهْنية: كذا في كلّ النّسخ، وفي مسالك الأبصار للعمري (٢٢: ٧٧، ٢): "لا تتولّد إلا في أجواف الجبال والأحجار المختلطة بالتراب الليّن، والكبريت لا يتولّد إلا في الأراضي الندية والرطوبات الدهنية". ٥ ترابها: كشط المقريزي كل ما يلي الحاء وأصلح الكلمة كما هي الآن وأضاف أيضا الكلمة التالية. ٦ العفن الناشف: كذا في كلّ النّسخ وفي مسالك الأبصار للعمري (٢٢: ٧٨، ٣)، وفي عجائب المخلوقات للقزويني (١: ٢٠٤، ٢٣): "العفص النشف". ١٢ والقصدير: كشط المقريزي الحرف الذي كان بين القاف والدال وأصلحها كما هي الآن.

١-٩ والذهب ... الدهنية: عجائب المخلوقات للقزويني ١: ٢٠٤، ١٧-٢٦؛ مسالك الأبصار للعمري ٢٢: ٧٧، ١٩-٧٨، ٦؛ رسائل إخوان الصفاء ٢: ٨٩، ١٠-١٨. ١٠-١٢ اشتهر ... مِصْري: مسالك الأبصار للعمري ٢٢: ٧٨، ١٧-٢٠.

§ 19 Gold entsteht nur in sandigem Gelände, Bergen oder in lockerem 173
Gestein. Silber, Kupfer, Eisen und ähnliches entstehen †nur in feuchter Erde und aus öligen Feuchtigkeiten.† Die Salzarten entstehen nur in saurer Erde und an salzhaltigen Orten. Gips entsteht nur in weicher, saurer Erde. Bleiweiß verfestigt sich nur in sandiger Erde, deren Staub mit Gips vermengt ist. Vitriole und Alaune bilden sich nur in †fauligem†, ausgetrocknetem Staub. Analog dazu verhält es sich bei den übrigen Edelsteinen und Steinen. Ein jeder von ihnen ist an einen ganz bestimmten Ort gebunden und entsteht nur unter Einfluss der speziellen Eigenschaften dieses Ortes. Trotz ihrer zahlreichen verschiedenen Sorten lassen sich die Mineralien in drei Kategorien einteilen: Metalle, Steine und ölartige Körper.

§ 20 Es ist bekannt, dass Rubin, Diamant, Spinell, Karneol, Türkis, Onyx 176
und Lapislazuli nur im Osten vorkommen. Gold, Silber, Eisen, Kupfer, Blei, Zinn, Quecksilber, Chrysolith und Malachit kommen im Westen vor. Der Smaragd stammt aus Ägypten. In Indien finden sich Goldminen und auch in

ويوجد ببلاد الهند معادن ذهب، وبالدامغان معدن ذهب، وبسفالة الزنج معدن فضة، وفي الهند معادن حديد تصنع منه السيوف الهندية.

Dāmaġān gibt es eine Goldmine. In Sufālat al-Zanǧ gibt es eine Silbermine und in Indien Minen für das Eisen, aus dem die indischen Schwerter gefertigt werden.

القول في الفلزات

اعلم أن الفلزات تتولد من اختلاط الزئبق والكبريت، فإن كان الزئبق والكبريت صافيين واختلطا اختلاطا تاما، وشرب الكبريت رطوبة الزئبق كما تشرب الأرض نداوة الماء، وكانت فيه قوة صَبَّاغَة، ومقداراهما متناسبان، وحرارة المعدن تنضجهما على اعتدال، ولم يعرض لهما عارض من البرد واليبس قبل إنضاجهما، فإن ذلك ينعقد على طول الزمان ذهبا إبريزا.

وإن كان الزئبق والكبريت صافيين ونضج الكبريت والزئبق نضجا تاما، وكان الكبريت أبيض، انعقد ذلك فضة. وإن وصل إليه قبل استكمال النضج برْد †عاقه†، تولد الجارصيني. وإن كان الزئبق صافيا والكبريت رديئا، وفيه قوة محرقة، تولد النحاس. وإن كان الكبريت غير جيد الاختلاط مع الزئبق تولد الرصاص. وإن كان الزئبق والكبريت رديئين، وكان الزئبق رديئا متخلخلا والكبريت رديئا محترقا تولد الحديد. وإن كانا مع

---

٤ ومقداراهما: كشط المقريزي كل ما يلي الراء وأضاف نهاية الكلمة كما هي الآن. كذلك في مسالك الأبصار للعمري (٢٢: ٧٩، ٢)، ANVPCE² "مقدارهما". ٥ متناسبان: كشط المقريزي ما كان قبل التاء وأضاف ميما طويلة في البداية. ٩ استكمال: كذا في كلّ النّسخ، وفي مسالك الأبصار للعمري (٢٢: ٧٩، ٧) "استعمال". ١٠ عاقه: كذا في كلّ النّسخ، وفي مسالك الأبصار للعمري (٢٢: ٧٩، ٧) "عاقد". ١٣ كانا: كتب الناسخ "كان" وأضاف المقريزي الألف إلى النون.

١-٧ الفلزات ... إبريزا: عجائب المخلوقات للقزويني ١: ٢٠٤، ٢٧-٢٠٥، ٢؛ مسالك الأبصار للعمري ٢٢: ٧٨، ٢٢-٧٩، ٤؛ رسائل إخوان الصفاء ٢: ٩١، ١٩-٢٣. ٨-3.78 وإن ... قاصرة: عجائب المخلوقات للقزويني ١: ٢٠٥، ٢-١٠؛ مسالك الأبصار للعمري ٢٢: ٧٩، ٥-١٣.

Über die Metalle

§ 21 Wisse, dass die Metalle aus einer Mischung von Quecksilber und Schwe- 178
fel entstehen! Quecksilber und Schwefel müssen rein sein und sich auf vollkommene Weise miteinander mischen. Der Schwefel saugt hierbei die Feuchtigkeit des Quecksilbers auf, so wie die Erde die Feuchtigkeit des Wassers aufsaugt. Er muss dabei auch eine färbende Kraft besitzen. Die Quantitäten der beiden Stoffe müssen zueinander im richtigen Verhältnis stehen und die Hitze der Mine muss sie auf gleichmäßige Weise kochen. Vor dem Abschluss des Kochens darf auch kein Akzidens, wie Kälte oder Trockenheit, hinzutreten. Wenn dies alles gegeben ist, entsteht hieraus nach Ablauf langer Zeit reines Gold.

§ 22 Wenn Quecksilber und Schwefel rein sind und der Schwefel und das 181
Quecksilber vollkommen gekocht werden, der Schwefel hierbei aber weiß ist, verfestigt sich dies zu Silber. Wenn vor der Vollendung des Kochens Kälte akzidentiell hinzukommt, †die die Vollendung verhindert,† entsteht chinesisches Eisen. Wenn das Quecksilber rein, der Schwefel aber mangelhaft ist und eine verbrennende Kraft hat, entsteht Kupfer. Wenn der Schwefel eine nicht einwandfreie Mischung mit dem Quecksilber eingeht, entsteht Zinn. Wenn Quecksilber und Schwefel mangelhaft sind, das Quecksilber hinsichtlich seiner Auflösung, der Schwefel hinsichtlich seiner verbrennen-

رداءتهما ضعيفي التركيب تولد الأسْرب. وبسبب هذه الاختلافات في الاختلاطات اختلفت أجناس الجواهر المعدنية، وهي العوارض التي تعرض لكيفيتها مُفرطة أو قاصرة.

فالذهب حار لطيف، ولشدة اختلاط أجزائه الترابية والمائية لا يحترق بالنار، لأن النار لا تقدر على تفريق أجزائه، ولا يبلَى بالتراب ولا يصدئ على طول الزمان، ولا تنقصه الأرض ولا يتغير ريحه بالمكث في الخبث. وهو ألطف شيء شخصا وأثقل شيء وزنا، وهو لين، أصفر، براق، حلو الطعم، طيب الرائحة، ثقيل، رزِين. فصفرة لونه من ناريته، ولينه من دُهْنيته، وبريقه من | صفاء {مائيته}، وثقله من ترابيته. 92b

وعزته ليس لقلته فإنه أكثر من النحاس والحديد، فإنه يستخرج دائما من معادنه، ولا يتطرق إليه التلف بخلاف النحاس والحديد، فإنهما يتلفان بطول المكث. وإنما عز لأن من ظفر بشيء منه دفنه، فالذي تحت الأرض أضعاف الذي بأيدي الناس.

---

٩ مائيته: مايه، ANVCP مايته.

---

٤ فالذهب: أضاف المقريزي هذه الحاشية في الهامش الأيسر: يقال ذَهَب وجمعه ذَهَاب [ANV "الذهاب"، والصواب "الذِهَاب"] وذَهَبة.

٤-٦ فالذهب ... الزمان: عجائب المخلوقات للقزويني ١: ٢٠٥، ١٣-١٥؛ مسالك الأبصار للعمري ٢٢: ٧٩، ١٥-١٨؛ رسائل إخوان الصفاء ٢: ٩٩، ١٤-١٨. ٧-٩ وهو ... ترابيته: عجائب المخلوقات للقزويني ١: ٢٠٥، ١٥-١٧؛ مسالك الأبصار للعمري ٢٢: ٧٩، ١٨-٢٠؛ رسائل إخوان الصفاء ٢: ٩٩، ١٩-٢١. ١٠-١٣ وعزته ... الناس: عجائب المخلوقات للقزويني ١: ٢٠٦، ٢-٦؛ مسالك الأبصار للعمري ٢٢: ٨٠، ٧-١١؛ رسائل إخوان الصفاء ٢: ١٠٠، ٦-٩.

den Kraft, entsteht Eisen. Wenn sie zusätzlich zu diesen Mängeln von ihrer Zusammensetzung her schwach sind, entsteht Blei. Aufgrund dieser Unterschiede in den Mischungen unterscheiden sich die Arten der Mineralien. Die beschriebenen Akzidenzien verändern etwas an ihren Eigenschaften, indem sie etwas hinzufügen oder wegnehmen.

§ 23 Gold (*ḏahab*)* ist von heißer Komplexion und subtil. Wegen der beson- 186
ders engen Verbindung seiner erdigen und wässrigen Teile verbrennt es nicht im Feuer, denn dieses ist nicht imstande, diese Teile voneinander zu trennen. Im Staub verfault es nicht und es rostet auch nach langer Zeit nicht. Die Erde kann es nicht korrodieren und sein Geruch ändert sich auch nach längerem Verbleiben im Kot nicht. Es ist die subtilste Substanz überhaupt und die vom Gewicht her schwerste. Es ist weich, gelb, glänzend, von süßem Geschmack, wohlriechend, schwer und gewichtig. Seine gelbe Farbe rührt von seinen feurigen Teilen her, seine Weichheit von seinen öligen Teilen, sein Glanz von der Reinheit seiner wässrigen Teile und sein Gewicht von seinen erdigen Teilen.

§ 24 Sein Wert beruht nicht auf seiner Seltenheit, da es häufiger als Kupfer 190
oder Eisen ist. Es wird nämlich fortwährend zusätzliches aus seinen Minen gefördert und anders als Kupfer oder Eisen ist es keinem Zugrundegehen unterworfen. Jene gehen ja im Laufe längerer Zeiträume zugrunde. Sein Wert beruht vielmehr darauf, dass jeder, der ein Stück Gold erwirbt, es im Geheimen hortet. Das Gold, das sich noch in der Erde befindet, ist ein Vielfaches dessen, das in den Händen der Menschen ist.

---

6 *ḏahab**: *ḏahab* (Gold); Plural: *ḏihāb*; (sc. *nomen unitatis*): *ḏahabah*. 189

ومن خواصه أنه يقوي القلب، ويدفع الصرع إن علق على إنسان، ويمنع الفزع. ومن اكتحل بميل ذهب جلا عينه وقواها وحسن النظر، وإن ثقبت شحمة الأذن بإبرة من ذهب لم تلتحم، وإن كوي به الجرح لم ينفط وبرئ سريعا، وإمساكه في الفم يزيل البخر، وينفع من أوجاع القلب والخفقان وحديث النفس. وإن كويت به مقادم أجنحة الحمام ألفت أبراجها. وإن طرح منه وزن حبتين في وزن عشرة أرطال زئبق غاص إلى قعره، ولو طرح في هذا القدر مائة درهم من غيره من الأجساد الثقيلة عام فوقه ولم ينزل فيه. ومن تختم بخاتم ذهب من في إصبعه داحس خفف وجعه.

والفضة أقرب الفلزات إلى الذهب، ولولا البرد الذي أصابها قبل النضج لكانت ذهبا. وهي تحترق بالنار، وتبلى في التراب بطول المكث، وتنتن بالمكث في الحَمَأة، ولها وسخ، وإذا أصابها رائحة الزئبق أو الرصاص تكسرت عند الطرق، وإن أصابها رائحة الكبريت اسودت.

ومن خواصها تقطيع الرطوبات اللزجة إذا خلطت سحالتها بالأدوية المشروبة، وتنفع من البخر والحكة والجرب وعسر البول، وتنفع مع الزئبق طلاء للبواسير، والشرب في آنية الفضة يسرع السكر.

---

٣ وبرئ: LANVCP وبرا، وكذلك في مسالك الأبصار للعمري (٢٢: ٨٠، ١٥).

١-٥ ومن ... النفس: عجائب المخلوقات للقزويني ١: ٢٠٦، ٦-١٢. ١-٨ ومن ... وجعه: مسالك الأبصار للعمري ٢٢: ٨٠، ١٢-٨١، ٣. ٩-١٢ والفضة ... اسودت: عجائب المخلوقات للقزويني ١: ٢٠٦، ١٦-١٩؛ مسالك الأبصار للعمري ٢٢: ٨١، ٥-٧؛ رسائل إخوان الصفاء ٢: ١٠١، ٦-١٢. ١٣-١٥ ومن ... للبواسير: عجائب المخلوقات للقزويني ١: ٢٠٦، ٢٢-٢٥؛ مسالك الأبصار للعمري ٢٢: ٨١، ٧-١٠. ١٥ للبواسير ... السكر: الجامع لابن البيطار ٣: ١٦٣، ٣٢؛ مسالك الأبصار للعمري ٢٢: ٨١، ١١.

§ 25 Zu den sympathetischen Eigenschaften des Goldes gehört, dass es das 191
Herz kräftigt, die Epilepsie abhält, wenn jemand es als Amulett trägt, und dass es Angstzuständen vorbeugt. Wer Augenpulver mit einem goldenen Stäbchen aufträgt, reinigt sein Auge, kräftigt es und verbessert die Sehkraft. Wenn das Ohrläppchen mit einer goldenen Nadel durchstochen wird, wächst das Loch nicht zu. Wenn eine Wunde mit einem goldenen Instrument kauterisiert wird, entstehen keine Furunkel und sie heilt schnell. Wer Gold in den Mund nimmt, dessen schlechter Atem vergeht. Es hilft bei Herzschmerzen, Herzklopfen und Wahnvorstellungen. Wenn man die Spitzen der Flügel von Tauben damit kauterisiert, werden sie an ihre Schläge gewöhnt. Wenn man Gold im Gewicht von zwei Körnern in zehn *raṭl* Quecksilber gibt, versinkt es bis zu dessen Grund. Wenn man in denselben Topf hundert *dirham* einer anderen schweren Substanz hinzu gibt, schwimmt es und versinkt nicht. Wenn man jemandem, der an Nagelbettentzündung leidet, einen goldenen Ring zu tragen gibt, werden seine Schmerzen gelindert.

§ 26 Das Silber steht dem Gold von allen Metallen am nächsten. Wenn nicht 195
Kälte vor dem Kochen auf es eingewirkt hätte, wäre es zu Gold geworden. Es verbrennt im Feuer, im Staub verfault es nach längerem Aufenthalt. Wenn es länger im Kot liegt, nimmt es den Gestank an. Silber läuft an. Wenn es mit Quecksilber- oder Bleidämpfen in Kontakt kommt, zerbricht es beim Hämmern. Wenn es mit Schwefeldämpfen in Kontakt kommt, wird es schwarz.

§ 27 Zu seinen sympathetischen Eigenschaften gehört, dass es den verdick- 199
ten Säften entgegenwirkt, wenn seine Feilspäne mit Heiltränken gemischt werden. Es hilft bei schlechtem Atem, Juckreiz, Krätze und Harnverhaltung. Mit Quecksilber als Salbe aufgestrichen, hilft es bei Hämorrhoiden. Das Trinken aus silbernen Gefäßen, beschleunigt die Trunkenheit.

النحاس قريب من الفضة لم يباينها إلا بالحُمْرة واليُبْس، فحمرته من كثرة حرارته الكبريتية، ويبسه وغلظه ووسخه من غلظ مادته، فمن قدر على تبييضه وتليينه فقد ظفر بحاجته. وأجوده الشديد الحمرة وأردؤه المشوب بالسواد، وإذا أدنى النحاس من الحموضات أخرج زنجارا.

وإدمان الأكل في أوانيه من الأطعمة الدسمة يورث أمراضا رديئة، كداء الفيل والسرطانات ووجع الكبد والطحال وفساد المزاج، لا سيما إن تُرِكَ فيها الدسَم أو الحامض يوما وليلة، فإنه أسرع للقتل.

والحديد بعيد عن الاعتدال لكدورة مادته الكبريتية والزئبقية، وسواد لونه لإفراط حرارته، وهو أكثر فوائد من جميع الفلزات وأقلها ثمنا، حتى قيل

---

٣ وأردؤه: LANVCP وأردأه. ٥ وإدمان: الواو من إضافة المقريزي بالحبر الأحمر.

---

١ النحاس: أضاف المقريزي هذه الحاشية في الهامش الأيسر من الأسفل إلى الأعلى ويشير إليها الرمز ⌐ بعد كلمة "النحاس": ويقال له الشِبْه بسكون الباء وكسر الشين، ويقال بفتحهما. ٨ والحديد: أضاف المقريزي هذه الحاشية في الهامش الأيسر من الأعلى إلى الأسفل: الحديد جنس لا يثنى ولا يجمع، واحدته حديدة.

١-٤ النحاس ... زنجارا: عجائب المخلوقات للقزويني ١: ٢٠٦، ٢٦-٣٠؛ مسالك الأبصار للعمري ٢٢: ٨١، ١٣-١٨؛ رسائل إخوان الصفاء ٢: ١٠١، ١٣-١٧. ٣-٤ وأجوده ... زنجارا: كتاب الأحجار لأرسطوطاليس ١٢٢، ٤-٦. ٥-٧ الأكل ... للقتل: عجائب المخلوقات للقزويني ١: ٢٠٧، ١-٤؛ مسالك الأبصار للعمري ٢٢: ٨١، ١٨-٢٢؛ كتاب الأحجار لأرسطوطاليس ١٢٢، ٨-٩. ٨-2.84 والحديد ... المعدني: عجائب المخلوقات للقزويني ١: ٢٠٧، ٦-١٢؛ مسالك الأبصار للعمري ٢٢: ٨٢، ٨-١٤.

§ 28 Das Kupfer (*nuḥās*)* steht dem Silber sehr nahe und unterscheidet 200
sich von ihm nur durch seine Rotfärbung und seine Trockenheit. Seine Rotfärbung rührt von der großen Hitze seines Schwefelanteils her. Seine Trockenheit, Grobheit und seine Neigung zum Anlaufen rühren von der Grobheit seiner Materie her. Wenn es nun jemand weiß und weich machen könnte, würde er keine materiellen Sorgen mehr haben. Das beste Kupfer ist das sehr rote und das schlechteste das mit Schwarz gemischte. Wenn Kupfer mit Säuren zusammenkommt, bringt es Grünspan hervor.

§ 29 Zu häufiges Essen von fetten Speisen aus Kupfergeschirr erzeugt 205
schwere Krankheiten, wie Elephantiasis, Krebs, Leber- und Milzbeschwerden sowie eine schlechte Mischung der Säfte. Insbesondere wenn Fettes oder Ätzendes einen Tag und eine Nacht darin bleibt, führt dies einen schnellen Tod herbei.

§ 30 Das Eisen (*ḥadīd*)* ist entfernt von einer ausgewogenen Mischung, da 206
seine Schwefel- und Quecksilbermaterie getrübt ist. Seine schwarze Farbe rührt von seiner übermäßigen Hitze her. Unter den Metallen ist es weitaus

---

1 *nuḥās**: Man sagt zu ihm auch *šibh* mit *sukūn* auf dem *bā'* und *kasrah* auf dem *šīn*. Es wird 204
auch mit *fatḥah* auf beiden Buchstaben (i. e. *šabah*^{un}) vokalisiert. 14 *ḥadīd**: Das Wort 211
ḥadīd ist ein Kollektivum, von dem kein Dual oder Plural gebildet werden, *nomen unitatis* ist *ḥadīdah*.

ما من صنعة إلا وللحديد | في {أدواتها} مدخل. وهو ثلٰثة أصناف: السابورقان 93a والأنيث والذكر، والسابورقان هو الفولاذ المعدني.

وإذا علقت برادة الحديد على من يغط في نومه زال عنه، وحَمْل الحديد يقوي القلب ويذهب المخاوف والأفكار الرديئة ويطرد الأحلام الرديئة ويسر النفس، ويزيد هيبة حامله في أعين الناس. وصدأه يأ كل أوساخ العين اكتحالا، ويبرئ جرب الأجفان والسبل، وينفع النقرس، والتحمل به ينفع البواسير. والماء الذي يطفأ فيه الحديد ينفع من أورام الطحال وضعف المعدة. وإذا حُمي مسمار بالنار حتى يحمر ودلك به النَصْل، فإنه لا يصَدئ. وإذا ألقيت برادة الحديد في شراب مسموم مصت كل ما فيه من السم وذهب ضرره. وإذا تحملت التي بها النزيف زنجار الحديد قطعه، وإذا حك بالخل ولطخ على الحُمرة المنتشرة والبثور وعلى الداحس وخشونة الجفون والبواسير نفعها، ويشدّ اللثة وينفع من النقرس إذا لطخ به، وينبت الشعر في داء الثعلب.

---

١ أدواتها: أداوتها، والتصحيح من ANVC. ‖ السابورقان: كشط المقريزي ما كان بين الواو والقاف وأضاف الراء. ٣ يغط: يغطّ، وأضاف التشديد القارئ المستشرق (Rau?) الذي كتب أيضا في الهامش الأيسر، باللغة اللاتينية، أمام نفس السطر: *varia*. راجع المقدمة، 6–7. ٧ يطفأ: LANVCP يطفئ. ٩ كل ما: LANVCP كلما. ١٠ حك: التصحيح بخط المقريزي في الهامش الأيمن من الأعلى إلى الأسفل، + "صح" ويشير إليه الرمز ⌝ بعد كلمة "وإذا". ١٢ والبواسير: كذا في كلّ النّسخ والصواب "النواسير" (انظر: الجامع لابن البيطار ٢: ١٣، ٣١).

٣-٨ وإذا ... يصَدئ: عجائب المخلوقات للقزويني ١: ٢٠٧، ١٢-١٩؛ مسالك الأبصار للعمري ٢٢: ٨٢، ١٤-٢١. ٩-١٣ وإذا ... الثعلب: مسالك الأبصار للعمري ٢٢: ٨٣، ٣-١٢؛ الجامع لابن البيطار ٢: ١٣، ٢٣-٣١.

das nützlichste, vom Preis her aber das billigste. Man sagt, es gäbe kein Handwerk, dessen Werkzeuge ohne Eisen auskommen. Vom Eisen gibt es drei Sorten: *sābūrqān*, weibliches und männliches. *Sābūrqān* ist der natürlich vorkommende Stahl.

§ 31 Wenn Eisenfeilspäne jemandem umgehängt werden, der im Schlaf 211
schnarcht, so stellen sie dies ab. Das Tragen von Eisen als Amulett stärkt das Herz, vertreibt Ängste und schlechte Gedanken und verhindert schlechte Träume. Es erfreut die Seele und vergrößert das Ansehen seines Trägers bei den Menschen. Als Augenpulver verwendet beseitigt sein Rost Trübungen des Auges, heilt Krätze an den Augenlidern und Pannus. Er hilft bei Gicht und als Suppositorium bei Hämorrhoiden. Das Wasser, in dem Eisen abgeschreckt wird, hilft bei Milzschwellungen und Magenschwäche. Wenn ein Nagel im Feuer erhitzt wird, bis er rot glüht, und damit eine Klinge berieben wird, rostet diese nicht. Wenn man Eisenfeilspäne in vergifteten Wein gibt, saugen sie alles darin enthaltene Gift auf und es stellt keinen Schaden mehr an. Wenn eine Frau, die an Blutfluss leidet, Eisenrost als Suppositorium verwendet, stillt er diesen. Zusammen mit Essig zerrieben und als Salbe aufgetragen hilft er bei Rotlauf und Ausschlag, Nagelbett- und Lidrandentzündungen sowie †Hämorrhoiden†. Er macht das Zahnfleisch fest, hilft als Salbe bei Gicht und lässt bei Alopezie die Haare nachwachsen.

والرَصَاص ضدُ الفضة دخلت في مادته ثلٰث آفات، نتن الرائحة والرخاوة والصرير، كما تدخل الآفة على الجنين في بطن أمه.

ومن طوق شجرة بطوق رصاص في أصلها من الأرض لم يسقط من ثمرتها شيء، وإذا شدت منه صفحة على الظهر سكن الإنعاظ وبطل الاحتلام،
٥ وإن ألقي شيء منه في قدر لم ينضج لحمها، وإذا دلك الرصاص بملح ودهن دلكا قويا وأُخذ من السواد الحاصل منه وطلي به السيف فإنه لا يصدئ، وإذا خلط بدهن الورد نفع من البواسير والقروح التي لم تندمل، وإذا لطخ الإصبع بدهن أو شحم ودُلك به الرصاص ولطخ به الحاجبان قوّى شعرهما وكثره.

---

٤ شدت: كتب الناسخ "اشتدت" وكشط المقريزي الألف والتاء. ٦ السواد: السوادا، والتصحيح من ANVCP. ٨ قوّى: قوا، والتصحيح من NVCP.

---

١ الرَصَاص: أضاف المقريزي هذه الحاشية في الهامش الأيسر: ح: بفتح الراء، قاله أبو عبيد، وحكى (في المخطوطة: حكا) غيره الكسر، وهو الآنُك وهو الأسْرُب، والرصاص القلعي الشديد البياض.

١-٢ الرَصَاص ... أمه: عجائب المخلوقات للقزويني ١: ٢٠٧، ٢٠-٢٢؛ مسالك الأبصار للعمري ٢٢: ٨٣، ١٢-١٥؛ رسائل إخوان الصفاء ٢: ١٠٢، ٨-١٢؛ كتاب الأحجار لأرسطوطاليس ١٢٣، ١-٣. ٣-٦ ومن ... يصدئ: عجائب المخلوقات للقزويني ١: ٢٠٧، ٢٤-٣٠؛ مسالك الأبصار للعمري ٢٢: ٨٣، ١٥-٢٠. ٧ وإذا١ ... تندمل: مسالك الأبصار للعمري ٢٢: ٨٣، ٢٣؛ الجامع لابن البيطار ٢: ١٣٩، ٢٩. ٧-٩ وإذا٢ ... وكثره: مسالك الأبصار للعمري ٢٢: ٨٤، ٤؛ الجامع لابن البيطار ٢: ١٤٠، ١٣.

§ 32 Das Zinn (*raṣāṣ*)* ist das Gegenstück zum Silber, dessen Materie drei- 214
erlei Schaden erlitten hat: übler Geruch, Weichheit und Zinnschrei. Diese Schäden sind ihm auf dieselbe Weise zugekommen, wie einem Embryo im Mutterleib Schäden zukommen können.

§ 33 Wenn jemand an einem Baum an der Wurzel knapp über der Erde ein 218
Band aus Zinn anbringt, fallen seine Früchte nicht ab. Wenn ein Streifen Zinn am Rücken befestigt wird, beruhigt es die Erektion und verhindert es Pollutionen. Wenn ein Stück Zinn in einen Kochtopf gegeben wird, wird das Fleisch darin nicht gar. Wenn man Zinn mit Salz und Öl kräftig bereibt und die hierbei entstehende schwarze Substanz auf ein Schwert streicht, rostet dieses nicht. Mit Rosenöl vermischt hilft es bei Hämorrhoiden und schwer heilenden Wunden. Wenn man auf einen Finger Öl oder Fett aufbringt, damit Zinn bereibt und die Augenbrauen (*ḥāǧibān*) einstreicht, werden ihre Haare gekräftigt und vermehrt.

---

1 *raṣāṣ**: (sc. Das Wort *raṣāṣ*) wird nach Abū ʿUbayd mit *fatḥah* auf dem *rāʾ* vokalisiert, nach 217
einem anderen mit *kasrah* (i. e. *riṣāṣ*). Es ist Synonym zu *ānuk* (Blei) und *usrub* (Blei). *Raṣāṣ qalaʿī* ist das sehr weiße.

والأَسْرُب تولده كتولد الرصاص، وهو رديء، ومادته أكثر وسخا. ومن خواصه تكليس الذهب وتكسير الماس، فإن الماس إذا وُضع على سندان وضُرب بمطرقة لم ينكسر ودخل في أحدهما، فإذا وضع على الأسرب تكسر بأدنى ضربة.

وإذا شدت صفيحة أسرب على الخنازير والغدد وقروح المفاصل ذابت، وإذا شدت على البطن أضعفت الباه ومنعت كثرة الاحتلام.

الجارصيني معدنه بالصين ولونه أسود يضرب إلى حمرة، ويتخذ منه نصول تعظم مضرتها لا سيما إذا سقيت السم، ويتخذ منه كلاليب يصطاد بها الحيتان العظيمة، فإنها إذا نشبت بشيء لا تنفصل منه إلّا بعد عناء.

---

٥ صفيحة: كل هذه الكلمة من إضافة المقريزي بعد أن كشط كلمة أخرى.

---

١ والأَسْرُب: أضاف المقريزي هذه الحاشية في الهامش الأيمن من الأعلى إلى الأسفل ويشير إليها الرمز ⌐ بعد كلمة "الأسرب": وهو الآنك.

١-٤ والأَسْرُب ... ضربة: عجائب المخلوقات للقزويني ١: ٢٠٨، ١-٤؛ مسالك الأبصار للعمري ٢٢: ٨٤، ١١-١٤. ٥-٦ وإذا ... الاحتلام: عجائب المخلوقات للقزويني ١: ٢٠٨، ٥-٧؛ مسالك الأبصار للعمري ٢٢: ٨٤، ١٥-١٧. ٧-٩ الجارصيني ... عناء: عجائب المخلوقات للقزويني ١: ٢٠٨، ١٣-١٦؛ مسالك الأبصار للعمري ٢٢: ٨٤، ١٧-٢١؛ رسائل إخوان الصفاء ٢: ١٠٢، ١-٤.

§ 34 Blei (*usrub*)* entsteht auf dieselbe Weise wie Zinn, ist aber minderwertiger und seine Materie enthält mehr Verunreinigungen. Zu seinen sympathetischen Eigenschaften gehört, dass es das Gold kalzinieren und den Diamanten zerbrechen kann. Wenn man nämlich einen Diamanten auf einen Amboss legt und mit einem Hammer darauf schlägt, zerbricht er nicht, vielmehr dringt er in einen von beiden ein. Wenn man ihn aber auf Blei legt, zerbricht er schon beim kleinsten Schlag. 220

§ 35 Wenn man einen Streifen Blei auf Skrofeln, geschwollene Knoten oder Gelenkgeschwüre bindet, schwinden diese. Wenn man ihn am Bauch befestigt, vermindert er die Potenz und verhindert übermäßige Pollutionen. 222

§ 36 Chinesisches Eisen: seine Minen liegen in China; seine Farbe ist ein Schwarz, das zum Rot tendiert. Aus ihm fertigt man Klingen, die großen Schaden anrichten, insbesondere wenn sie vergiftet werden. Man stellt aus ihm auch Haken her, mit denen man große Fische angelt. Wenn diese daran hängen, können sie sich nur mit großer Mühe davon losreißen. 223

---

1 *usrub**: (sc. Zum Blei [*usrub*]) sagt man auch *ānuk*. 222

ويتخذ منه مرآة تنفع صاحب اللقوة إذا أدام النظر إليها، وهو في بيت مظلم، 93b
وإذا نتف بمنقاش يعمل منه الشعر مرارا عديدة ودهن موضعه لم ينبت أبدا.

---

١ مرآة: مرآاة، NVCP مرآة، A مرآات.

١-٢ ويتخذ ... أبدا: عجائب المخلوقات للقزويني ١: ٢٠٨، ١٦-١٨؛ مسالك الأبصار للعمري ٢٢: ٨٤، ٢١-٨٥، ١؛ رسائل إخوان الصفاء ٢: ١٠٢، ٤-٧؛ كتاب الأحجار لأرسطوطاليس ١٢٢، ١٢-١٦.

§ 37 Ein daraus verfertigter Spiegel hilft bei Gesichtslähmung, wenn der 226
darunter Leidende länger in ihn hineinblickt. Er muss sich dabei in einem abgedunkelten Haus befinden. Wenn man mit einer daraus verfertigten Pinzette Haare mehrfach auszupft und die Stelle mit Öl einreibt, wachsen sie nicht mehr nach.

القول في الأحجار

اعلم أن الأحجار متولدة من مياه الأمطار والأنداء المحتقنة في جوف الأرض، إن كانت شفافة، أو من امتزاج الماء بالأرض، إن كان في الأرض لزوجة وأثرت فيها حرارة الشمس تأثيرا شديدا. أما القسم الأول فإن مياه الأمطار والأنداء إذا احتبست في المغارات والكهوف، ولم يخالطها شيء من الأجزاء الأرضية، وأثرت فيها حرارة المعدن وطال وقوفها هناك، فأنها تزداد صفاء وثقلا وغلظا، فتنعقد منها الأحجار الصلبة التي لا تتأثر من الماء والنار كاليواقيت. واختلفت ألوانها بسبب كثرة حرارة المعدن وقلتها.

وأما القسم الثاني فيتولد من امتزاج الماء والأرض إذا كانت فيها لزوجة وأثرت فيها حرارة الشمس مدة طويلة. ألا ترى أن النار إذا أثرت في {اللبن} كيف تصلبه وتصيره آجرا، فإن الآجُر صنف من الحجر إلا أنه رخو، وكلما كان تأثير النار فيه أكثر كان أصلب.

---

٨ واختلفت: كتب الناسخ أولا "واختلف" وحول طنب الفاء إلى تاء. ١١ اللبن: اللين وكذلك في عجائب المخلوقات للقزويني (١: ٢٠٩، ١)، والتصحيح من ANVC. ١٣ فيه: كشط المقريزي حرفا أو حرفين بعد الفاء وأصلح الكلمة كما هي الآن.

١-٩ القول ... وقلتها: عجائب المخلوقات للقزويني ١: ٢٠٨، ١٩-٢٦؛ مسالك الأبصار للعمري ٢٢: ٨٥، ٢-١٠؛ رسائل إخوان الصفاء ٢: ٩٢، ١٠-١٦. ١٠-١٣ وأما ... أصلب: عجائب المخلوقات للقزويني ١: ٢٠٨، ٢٨-٢٠٩، ٢؛ مسالك الأبصار للعمري ٢٢: ٨٥، ١٤-١٨؛ رسائل إخوان الصفاء ٢: ٩٣، ١-٤.

Über die Steine

§ 38 Wisse, dass die Steine aus Regenwasser und Nässe entstehen, die im 228
Inneren der Erde eingeschlossen sind! Dies ist bei den durchsichtigen Steinen der Fall. Sie können auch aus Wasser und Erde entstehen, wenn die Erde Viskoses beinhaltet und die Hitze der Sonne heftig darauf einwirkt. Bei der ersteren Kategorie müssen Regenwasser und Nässe in Grotten und Höhlen eingeschlossen sein. Sie dürfen keinerlei erdige Anteile aufweisen und die Hitze der Mine muss auf sie einwirken. Wenn sie sich lange Zeit dort befinden, verstärken sich Reinheit, Gewicht und Grobheit. Dann verfestigen sich daraus harte Gesteine, auf die Wasser oder Feuer keine Wirkung haben, wie etwa Korunde. Ihre Farben unterscheiden sich dabei je nach Größe der Hitze in der Mine.

§ 39 Die zweite Kategorie entsteht aus einer Mischung von Wasser und 235
Erde, falls sie Viskoses beinhaltet und die Hitze der Sonne lange Zeit darauf einwirkt. Dir ist sicher geläufig, dass das Feuer, wenn es auf ungebrannte Ziegel einwirkt, diese verhärtet und in Backstein verwandelt. Der Backstein ist ja eine Art von Stein, wenn er auch vergleichsweise locker ist. Je stärker das Feuer auf ihn einwirkt, desto härter wird er.

ثم إن هذه الأحجار تختلف باختلاف الأماكن، فإن كانت في بقاع سبخة تولدت منها أنواع الأملاح والبوارق والشُبُوب، وإن كانت في بقاع †غضة رطبة† تولد فيها أنواع الزاجات الأحمر والأصفر والأخضر، وإن كانت في بقاع ترابية وطين حُر انعقد حجرا مطلقا.

وقد ينعقد الحجر في بعض المواضع من الماء، ومن خاصية ذلك الموضع أن ترى الماء في بعض المواضع يتقاطر من أعلاه، فإن أخذ قبل أن يقع على الأرض بقي ماء، وإن ترك حتّى يقع على الأرض صار حجرا صلدا، وما ذاك إلا لخاصية في ذلك الموضع تعقد بها الماء حجرا.

ووجد في بعض المواضع حيوانات ونبات قد مسخها الله حجارة، فجاز أن يكون بهذا الطريق، وأن يكون قد أفاض الله تعالى على تلك الأرض قوة عند غضبه على سكانها حتى ظهرت من جوف الأرض وصيرت ما عليها

٢-٣ غضة رطبة: كذا في كلّ النّسخ وفي مسالك الأبصار للعمري (٢٢: ٨٥، ٢٠)، وفي عجائب المخلوقات للقزويني (١: ٢٠٩، ٤): "عفصة". ٥-٦ أن ترى: كشط المقريزي ما كان بين الألف والراء وحول الكلمتين كما هما الآن. ٦ ترى: ANVCP يرى. ‖ الماء: كشط المقريزي بعض الكلمة وأصلحها كما هي الآن. ١٠ وأن: الواو من إضافة المقريزي.

١-٤ ثم ... مطلقا: عجائب المخلوقات للقزويني ١: ٢٠٩، ٢-٦؛ مسالك الأبصار للعمري ٢٢: ٨٥، ١٨-٢٢؛ رسائل إخوان الصفاء ٢: ٩٣، ٤-١٠. ٣-٤ وإن ... مطلقا: الشفاء لابن سينا (معادن) ٣، ١٠-١٧. ٥-٨ وقد ... حجرا: عجائب المخلوقات للقزويني ١: ٢٠٩، ٦-١٠؛ مسالك الأبصار للعمري ٢٢: ٨٥، ٢٢-٨٦، ٣؛ الشفاء لابن سينا (المعادن) ٤، ١-٧. ٩-1.96 ووجد ... صلد: عجائب المخلوقات للقزويني ١: ٢٠٩، ١٥-١٩؛ مسالك الأبصار للعمري ٢٢: ٨٦، ٣-٧؛ الشفاء لابن سينا (المعادن) ٥، ١-٤.

§ 40 Die Gesteine unterscheiden sich hinsichtlich ihrer Herkunftsorte. Falls 238
nämlich an einer Stelle ein saures Substrat vorkommt, bilden sich daraus die verschiedenen Arten von Salz, Natron und Alaun. Falls an einer Stelle zu †wenig Feuchtigkeit† herrscht, bilden sich dort die Vitriolarten: das rote, gelbe und grüne. Falls an einer Stelle erdiges Substrat und reiner Lehm vorkommen, verfestigt sich dies zu gewöhnlichem Stein.

§ 41 Bisweilen verfestigt sich Stein an bestimmten Orten auch aus Wasser, 242
wenn der Ort eine entsprechende sympathetische Eigenschaft aufweist. An manchen Orten kannst Du Wasser beständig von oben herab tropfen sehen. Wenn man das Wasser auffängt, bevor es zu Boden fällt, bleibt es Wasser. Wenn man es aber ungestört auf die Erde hinabfallen lässt, wird es zu festem Stein. Dies geschieht allein aufgrund einer sympathetischen Eigenschaft dieses Ortes, durch die Wasser zu Stein eingedickt wird.

§ 42 An manchen Orten findet man auch Tiere und Pflanzen, die Gott in 243
Steine verwandelt hat. Es ist denkbar, dass dies auf demselben Wege geschehen ist. Der erhabene Gott mag nämlich über dieses Land aus Zorn über seine Bewohner eine Kraft gesendet haben, die aus dem Inneren der Erde hervorbrach und †alles, was sich auf ihr befand,† festem Stein ähnlich

شبه حجر صلد. وحكى ابن سينا أنه كان على الجبل الذي بجاجرم، فرأى جردقا من الخبُز أطرافهَا ناتئة ووسطها مقعر كما يكون لجرادق الخبُز، وعلى ظهرها خطوط كما يكون الخبز من آثار شق التنور، فبواسطة هذه العلامات يغلب على الظن ولا يشك الناظر إليه أنه كان خبزا، فمسخه الله حجرا.

والجواهر المعدنية كثيرة ولم يعرف الناس منها إلا القليل، والأحجار منها ما هو صلب لا يذوب بالنار ولا تعمل فيه | الفؤوس كاليواقيت، ومنها ما هو تراب 94a
رخو يذوب في الماء كالأملاحِ والزاجات، ومنها ما هو نبات كالمرجان، ومنها ما يخرج من الحيوان كالدرُ واللآلئ، ومنها ما يتولد في الهواء كأحجار الصواعق، ومنها ما ينعقد في الأرض بواسطة الماء، ومنها ما هو مصنوع كإقليمياء الذهب والفضة والزنجفر والزنجار.

ومنها ما بينه وبين آخَر ألْفة كالذهب والماس، فإن الماس إذا قرب من الذهب تشبث به حتى قيل إن الماس لا يوجد إلا في معادن الذهب. ومنها ما بينه وبين آخر مجاذبة شديدة حتى أن كل واحد منهما يجذب الآخر

---

٦ الفؤوس: الفوس في كلّ النّسخ وكذلك في مسالك الأبصار للعمري (٢٢: ٨٦، ١٦)، وفي عجائب المخلوقات للقزويني (١: ٢١٠، ٦): "الفأس". ٨ الهواء: كتب الناسخ "الهوى" وكشط المقريزي الألف المقصورة وأصلح الكلمة كما هي الآن.

١-٤ وحكى ... حجرا: عجائب المخلوقات للقزويني ١: ٢٠٩، ١٩-٢٣؛ مسالك الأبصار للعمري ٢٢: ٨٦، ٩-١١؛ الشفاء لابن سينا (المعادن) ٥، ١٠-١٤. ٥-١٠ والجواهر ... والزنجار: عجائب المخلوقات للقزويني ١: ٢١٠، ٢-١٠؛ مسالك الأبصار للعمري ٢٢: ٨٦، ١٢-٢١؛ رسائل إخوان الصفاء ٢: ٨٩، ٢٠-٩٠، ٨. ١١-98.3 ومنها ... يجذبه: عجائب المخلوقات للقزويني ١: ٢١٠، ١٠-١٤؛ مسالك الأبصار للعمري ٢٢: ٨٦، ٢١-٨٧، ٤؛ رسائل إخوان الصفاء ٢: ٩٥، ١-٧.

machte. Ibn Sīnā berichtete, dass er auf dem Berg war, der sich bei Ǧāǧarm befindet. Dort sah er einen Laib Brot, dessen Außenseite hochgewölbt und dessen Mitte eingetieft war, wie dies bei Brotlaiben der Fall ist. Auf seiner Oberfläche fanden sich Linien, wie sie beim Brot von den Spuren der Rillen im Backofen herrühren. Aufgrund dieser Anzeichen war es wahrscheinlich – und keiner, der es gesehen hat, zweifelte daran –, dass dies einmal ein Brot gewesen war, das Gott in Stein verwandelte.

§ 43 Es gibt eine große Zahl mineralischer Substanzen, von denen nur ein 247
geringer Teil den Menschen bekannt ist. Unter den Steinen gibt es welche, die hart sind, im Feuer nicht schmelzen und mit Spaltinstrumenten nicht bearbeitet werden können, wie die Korunde. Es gibt welche, die einen lockeren Staub darstellen, der sich im Wasser auflöst, wie Salze und Vitriole. Es gibt pflanzliche Steine, wie die Koralle und solche, die aus Tieren stammen, wie Perlen und Perlchen. Es gibt auch Steine, die in der Luft entstehen, wie die Donnerkeile. Es gibt welche, die sich in der Erde unter Vermittlung von Wasser verfestigen und es gibt welche, die künstlich hergestellt werden, wie Gold- und Silberkadmia, Zinnober und Grünspan.

§ 44 Es gibt auch Steine, die eine Sympathie zu anderen haben. Dies ist etwa 251
beim Gold und dem Diamanten der Fall. Wenn der Diamant dem Gold nahe kommt, heftet er sich an dieses. Es heißt sogar, dass der Diamant nur in Goldminen zu finden sei. Dann gibt es Steine, zwischen denen eine große wechselseitige Anziehungskraft besteht, was sich darin zeigt, dass jeder von

كالعاشق والمعشوق، كما شاهده كل أحد في الحديد والمغناطيس، فإن بين هذين المعدنين مُلَاءمة شديدة بحيث إذا شم أحدهما رائحة الآخر سرى إليه فأمسكه مسكا شديدا، ولم يفارقه إلا بجابذ يجذبه.

ومنها ما بينه وبين آخر مخالفة كالسنباذج وسائر الأحجار، فإنه يحكها ويجعلها ملساء، وكالأسرب والماس، فإن الماس يقهر سائر الأحجار والأسرب يقهره. ومنها ما فيه قوة منظفة كالنوشاذر، فإنه ينظف سائر الأحجار من الوسخ. والأحجار كثيرة جدا.

الزاج أصناف وهو يتولد من أجزاء أرضية مُحْرِقَة ومِن أجزاء مائية يختلط بعضها ببعض اختلاطا شديدا، فيحدث فيها دهنية قابلة للذوبان بسبب الحرارة الزائدة، فما كان منه يغلب عليه قوة الحديد كان أحمر أو أصفر، وما غلبت عليه قوة النحاس مال لونه إلى الخضرة. ويقال إن الزاجات تتولد من الزئبق الميت والكبريت الأخضر، وهي ألوان فمنها الأحمر والأخضر والأصفر والأسود والأبيض، وهو أعز أنواع الزاجات ويجلب من نواحي قبرس.

---

٢ مُلَاءمة: ملايمة، في كلّ النّسخ. ‖ سرى: كشط المقريزي ما كان قبل الألف المقصورة وأصلح الكلمة كما هي الآن. ٣ بجابذ: كشط المقريزي ما كان بعد الألف وأصلح الكلمة كما هي الآن. ١٢ وهي: كتب الناسخ "وهو" وكشط المقريزي الواو وأصلح الكلمة كما هي الآن.

٤-٧ ومنها ... الوسخ: عجائب المخلوقات للقزويني ١: ٢١٠، ١٤-١٧؛ مسالك الأبصار للعمري ٢٢: ٨٧، ٤-٧؛ رسائل إخوان الصفاء ٢: ٩٥، ٢٢-٩٦، ٢؛ ٩٦، ١٠-١١. ٨-١٤ الزاج ... قبرس: عجائب المخلوقات للقزويني ١: ٢٢٥، ٢٥-٢٢٦، ٧؛ مسالك الأبصار للعمري ٢٢: ١٢٤، ٢١-١٢٥، ١١.

beiden den anderen auf dieselbe Weise anzieht, auf die sich Liebender und Geliebter anziehen. Dies kann ein jeder beim Eisen und dem Magneten beobachten. Zwischen beiden Mineralien besteht dahingehend eine Harmonie, dass sich das eine zum anderen hinbewegt, wenn es dessen Geruch wahrnimmt. Dann klammert es sich daran so stark fest, dass es nur vom anderen getrennt werden kann, wenn jemand daran zieht.

§ 45 Dann gibt es Steine zwischen denen eine Antipathie besteht, wie im 255
Falle des Schmirgels und der übrigen Gesteine. Jener reibt die anderen nämlich ab und macht sie glatt. Auch beim Blei und dem Diamanten ist dies der Fall. Dieser bezwingt nämlich alle anderen Steine, wird aber selbst vom Blei bezwungen. Dann gibt es Steine, die eine reinigende Kraft haben, wie der Salmiak, der die übrigen Steine vom Schmutz befreit. Überhaupt gibt es von den Steinen zahlreiche Arten.

§ 46 Vom Vitriol existieren mehrere Sorten. Es entsteht aus erdigen, bren- 259
nenden Bestandteilen und aus wässrigen, die miteinander eine feste Bindung eingehen. Hierdurch ergibt sich eine ölige Konsistenz, die eine Löslichkeit ermöglicht, wofür die überschüssige Hitze verantwortlich ist. Dasjenige Vitriol, bei dem die Kraft des Eisens überwiegt, ist rot und gelb. Die Farbe desjenigen, bei dem die Kraft des Kupfers überwiegt, geht zum Grünen. Es heißt, dass die Vitriole aus „getötetem“ Quecksilber und grünem Schwefel entstehen. Von ihnen gibt es verschiedene Farbvarietäten, wie rotes, grünes, gelbes, schwarzes und weißes. †Letzteres† ist die hochwertigste der Arten und wird aus Zypern importiert.

واعلم أن الرطوبات المحتقنة تحت الأرض تسخن في الشتاء وتبرد في الصيف، فإذا فرت الحرارة وأسخنت باطن الأرض وكهوف الجبال في أيام الشتاء اكتسبت الرطوبات المنصبّة إلى تلك المواضع بواسطة الحرارة دُهْنِية، فإذا أصابها نسيم الهواء وبرودة الجو ربما انعقدت وربما بقيت مائعة، فتصير كبريتا أو زئبقا أو قيرا أو نفَطا بحسب اختلاف البقاع وتغير الهواء.

ويقال إن أول هذه القُوى، أعني الحرارة والبرودة والرطوبة واليبوسة، في تكوين المعادن الزئبق، وذلك أن الرطوبة المحتقنة في جوف الأرض والبخارات المحتبسة فيها إذا تعاقب عليها حر الصيف مع حرارة المعدن لطفت وخفت وتصاعدت إلى سقوف المغاير | ونحوها، فتعلقت بها زمانا 94b
حتى يتعاقب عليها برد الشتاء، فتغلظ وتجمد وتتقاطر إلى أسفل المغاير، فتختلط بتربة تلك البقاع وتمكث زمانا، وحرارة المعدن تعمل دائما في إنضاجها وطبخها وتصفيتها، حتى تصير تلك الرطوبة {المائية} بما اختلط بها من الأجزاء الترابية وبما تكتسب من ثقلها وغلظها بطول الوقوف وإنضاج

---

٤ الهواء: كتب الناسخ "الهوى" وكشط المقريزي الألف المقصورة وأصلح الكلمة كما هي الآن.
٥ الهواء: كتب الناسخ "الهوى" وكشط المقريزي الألف المقصورة وأصلح الكلمة كما هي الآن.
٦ ويقال: الواو من إضافة المقريزي. ١٢ وتصفيتها: أصلح المقريزي نهاية الكلمة. || المائية: المايه، والتصحيح من ANVCP

١-٥ أن ... الهواء: عجائب المخلوقات للقزويني ١: ٢٤٢، ١٢-١٨؛ مسالك الأبصار للعمري ٢٢: ٢٠٣، ٢٣-٢٠٤، ٧؛ رسائل إخوان الصفاء ٢: ٨٥، ٤-١٥. ٦-2.102 ويقال ... ذكرها: عجائب المخلوقات للقزويني ١: ٢٤٢، ١٩-٣٠؛ مسالك الأبصار للعمري ٢٢: ٢٠٤، ٧-١٩؛ رسائل إخوان الصفاء ٢: ٨٤، ٨-٨٥، ٢؛ سرّ الخليقة لبليناس ٢٤٣، ٣-٢٤٤، ٣.

§ 47 Wisse, dass die Feuchtigkeiten, die unter der Erde eingeschlossen sind, 263
im Winter warm und im Sommer kalt werden! Wenn die Hitze vergeht und das Innere der Erde und die Höhlen der Berge in den Wintertagen aufheizt, nehmen die an diesen Orten zum Stehenden gekommenen Feuchtigkeiten vermittels der Hitze eine ölige Konsistenz an. Wenn sie dann der kühle Windhauch und die Kälte der Luft treffen, verfestigen sie sich entweder, oder sie bleiben zähflüssig. Sie werden dann zu Schwefel, Quecksilber, Pech oder Erdöl, je nach unterschiedlicher Beschaffenheit des Ortes und veränderter Einwirkung der Luft.

§ 48 Es heißt, das erste Produkt dieser Elementarkräfte – nämlich der 267
Wärme, Kälte, Feuchtigkeit und Trockenheit – bei der Entstehung der Mineralien sei das Quecksilber. Wenn nämlich die Feuchtigkeit, die im Inneren der Erde eingeschlossen ist, und die Dämpfe, die dort zurückgehalten werden, von der Hitze des Sommers und der Wärme der Mine beeinflusst werden, werden sie subtil und leicht und steigen zu den Höhlendecken auf. Dort setzen sie sich für längere Zeit fest, bis die Kälte des Winters auf sie einwirkt. Dann verdicken sie sich, tropfen zum Höhlenboden hinab und mischen sich mit dem dortigen Staub. Dort verbleiben sie längere Zeit, wobei die Hitze der Mine beständig zu ihrer Garung, Kochung und Läuterung beiträgt. Schließlich wird diese wässrige Feuchtigkeit zusammen mit den erdigen Bestandteilen, mit denen sie vermischt ist, und dem Gewicht und der Grobheit, die sie von ihnen aufnimmt, nach längerer Zeit durch die Garung durch die

الحرارة لها كبريتا مُحرقا. فإذا اختلط الزئبق والكبريت مرة ثانية وتمازجا والتدبير بحاله، فإنه يتركب من مزاجها الجواهر المعدنية التي قد تقدم ذكرها.

فالزئبق يتولد من أجزاء مائية اختلطت بأجزاء أرضية لطيفة كبريتية اختلاطا شديدا، حتى لا يتميز أحدهما من الآخر، ويكون عليه غشاء ترابي، فإذا اتصلت إحدى القطعتين بالأخرى انفتح الغشاء وصارت القطعتان واحدة، والغشاء محيط بها كقطرة الماء إذا وقعت على التراب، فإنها تبقى مدورة وتحيط بها الأجزاء الأرضية من التراب، وربما أصاب تلك القطرة قطرة أخرى وانشق ذلك الغلاف، وصارت القطرتان واحدة وأحاط بها الغلاف البرّاني.

وسبب بياض الزئبق صفاء ذلك الماء ونقاء التراب الكبريتي. وقال أرسطو الزئبق من جنس الفضة إلا أن الآفات دخلت عليه في معدنه، والآفات

٨ الغلاف: يبدو أن الناسخ كتب "الخلاف" وكشط المقريزي الخاء وأضاف الغين. ١١ والآفات: بداية الكلمة غير مقروءة الآن بسبب ضرر في الورق. 11–1.104 والآفات ... الرصاص: كذا في كلّ النّسخ، وفي عجائب المخلوقات للقزويني (١: ٢٤٣، ٩) وفي مسالك الأبصار للعمري (٢٢: ٢٠٥، ٥): "والآفات ما ذكرناه في الرصاص".

٣-٩ فالزئبق ... البرّاني: عجائب المخلوقات للقزويني ١: ٢٤٣، ٢-٧؛ مسالك الأبصار للعمري ٢٢: ٢٠٤، ١٩-٢٠٥، ٣؛ سرّ الخليقة لبليناس ٢٤٤، ٩-٢٤٥، ٧. 10–1.104 وسبب ... الرصاص: عجائب المخلوقات للقزويني ١: ٢٤٣، ٨-١٠؛ كتاب الأحجار لأرسطوطاليس ١٢٣، ٥-١٠. 10–3.104 وسبب ... أيضا: مسالك الأبصار للعمري ٢٢: ٢٠٥، ٣-١١؛ الجامع لابن البيطار ٢: ١٧٧، ٢٨-٣٢.

Hitze zu †„verbranntem“ Schwefel.† Wenn sich Quecksilber und Schwefel in einem zweiten Schritt vermischen und miteinander vermengen und dies unter bestimmten Bedingungen geschieht, bilden sich aus ihrer Mischung die mineralischen Substanzen, die im Vorhergehenden erwähnt wurden.

§ 49 Das Quecksilber entsteht aus Wasserteilen, die mit leichten und 273
schwefligen Erdteilen eine so feste Bindung eingehen, dass das Eine vom Anderen nicht trennbar ist. Es ist von einer Hülle umgeben. Wenn zwei Quecksilbertropfen zusammenkommen, tut sich die Hülle auf und beide werden zu einem einzigen Tropfen, den die Hülle umgibt. Ähnlich verhält es sich bei einem Wassertropfen. Wenn er in Staub fällt, verbleibt er rund und erdige Teile des Staubs umhüllen ihn. Bisweilen fällt ein weiterer Tropfen auf den ersten und spaltet die Umhüllung auf. Die beiden Tropfen vereinigen sich und die äußere Hülle umgibt sie wieder.

§ 50 Die Ursache für die weiße Farbe des Quecksilbers liegt in der Reinheit 275
des Wassers und der Lauterkeit des schwefligen Staubes. Aristoteles sagte: das Quecksilber ist eine Art Silber, das aber in seiner Mine Schäden erlitten

†هي الرصاص†، وتلك الآفات مخلخلة فصار كأنه شبيه بالمفلوج، وله أيضا صرير ورائحة ورعدة، وهو †يحل† أجسام الأحجار كلها إلا الذهب فإنه يغوص فيه. وأصل الزئبق من أذربيجان، وبالأندلس معدنه أيضا.

والكبريت يتولد من أجزاء مائية وهوائية وأرضية، فإذا اشتد اختلاط بعضها ببعض بسبب حرارة قوية ونضج تام، حتى يصير مثل الدهن، وينعقد بسبب برودة جزئية. وهو ألوان أحمر وأبيض، فالأحمر معدنه في مغرب الشمس بمواضع لا ساكن بها بالقرب من بحر {أوقيانوس}، والأبيض قد يكون كامنا في عيون الماء الجاري، ويوجد لذلك الماء رائحة منتنة. ويقال الكبريت عين تجري، فإذا جمد ماؤها صار كبريتا أصفر وأبيض وأكدر وأسود.

---

١ فصار: التصحيح بخط المقريزي في الهامش الأيسر من الأسفل إلى الأعلى، + "صح" ويشير إليه الرمز ˥ بعد كلمة "مخلخلة". ٢ يحل: كذا في كلّ النّسخ وأضاف المقريزي فوق اللام كافا صغيرا يشير إلى شكه في هذه القراءة. وفي مسالك الأبصار للعمري، وفي كتاب الأحجار لأرسطوطاليس (١٢٣،١٠): "ويحمل الزيبق [على] أجسام الأحجار كلّها". ٧ أوقيانوس: أوفيانوس، والتصحيح من NVCP، وفي مسالك الأبصار للعمري (٢٢: ٢٠٧، ١٤): "أقيانوس".

٤-٩ والكبريت ... منتنة: عجائب المخلوقات للقزويني ١: ٢٤٣، ٢-٧؛ مسالك الأبصار للعمري ٢٢: ٢٠٧، ١١-١٨؛ كتاب الأحجار لأرسطوطاليس ١١٢، ١٠-١١٣، ٢. ٩-١٠ ويقال ... وأسود: مسالك الأبصار للعمري ٢٢: ٢٠٨، ٣-٥؛ الجامع لابن البيطار ٤: ٤٩، ١٢-١٣.

hat – †verursacht vom Blei†. Diese Schäden machen es weich, so dass es gleichsam gelähmt ist. Es hat auch einen Schrei, einen Geruch und das Zittern. Es †löst† die Körper aller anderen Steine auf, nur das Gold nicht, denn dieses versinkt in ihm. Quecksilber stammt aus Aserbaidschan und auch in Spanien gibt es eine Mine.

§ 51 Schwefel entsteht aus wässrigen, luftigen und erdigen Bestandteilen. 278
Dann verstärkt sich ihre gegenseitige Vermengung aufgrund einer starken Hitze und einer vollständigen Kochung, sodass er schließlich einem Öl ähnlich wird und sich wegen der Kälte einiger Teile verfestigt. Von ihm gibt es mehrere Farbvarianten, nämlich roten und weißen. Die Minen des roten liegen gen Sonnenuntergang, an unbewohnten Orten, die sich in der Nähe des Weltmeeres Okeanos befinden. Der weiße entsteht im Verborgenen in Quellen von fließendem Wasser, welches einen üblen Geruch hat. Es heißt auch, der Schwefel sei etwas, das flüssig aus einer Quelle kommt. Wenn dieses Wasser fest wird, entsteht gelber, weißer, brauner und schwarzer Schwefel.

وذكر الرازي أن الكبريت يتولد من البخار اليابس الدخاني إذا ماس شيئا من البخار الرطب لطبخ حرارة الشمس لرطوبة الماء حتى تُحيله قارا أو نفطا أو ما {أشبه} ذلك. والكبريت من البخار الدخاني والرطب، امتزجا وطبختها حرارة الشمس حتى صار ما فيه من الرطوبة دهنا لطيفا حارا خفيفا، ولذلك يسرع †نفاده† لأنه شديد الحرارة، فتسرع إليه النار لأن النار تطلب من الرطوبة أحرها لقربها | منه، بدليل أن الأشياء الرطبة الباردة واليابسة 95a لا تحترق لمضادتها النار بطرفيها، والأشياء الباردة لا تحترق لأنها لا رطوبة فيها، وانما غذو النار الرطوبة لأنها صاعدة لا تقيم في أسفل إلا معلقة بما يجذبها إلى أسفل، كما لا يقيم الحجر في الجو إلا بما يعمده.

وقال الخليل بن أحمد: الكبريت عين تجري، فإذا جمد ماؤها صار كبريتا أبيض وأصفر وأكدر، والأحمر منه من الجوهر ومعدنه خلف التّبّت في

---

٣ أشبه: شبه، والتصحيح من ANVCP ومسالك الأبصار للعمري (٢٢: ٢٠٨، ٢٠). ٥ نفاده: كذا في كلّ النّسخ وفي مسالك الأبصار للعمري (٢٢: ٢٠٨، ٢٣)، والصواب: "إيقاده". ٧ تحترق١: كشط المقريزي الكلمة وأصلحها كما هي الآن. ‖ تحترق٢: كشط المقريزي بعض الكلمة بين الحاء والقاف وأصلحها كما هي الآن. ‖ لأنها: كتب الناسخ "لأنه" وكشط المقريزي الهاء وأصلح الكلمة كما هي الآن. ٨ غذو: عدو (بغير نقط) في كلّ النّسخ ويبدو أن المقريزي كشط حرفا في آخر الكلمة وأنه أضاف الواو. وفي مسالك الأبصار للعمري (٢٢: ٢٠٩، ٣): "غذاء". ١٠–108.٢ وقال ... أحْمر: أضاف المقريزي هذا النص في الهامش الأيمن من الأسفل إلى الأعلى، ثم في الهامش الأعلى من الأسفل إلى الأعلى.

١–٩ وذكر ... يعمده: مسالك الأبصار للعمري ٢٢: ٢٠٨، ١٨–٢٠٩، ٥؛ الجامع لابن البيطار ٤: ٤٩، ٢٣–٣١. ١٠–108.١ وقال ... عليه السلام: كتاب العين للخليل ٥: ٤٣٠، ١١–١٤. ١٠–108.٢ وقال ... أحْمر: مسالك الأبصار للعمري ٢٢: ٢٠٨، ٤–٧؛ الجامع لابن البيطار ٤: ٤٩، ١٢–١٥.

§ 52 Al-Rāzī erwähnte, dass der Schwefel aus trockenem, rauchigem Dampf 282
entsteht. Wenn dieser mit feuchtem Dampf in Berührung kommt, welcher entsteht, wenn die Sonnenhitze die Feuchtigkeit des Wassers aufkocht, macht dieser ihn zu Pech, Erdöl oder dergleichen. Der Schwefel entsteht aus rauchigem und feuchtem Dampf, die sich vermengen und die die Sonnenhitze kocht, bis das Feuchte darin zu einem subtilen, heißen und leichten Öl wird. Aus diesem Grund brennt der Schwefel leicht, er ist nämlich sehr heiß und das Feuer entzündet ihn leicht. Das Feuer sucht nämlich vom Feuchten das Heißeste, weil es ihm nahe steht. Beweis dafür ist, dass die feucht-kalten und die trockenen Dinge nicht brennen, weil sie einen diametralen Gegensatz zum Feuer darstellen. Die kalten Dinge brennen nicht, weil sie keine Feuchtigkeit enthalten. Die Nahrung (leg.) des Feuers ist nämlich die Feuchtigkeit. Es hat ja eine Veranlagung dazu, nach oben zu steigen, und bleibt nur unten, wenn es von einer Kraft dort gehalten wird. Es verhält sich also analog zu einem Stein, der nicht in der Luft bleibt, es sei denn, er würde gehalten.

§ 53 Al-Ḫalīl b. Aḥmad sagte: Der Schwefel (*kibrīt*) ist etwas, das flüssig 286
aus einer Quelle kommt. Wenn dieses Wasser fest wird, entsteht weißer, gelber und brauner Schwefel. Der rote Schwefel gehört zu den Juwelen. Seine Minen liegen jenseits von Tibet im Tal der Ameisen, das König

وادي النمل الذي مر به سليمن عليه السلام، [١] †ونَسْله مِثل الذباب† تحفر أسْرابا †نباتها† [٢] كبريت أحْمر.

تم بحمد الله تعالى وعونه، وحسبنا الله فنعم الوكيل، بمنه وكرمه.

حرره مؤلفه أحمد بن علي المقريزي إلا مواضع تحتاج إلى مراجعة وذلك في شوال سنة إحدى وأربعين وثماني مائة، أحسن الله تقضيها عنا بخير.

---

١ وَنَسْلُه ... الذباب: كذا في كلّ النّسخ، وفي الجامع لابن البيطار (٤: ٤٩، ١٤): "وإنّ تلك النمل مثال الدوابّ"، وفي مسالك الأبصار للعمري (٢٢: ٢٠٨، ٧) أيضًا: "وتلك النمل أمثال الدوابّ". ٢ نباتها: كذا في كلّ النّسخ، E^2 بناؤها، وفي الجامع لابن البيطار (٤: ٤٩، ١٤): "فيأتيها"، وفي مسالك الأبصار للعمري (٢٢: ٢٠٨، ٧): "فتمرّ على" والصواب: "نتآتها".
٤-٥ حرره ... بخير: الزيادة بخط المقريزي.

Salomo (Sulaymān) – Friede mit ihm – passiert hatte. Deren †Nachkommenschaft ähnelt Fliegen† und gräbt Baue aus, deren Hügel (leg.) aus rotem Schwefel bestehen.

(Das Buch) ist mit Gottes, des Erhabenen, Gnade und Beistand zu Ende gekommen. Gott ist uns Genüge; er ist der beste Fürsprecher durch seine Güte und Huld.

Der Verfasser Aḥmad b. ʿAlī l-Maqrīzī hat es im Šawwāl des Jahres 841 [28 März–25 April 1438] revidiert mit Ausnahme einiger Stellen, die noch einer Durchsicht bedürfen. Möge uns Gott die Ausführung dieses Vorhabens gelingen lassen.

Abweichende Lesarten der Handschriften ANVCP

Da die Handschrift L nach aller Wahrscheinlichkeit die Vorlage für den Archetyp α, der den übrigen bekannten Handschriften zugrunde lag, gewesen war, ist die Bedeutung der Handschriften ANVCP für die Textkritik der *Maqāṣid* naturgemäß von begrenzter Bedeutung. Der aufgrund des Verlustes eines eingelegten Blattes in L fehlende Abschnitt (§§2–5) wurde oben anhand des Befundes von ANVCP ediert. Die *variae lectiones*, die diesen Teil des Textes betreffen, wurden bereits oben im Apparat vollständig angegeben. Ebenfalls bereits im *apparatus criticus* verzeichnet wurden Fälle, in denen die von α abstammenden Handschriften Fehler des Kopisten von L korrigiert haben, die al-Maqrīzī selbst übersehen hatte. Incipit, Explicit und Kolophone von ANVCP wurden in der Einleitung im Zusammenhang wiedergegeben. Im Folgenden seien noch als Anhang die übrigen Abweichungen vom Wortlaut von L aufgelistet. Diese sind in erster Linie für die Erstellung eines Stemmas von Bedeutung. Für die Siglen und die verwendeten Abkürzungen sei auf die Einleitung verwiesen. Vorangestellt sei eine Konkordanz der einzelnen Seiten der Handschriften in Relation zu L:

Ed.	L	A	N	V	C	P	E^2
52, ١	90^a,1	153^a,1	263^a,1	153^a,1	157^a,16	190^b,1	213,1
54, ٧	fehlt	153^b,5	263^b,6	153^b,5	157^b,6	190^b,7	215,6
60, ١	90^b,5	154^a,6	264^b,4	154^a,7	158^a,8	191^a,17	216,6
62, ١٠	91^a,1	154^b,6	265^a,16	154^b,7	158^b,10	191^b,23	217,7
66, ١٢	91^b,1	155^a,11	266^a,17	155^a,11	159^a,18	192^b,13	218,12
72, ٧	92^a,1	155^b,16	267^a,17	155^b,14	160^a,4	193^b,2	219,19
78, ٩	92^b,1	156^a,22	268^a,17	156^a,18	160^b,13	194^a,18	221,2
84, ١	93^a,1	157^a,4	269^b,4	156^b,23	161^b,2	195^a,12	222,6
90, ١	93^b,1	157^b,11	270^b,8	157^b,4	162^a,16	196^a,3	223,17
96, ٦	94^a,1	158^a,16	271^b,10	158^a,10	163^a,1	196^b,20	224,22
100, ٩	94^b,1	158^b,24	272^b,13	158^b,15	163^b,11	197^b,12	225,23
106, ٦	95^a,1	159^b,5	273^b,17	159^a,21	164^a,21	198^b,6	226,24

 | DOI: 10.1163/9789004290273_006

54, ٣ نبينا: LN, سيّدنا APCE^2

54, ٤ باقية: دائمة C

54, ٥ مقالة: رسالة C || قيدتها: LANVC, قدتها PE^2 || الله: LAN, الله تعالى PE^2

60, ٣ لها الحِسُّ: لها قوة الحس C

60, ٤ المعادن: *in marg.* (Glosse + LNAV, – PC) حـ LA, – NV || فيه: انتهى + A, ه + V

60, ٥ الأبخرة: فهي الأبخرة C || البحار: LNVCE$^{2,\text{corr.}}$, البخار AP

60, ٧ الأمطار: †الأرض† E^2

60, ٨ المحتقنة: LC, المختنقة ANPVE^2 || عمق: بطن C

60, ٩ فأول: وأوّل PE^2

60, ١٠ والماء: – PE^2

60, ١١–١٢ والحيوان ... بالحيوان: L, – ANVCPE^2

60, ١٣ فالجص مما: – E^2

60, ١٤ جصا: LA, جصيٍ NVCP, حصًى E^2

60, ١٥ بأجزاء: † باخرًا E^2

62, ١ النبات: – E^2

62, ٢ وأصوات: واصواب V || كما: وكما E^2

62, ٣ لا ... لكونها٢: – PE^2

62, ٥ والكمأة: – V

62, ٦ بالغَدَوات: LANV, بالمغدوات PE^2 || أخضرا١: خضرا C

62, ٦–٧ فإذا ... خضراء: – PE^2

62, ٨ فأحدهما: L, فأحدها ANVCPE^2

62, ٩ معدني: معدن PE^2

62, ١٠ وآخر ... وأشرفه: LNVC, والنبات أشرفه APE^2 || لأشخاص: أشخاص PE^2

62, ١٠–١١ لحولة النخل: LAP, قولة النخلة NVC

62, ١١–١٢ وإذا ... كالحيوان: – C

62, ١٢ وبهذا ... تبين: † E^2

62, ١٣ نبات حيواني: LNVC, نبات حيوان APE^2

64, ٣ نصف: L, بنصف A, لنصف NVCPE^2

64, ٦ حذرا ... مؤذ: †من فوق† E^2 || ولا بصر: – PE^2 || شم: شمس A

64, ٧ من: في V || حيوان نباتي: حيواني نباتي A

64, ١١ ذكاء: ذكي A || ربما: – E^2

64, ١٢ الملك: المالك V

66, ٤ يرتقون :يرتعون E²

66, ٥ يتشاجر :يتساور E²,corr

66, ٩ بنور :بأنوار PE²

66, ١٠ وبين :وتبين A

68, ٣ ضروب :†من دب† E² ‖ مختلفة: LANV, مختلطة PE²

68, ٤ إما¹: LANVE²,corr., †امايا† P ‖ ضعيفة ... إما²: – E¹

68, ٥ فالمتطرقة: – PE² ‖ الفلزات: (Glosse + LAN; – VCPE²) ‖ يكون منه: LN, يكون من AN وقيل الفلزّ النحاس ‖ الفلزّ النحاس: L, المتقدّمة AN ‖ المعدنية: L, A

68, ٧ في²: – PE²

70, ١ أن: L, al-ʿUmarī, *Masālik al-abṣār*, 22:77,8, – ANVCP

70, ٣ فالأجساد ... والكبريت: – PE²E¹ ‖ إنما: LAV, إما N ‖ اختلاط: LC, أخلاط ANV

70, ٥ صارت :صار A

70, ٩ وكان :وكانت V

70, ١٢ المختنقة :المحتقنة V

70, ١٣ فإن زادت :فازدادت E²

72, ١ الرملة: LANVP, الرملية CE²,corr.

72, ٢ بالأراضي :في الأراضي A

72, ٤ السبِخة: – PE²

72, ٥ الأرض :الأراضي C ‖ الرَمِلَة: LANVP, الرملية CE²,corr. ‖ المختلط: LAN, المختلطة P

72, ٥–٦ لا تتكون: – V

72, ٦–٧ وعلى ... والأحجار: – NV

72, ٧ يختصّ :مختص PE²

72, ١٠ والفيروز :والفيروزج C

72, ١١ يختصّ :مختص PE² ‖ بالشرق: LACPE², بالمشرق NV

72, ١٢ بالغرب: LACPE², بالمغرب NV ‖ مِصْري: L, al-ʿUmarī, *Masālik al-abṣār*, 22:78,20, بمصر ANVCPE²

74, ١ معدن :معادن V

74, ٢ الهند + :المهند PE²

76, ٢ تتوالد باختلاط :تتولد ... اختلاط E²,corr.

76, ٤ صابغة :صَبَّاغَة C

76, ٩ واصل :وصل C

76, ١٣ محترقا: L, متحرّقًا ANVPCE²

78, ١ هذه الاختلافات: LNVP, هذه الاختلاطات A
78, ٤ فالذهب: (Glosse + LANV, – PC) || ولشدة: †ويشدّه E[2],corr.
78, ٥ لأن ... بالتراب: – NV || يصدئ: يصداء C
78, ٦ الخبث: الخبء E[2],corr.
78, ٩ وبريقه: LANV, وبرقه PE[2] || مائيته: ANVCP, مايه L, †ماهيته E[2] || وثقله ... ترابيته: – ANVCPE[2]
78, ١٠ ليس: LNVC, al-ʿUmarī, *Masālik al-abṣār*, 22:80,7, ليست AP
78, ١٣ الناس: + خواص الذهب C
80, ١ الصرع: الفزع C
80, ٢ الفزع: الصرع C
80, ٣ بإبرة: LANVCE[2],corr., با برأة P || به: – PE[2]
80, ٨ ومن تختم: LANV, ولو تختّم PE[2], وإن تختّم C, إن لبس Ibn al-Bayṭār, *al-Ǧāmiʿ*, 2:126,27
80, ١٠ في التراب: LANV, بالتراب PC || المكث وتنتن: – NVC
80, ١١ الحَمَأة: †الحجارة† E[2]
80, ١١–١٢ الزئبق ... رائحة: – NVC
82, ١ النحاس: (Glosse + L *in marg.*, + ANVCPE[2] *in textu*) | ويقال: + ويقال P
82, ٣ وأرداه: وأردوه *codd.*, وارداوه P
82, ٤ أدنى: أوفى E[2],corr. || النحاس: – C
82, ٥ في أوانيه: LANV, فيه PE[2]
82, ٦ والسرطانات: السرطان C
82, ٨ والحديد: (Glosse + LA *in marg.*, + NVC *in textu*, – PE[2]) | جنس: اسم جنس C
84, ١ ما: LANVCE[2],corr., إنّه P || أدواتها: ANVC, أداوتها L || ثلثة: ثلاثة ANVCE[2]
84, ٢ الفولاذ: الحديد C
84, ٥ هيبة حامله: حامله هيبة C
84, ٦ والسبل: †والسيل† E[2]
84, ٧ يطفأ: – PE[2]
84, ٩ فيه: كان P
84, ١٠ التي: المرأة التي C
86, ١ الرَّصاص: (Glosse + L *in marg.*, + ANVCPE[2] *in textu*) | حكى: حكا L | الكسر LAP, بالكسر NVC || ثلث: ثلاث ANVCE[2]
86, ٢ كما: لا A

86, ٥ شيء منه: LNP, منه شيء AVC || ودهن: – C

86, ٦ وطلي: ودهن C || يصدئ: يصدا ابدا C

86, ٧ التي: – P || التي لم: – E²

86, ٧ تندمل: تنضج C

88, ١ والأسْرُب: (Glosse + L *in marg.*, + ANVCPE² *in textu*)

88, ٢–٣ وضع ... على: – A

88, ٤ ضربة بأدنى: †باد في ضربه† E²

88, ٦ كثرة: – C

88, ٧ الجارصيني: *sic codd. passim* || الحمرة: حمرة C

88, ٨–٩ فإنها ... ويتخذ: – ANVCPE²

90, ٢ بمنقاش: نتف بمنكاش: قلع C || موضعه ... مرارا: – PE²

92, ٢ متولدة: نتولد C

92, ٣ شفافة: شفّاعة P

92, ٤ تأثيرا: †زئيرا† E²

92, ٨ بسبب: بحسب C || كثرة: – VCPE²

92, ١٠ فيها: – PE²

92, ١١ إذا أثرت: + اذا اثرت A

92, ١٢ تصلبه: تصليه E² || آجُرا: أجزاء E²

94, ٢–٣ غضة رطبة: LANV, al-ʿUmarī, *Masālik al-abṣār*, 22:85,20, عفصة al-Qazwīnī, *ʿAǧāʾib al-maḫlūqāt*, 209,4, غضّة PE²

94, ٢–٤ بقاع ... غضة: – C

94, ٣ تولد: LANV, تولدت PE² || فيها: منها al-ʿUmarī, *Masālik al-abṣār*, al-Qazwīnī, *ʿAǧāʾib al-maḫlūqāt*

94, ٤ انعقد: LANV, انعقدت PE²

94, ٦ ترى: L, يرى ANVCPE² || أعلاه: اعلا V

94, ٨ تعقد: L, يعقد APE², ينعقد NVC || حجرا: LAVP, حجراً صلداً NC

94, ٩ الله: LAP, الله تعالى NV || حجارة: حجراً C

94, ١١ ما: – E²

96, ٢ ناتئة: †ذاتية† E²

96, ٢–٣ خطوط ... كما: – NVC

96, ٢ لجرادق: بجرادق PE²

96, ٣ آثار شق: أناشق E² (?)

96, ٤ على: – NV
96, ٥ ولم: LA, ولا NVC
96, ٦–٧ ولا ... الماء: – NVC
96, ٨ الهواء: الهوي V
96, ٩ هو: – E^2 (*sic*)
96, ١١ فإن الماس: – V
98, ٢ شديدة: + شديدة P
98, ٣ بجابذ: LA, بجاذب NVCPE^2
98, ٦–٧ من الوسخ: – C
98, ٨ أصناف: – A || يختلط: LAP, مختلط NV
98, ٩ فيها: فيه P || للذوبان: LANVC, لذوبان P, لذوبانه E^2
98, ١١ عليه: – P, E^2 || ويقال: + ويقال A
98, ١٣ أعز: أخصّ PE^2
100, ١ المحتقنة: المختنقة N
100, ٤ الهواء: LAC, الهوي NVPE^2
100, ٥ الهواء: LAC, الهوي NVPE^2
100, ٧ تكوين: تكوّن V || الزئبق: الذيبة A
100, ٨ فيها: + فيها V
100, ٩ لطفت: LACP, تصلّفت NV || إلى: في V
100, ١٣ ثقلها: نقلها E^2
102, ٢ التي: الذي V
102, ٣ فالزئبق: الزئبق PE^2
102, ٦ وقعت: LAP, وضعت NVC
102, ٨ بها: بهما N
102, ٩ البرّاني: LAPE^2, الترابي NVC
102, ١٠ أرسطو: LNVC, ارسطوا AP
102, ١١ إلا أن: †لإزالة† E^2
104, ١ شبيه بالمفلوج: شبه الفلوج A
104, ٨ كامنا: كافيًا E^2 || الجاري: *sic codd.*, الحارّ Ibn al-Bayṭār, *al-Ǧāmiʿ*, 4:49,17
104, ١٠ وأكدر: – C || وأسود: L, – ANVCPE^2
106, ١ وذكر: وقال PE^2 || الدخاني: – C
106, ٢ البخار: الدخان PE^2 || لطبخ: كطبخ al-Rāzī *ap.* Ibn al-Bayṭār, *al-Ǧāmiʿ*, 4:49,25

106, ٢ نارًا :قارا PE²

106, ٣ وطبختها: LPE², وطبختهما ANVC, وطبخهما Ibn al-Bayṭār, *al-Ǧāmiʿ*; al-ʿUmarī, *Masālik al-abṣār*

106, ٥ يسرع: – PE²

106, ٦ من الرطوبة: – PE² ‖ منه: منها Ibn al-Bayṭār, *al-Ǧāmiʿ*

106, ٨ معلقة: – C

106, ١١ الجوهر: *codd.*, Ibn Manẓūr, *Lisān al-ʿArab*, 2:381,16, الجواهر al-Ḫalīl *ap.* Ibn al-Bayṭār, *al-Ǧāmiʿ*, 4:49,13

108, ١ عليه السلام: LNVC, عليه الصلاة والسلام A, – P

Kommentar

§§ 2–5

Die §§ 2–5 fehlen im Leidener Manuskript (L), finden sich aber in den übrigen Handschriften, die von α abstammen (ANVCP). Sie wurden auch in die Edition von al-Badrī/Qāsim (1998): 215,6–216,5, und die Teiledition von Šayyāl (1971): 35ult.–36,13, aufgenommen. Die Zuschreibung an al-Maqrīzī ist dennoch über jeden Zweifel erhaben. Der Abschnitt ist mit nur kleinen Varianten auch in al-Maqrīzīs Hauptquelle, al-ʿUmarīs *Masālik al-abṣār* (22:211,21–213,4), sowie in dessen Vorlage, al-Qazwīnī (*ʿAǧāʾib al-maḫlūqāt*, 1:143,14–144,12), zu finden. Somit folgt auch dieser Absatz der üblichen Quellenauswertung durch al-Maqrīzī. Tatsächlich findet sich in der Leidener Handschrift an der Stelle, wo dieser Passus beginnen müsste, eine gestrichelte Linie. Diese verwies auf ein heute nicht mehr vorhandenes eingelegtes Blatt. Wahrscheinlich hatte al-Maqrīzī abweichend von der ursprünglichen Fassung (Ω_1) hier eine weitere Stelle eingefügt, die er leicht seiner Sammlung mit Exzerpten aus al-ʿUmarīs *Masālik al-abṣār* entnehmen hatte können.

Es ist nun interessant, dass der Abschnitt bei al-ʿUmarī ganz am Ende des Mineralien-Kapitels steht (s. u.). Bei al-Qazwīnī steht der Absatz übrigens an ähnlich prominenter Stelle, eröffnet er doch dort einen größeren Sinnabschnitt, nämlich die „fünfte Untersuchung" über den Erdball (*al-naẓar al-ḫāmis fī kurat al-arḍ*). Bei al-ʿUmarī ist der §§ 2–5 entsprechende Absatz, der zweifellos aus den *ʿAǧāʾib al-maḫlūqāt* entlehnt wurde, an etwas abgelegene Stelle gesetzt. Gegen Ende seiner Darlegungen zu den Mineralien bietet er ihn ausdrücklich als eine Art Anhang (*ḫātimah tataʿallaqu bi-mā taqaddama*).

Ob al-Maqrīzī die *ʿAǧāʾib al-maḫlūqāt* überhaupt direkt benutzt hat, ist nicht zu klären. Jedenfalls steht sein Wortlaut demjenigen der – natürlich anonymen – Zitate bei al-ʿUmarī stets näher. Das Werk al-Qazwīnīs ist in verschiedenen Versionen auf uns gekommen (cf. Ruska [1913]: 15 sqq.). Als al-ʿUmarīs Vorlage lässt sich hierbei eine Rezension der *ʿAǧāʾib al-maḫlūqāt* bestimmen, die etwa in dem bekannten Münchner al-Qazwīnī-Manuskript (M = Bayerische Staatsbibliothek, Cod. arab. 464, fol. 78^b–79^a) vorliegt. Zahlreiche Abweichungen zwischen al-ʿUmarī/al-Maqrīzī und al-Qazwīnī erklären sich also aus der Verwendung dieser von Wüstenfelds Ausgabe abweichenden Textversion.

 | DOI: 10.1163/9789004290273_007

§ 2

Bei al-Qazwīnī (*ʿAǧāʾib al-maḫlūqāt*, 1:143,14–21) lautet der Absatz nach Wüstenfelds Ausgabe und Ethés Übersetzung:

الأرض جسم بسيط طباعه **أن يكون** باردًا يابسًا متحرِّكًا إلى الوسط، **زعموا أنّ** شكل الأرض قريب من الكرة، والقدر الخارج **من الماء** محدَّب.[…] وإنّما خُلِقت باردةً يابسةً لأجل الغلظ والتماسك، إذ لو لا هما **لما** أمكن قرار الحيوان على ظهرها وحدوث المعادن والنبات في بطنها. وزعموا أنّها **ثلاث طباق**: طبقة قريبة من المركز، وهي الأرض الصرف، (الصرفة M) **وطبقة** طينية، **وطبقة انكَشَفَ** بعضها وأحاط البحر بالبعض الآخر.

> Die Erde ist ein einfacher Körper, dessen physische Beschaffenheit darin besteht, dass er kalt, trocken und in steter Bewegung nach der Mitte (des Weltalls) begriffen ist. Man behauptet, die Form der Erde kommt der Sphäre nahe, und der ausserhalb des Wassers liegende Betrag ist convex. […] Und die Erde ist nur der Dichtheit und des sich gegenseitig Festhaltens ihrer einzelnen Theile wegen kalt und trocken erschaffen; denn wäre sie beides nicht, so würde der feste Bestand der Thiere auf ihrer Oberfläche und das Entstehen der Metalle und Pflanzen in ihrem Inneren unmöglich sein. Man behauptet weiter, dass sie aus drei Schichten besteht, einer Schicht, die nahe an dem Mittelpunkt liegt, und das ist lautere, reine Erde (elarḍ eṣṣirf), einer zweiten, aus schlechtem Koth bestehenden, und einer dritten, deren einer Theil offen zu Tage liegt, deren anderer aber ganz vom Meere eingeschlossen wird.
>
> ETHÉ (1868): 293 sq.

Neben den durch Fettdruck hervorgehobenen Varianten zu unserem Wortlaut, findet sich bei al-Qazwīnī noch ein praktischer Beweis für die Kugelgestalt der Erde, der in den *Maqāṣid*-Handschriften fehlt. Dass nämlich Mondfinsternisse je nach geographischer Länge zu anderen Tageszeiten beobachtet werden, belegt, dass die Erde keine Scheibe sein kann.

Derselbe Text findet sich auch bei al-ʿUmarī (*Masālik al-abṣār*, 22:211,21–

212,7). Sein Wortlaut unterscheidet sich kaum von demjenigen al-Maqrīzīs und al-Qazwīnīs, jedoch lautet der erste Satz etwas abweichend:

اعلم أنّ الأرض جسم بسيط قام البرهان على أنّ طبعها بارد يابس، وهي كما زعموا متحرِّكة إلى الوسط، إلخ

§ 3

Die Stelle entspricht al-Qazwīnī, *ʿAǧāʾib al-maḫlūqāt*, 1:143,23–24; 143,27–144,3. Der Einschub zwischen Zeile 24 und 27 fehlt auch in Ms. München, Cod. arab. 464, fol. 79[a], 3, wo auch der Schlusssatz korrekt und unserem Befund entsprechend erhalten ist. Al-Qazwīnī war auch die Quelle von al-ʿUmarī (*Masālik al-abṣār*, 22:212,7–15), der ebenso vorgeht wie der Münchner Codex. Al-Maqrīzīs Wortlaut steht demjenigen al-ʿUmarīs in einigen Punkten näher als dem von al-Qazwīnī selbst. Hier der Text bei al-Qazwīnī:

وهي مركز الأفلاك واقفة في الوسط **بإذن الله تعالى**، والهواء والماء محيطان بها من جميع جهاتها [...] (*om.* M). **ثمّ إنّ** الإنسان في أيّ موضع وقف على سطح الأرض يكون رأسه **أبدًا** ممّا يلي السماء **ورجله** ممّا يلي الأرض. وهو يرى من السماء نصفها، وإذا انتقل إلي موضع آخر ظهر له من السماء مقدار ما خفي **له** من الجانب الآخر. **لكلّ** تسعة عشر فرسخًا درجة. **ثمّ إنّ البحر المحيط الأعظم أحاط** بأكثر وجه الأرض، والمكشوف منها **قليل ناتئ على** الماء على **مثال** بيضة **غائصة** في الماء يخرج من الماء محدَّبها. وليست **هي مستديرة ملساء ولا مصمتة**، بل كثيرة الارتفاع والانخفاض [**من الجبال والتلال**] ... (*del. e* M)

Sie (sc. die Erde) bildet das Centrum der Sphären, da sie mit Gottes des Allmächtigen Erlaubnis gerade in der Mitte (des Weltalls) ihren festen Standpunkt hat, während die Luft und das Wasser, beide sie von allen Seiten umgeben, [...] Ferner: an welchem Orte der Mensch auch immer stehen mag auf der Erdoberfläche, immer ist sein Haupt dem Himmel und sein Fuss der Erde näher, und zwar sieht er vom Himmel stets die Hälfte. Siedelt er nun nach einem anderen Orte über, so wird ihm vom Himmel gerade soviel sichtbar, als ihm von der anderen Seite aus verborgen gewesen, immer auf 19 Parasangen ein Grad. Ferner umgiebt der grösste Ocean den meisten Theil der Erdoberfläche, während das von derselben blos und offen Daliegende gering ist und über das Wasser hervorragt, in ähnlicher Weise, wie ein im Wasser schwimmendes Ei, dessen convexe Seite aus dem Wasser herausragt. Die Erde ist nun nicht etwa kreisrund und glatt, auch nicht solid und fest, sondern mit zahlreichen Erhebungen und Vertiefungen versehen, †als da sind die Berge und Hügel, die Flusstäler und Abgründe, die Grotten und Höhlen.†

ETHÉ (1868): 294sq.

In der arabischen Literatur wird die Länge eines Grades auf der Erdoberfläche zumeist auf 66 ⅔ bzw. 75 Meilen (*mīl*) beziffert, was auf antike Angaben zurückgeht. Siehe hierzu: Nallino (1944). Daneben findet sich auch die Bestimmung zu ca. 56 ⅔ Meilen (ibid.: 420sqq.), was bei 3 Meilen pro Parasange (*farsaḫ*) unserer Angabe mit 19 Parasangen entspricht. Derselbe Wert ergibt sich auch exakt, wenn man den in der enzyklopädischen Literatur anzutreffenden Wert des Erdumfangs von 6840 Parasangen (al-Dimašqī, *Nuḫbat al-dahr*, 13,3; = Mehren [1874]: 7) durch 360 dividiert. Ein ähnlicher Wert von 6855 Parasangen findet sich in der vierten naturkundlichen *Risālah* der Iḫwān al-ṣafāʾ (*Rasāʾil*, 1:111ult. = Dieterici [1865]: 87), an anderer Stelle sprechen sie von 6800 (2:26,14 = Dieterici [1861]: 32). Al-Qazwīnī spricht sogar ausdrücklich von 19 Parasangen.

Der kanonischen Vorstellung nach, sind die Himmelskörper geometrisch perfekte Kugeln. Wenn dies auch bei der Erde so wäre, müsste sie gleichmäßig mit Wasser umgeben sein. Dieser Gedanke wird etwa in al-Masʿūdīs *al-Tanbīh* (27,17–28,3) ausführlich dargelegt:

وإنّ الحكمة في كون الأرض كرية الشكل أنّها لو كانت مسطوحة كلّها لا غور فيها ولا نشز يخرقها لم يكن النبات، وكانت مياه البحار سائحة على وجهها، فلم يكن الزرع ولم يكن لها غدران تفضي مياه السيول إليها، ولا كانت لها عيون تجري تنبع بالماء أبدًا لأنّ مياه العيون لو كانت منها تخرج

دائمًا لفنيت ولصار الماء أبدًا غالبًا على وجه الأرض، فكان يهلك الحيوان ولا يكون زرع ولا نبات، فجعل عزّ وجلّ منها أنجادًا ومنها أغوارًا ومنها أنشازًا ومنها مستوية.

La forme sphérique de la terre prouve la sagesse du Créateur; si la terre était complètement aplanie, si aucune dépression ni aucune colline ne la bossuait, les plantes ne pourraient exister; les eaux des mers s'épandraient uniformément à sa surface, et il n'y aurait pas de moissons; il ne se trouverait plus d'étangs remplis par les torrents, ni de sources d'où l'eau jaillit sans tarir, car si les eaux ne faisaient que sortir des sources, elles s'épuiseraient et elles resteraient épandues pour toujours à la surface du sol; les animaux périraient; ni moissons ni plantes ne subsisteraient. C'est pourquoi Dieu a voulu que la terre ici s'élevât et là s'abaissât, et qu'ici il y eût des montagnes et là des plaines.

CARRA DE VAUX (1896): 45

§4

Al-Qazwīnī, *ʿAǧāʾib al-maḫlūqāt*, 1:144,3–6 (Ms. München, fol. 79 r 8–10):

اما باطنها كثيرة (M, †Ed.) الأودية والأهوية والكهوف والمغارات، ولها منافذ وخلجانات وكلها ممتلئة مياهًا وبخارات ورطوبات دهنيّة تنعقد منها الجواهر المعدنيّة. وتلك الأبخرة والرطوبات دائمًا في الاستحالة والتغيُّر والكون والفساد.

†…† Auch hat sie Durchgänge und Kanäle, und diese alle sind mit Wassern, Dämpfen und öligen Feuchtigkeiten angefüllt, aus denen sich die mineralischen Stoffe bilden. Diese Dämpfe und Feuchtigkeiten sind fortwährend in Umwandlung und Veränderung, in Entstehen und Vergehen begriffen …

ETHÉ (1868): 295

Bereits vor al-Maqrīzī hatte al-ʿUmarī diesen Absatz in seine *Masālik al-abṣār* (22:212,15–19) übernommen, die direkte Vorlage der *Maqāṣid* waren. In einem ähnlichen Zusammenhang ist auch in der Enzyklopädie des al-Dimašqī

(*Nuḫbat al-dahr*, 57,7–ult.; Mehren [1874]: 63 sq.) von der Beschaffenheit des Erdinneren die Rede, deren Klüfte Ort der Mineralbildung sind. Verwandt ist auch eine Stelle bei al-Tawḥīdī (*al-Imtāʿ*, 2:108,12 sq.).

Zur Theorie der Mineralentstehung aus unter der Erde eingeschlossenen Dämpfen s.u. zu § 6.

§ 4* (Glosse *ǧawhar*)

Ibn Manẓūr, *Lisān al-ʿArab*, 5:224,1 (s. r. *ǧhr*):

... والجوهر كلّ حجر يستخرج منه شيء ينتفع به ... وقيل الجوهر فارسي معرّب ...

Al-Fīrūzābādī, *al-Qāmūs*, 1:395,10 (s. r. *ǧhr*):

... والجوهر كلّ حجر يستخرج منه شيء ينتفع به ...

Cf. Lane (1863–1893), 2:475c „any stone from which is extracted, or elicited, anything by which one may profit." Die lexikographischen Quellen, die Vorlage dieser Glosse waren, lesen statt *šayʾ* hier *ḥaǧar*, demnach ist *ǧawhar* ein wertvoller Stein. Der Begriff *ǧawhar* bezeichnet im Arabischen sowohl die Substanz im philosophischen Sinne von οὐσία (Ullmann [2011]: 95), als auch das Juwel. Aufgrund dieser Zweideutigkeit ist die Lesart unserer Glosse nicht kategorisch zu verwerfen, da es sich um den Versuch einer Definition handeln könnte, die beiden Bedeutungen gerecht werden will.

§ 4** (Glosse *maʿdiniyyah*)

Ibn Manẓūr, *Lisān al-ʿArab*, 17:151,1:

قال الليث المعدن مكان كلّ شيء يكون فيه أصله ومبدؤه نحو معدن الذهب والفضّة والأشياء ...

cf. al-Fīrūzābādī, *al-Qāmūs*, 3:247,1:

... والمعدن كَمَجْلِس منبت الجواهر من ذهب ونحوه ...

§5

Al-Maqrīzīs Ausführungen gehen wiederum mittelbar auf al-Qazwīnīs Kosmographie zurück. Von dieser abhängend bietet auch al-ʿUmarī in seinen *Masālik al-abṣār* (22:212,19–213,4) einen weitgehend identischen Wortlaut, der von al-Maqrīzī kopiert wurde. Bei al-Qazwīnī, *ʿAǧāʾib al-maḫlūqāt*, 1:144,6–13 (Ms. München, fol. 79[a],10–15) lautet die Stelle:

أمّا (M) ظاهرها فإنّه كثير الجبال والأنهار والأودية والجداول والبطائح والآجام والدجال (M) والغدران، وفيها منافذ وخلجان يجري بعضها إلى بعض في دائم الأوقات. والرياح والغيوم والأمطار لا ينقطع عنها في شيء من الأوقات، ولكن في بلدان مختلفة البقاع شرقًا وغربًا وجنوبًا وشمالاً مثل الليل والنهار والصيف والشتاء في بلدان شتّى. والنبات والحيوان والمعادن دائمًا في الكون والفساد، فما في الأرض موضع شبر (om. M) إلّا وهناك معدن أو نبات أو حيوان باختلاف أجناسها وأنواعها صورها ومزاجها وألوانها، لا يعلم تفصيلها إلّا (M) الله تعالى وهو صانعها ومدبّرها …

… und ebenso steht es mit der Erdoberfläche. Denn diese hat zahlreiche Berge, Ströme, Flussthäler, Bäche, Niederungen, Sümpfe und Teiche, und in ihr sind Kanäle und Meeresarme, die gegenseitig in einander fliessen zu allen Zeitmomenten; und die Winde, Gewölke und Regengüsse lassen in keinem Augenblick von ihr ab, sondern in Ländern von noch so verschiedenartigen Erdstrichen im Osten, Westen, Süden und Norden (wechseln sie ebenso ab wie) Tag und Nacht, Sommer und Winter in ganz zerstreut von einander liegenden Gegenden. Und die Pflanzen, Thiere und Mineralien sind beständig im Entstehen und Vergehen begriffen, und es giebt keine Spanne Raum auf der Erde, dass dort nicht Metalle oder Pflanzen oder Thiere von ganz verschiedenartigen Geschlechtern, Species, Gestalten, Constitutionen und Farben lebten, deren detaillirte Eintheilung nur Gott der Allmächtige kennt.

ETHÉ (1868): 295

Die Entstehung von Geländeformationen und die hierbei wirkenden Kräfte der Erosion durch Wasser und Wind werden auch in Ibn Sīnās *K. al-Šifāʾ* (*Maʿādin*) K, 6,15–9,9 (= H/M, 26–32) ausführlich beschrieben.

Die Handschriften sowie die Edition von al-Badrī/Qāsim bieten bei dem hier als „Moore" übersetzten Wort die Lesart *riḥāl* (Halteplätze, Aufenthaltsorte). Bei einer Aufzählung von wasserführenden Geländeformationen scheint dies aber – genauso wie eine immerhin denkbare Interpretation als *rimāl* (Sandflächen) – fehl am Platze, weshalb ein Plural **wiḥāl* von *waḥl* (Schlamm, Morast) hier mehr Sinn machen würde. Eine solche Pluralform ist aber, meines Wissens, nicht belegt. Während das Wort in Wüstenfelds Ausgabe ganz fehlt, bietet die Münchner Handschrift von al-Qazwīnī ein *dġʾl* und al-ʿUmarī ein unpunktiertes *dḥʾl*, was aber auch nicht weiter führt.

§6

Die Vorlage für die *Maqāṣid* ist wiederum letztlich in al-Qazwīnīs *ʿAǧāʾib al-maḫlūqāt* zu erblicken. War die Parallele zum vorgehenden Abschnitt (§§2–5) am Anfang von al-Qazwīnīs geographischen Betrachtungen zu finden gewesen, so bilden die Vergleichsstellen zu §6 und §§7–13 den Beginn seiner Untersuchungen über die aus den Elementen hervorgebrachten drei Naturreiche (*al-naẓar fī l-kāʾināt wa-hiya l-aǧsām al-mutawallidah min al-ummahāt*). Al-ʿUmarī (*Masālik al-abṣār*, 22:74,11–18), al-Maqrīzīs eigentliche Quelle, hatte diese Stelle, die eine Definition der Naturreiche bietet, am Beginn seiner Ausführungen über die Mineralien ausgeschrieben, obwohl er die Pflanzen bereits abgehandelt hatte. In beiden Werken folgt, wie bei al-Maqrīzī, auf diese Begriffsbestimmung die *scala naturae* (§7–13). Bei al-Qazwīnī (*ʿAǧāʾib al-maḫlūqāt*, 1:202,7–15; Ms. München, fol. 98ª,13–21) findet sich folgender Text, der für die *Maqāṣid* etwas umformuliert und um die Überleitung zu den Rangstufen gekürzt wurde (fett gesetzte Stellen):

الأجسام المتولّدة إمّا أن تكون نامية أو لم تكن (لا تكون M)، **فإن لم تكن فهي المعدنيات، وإن** كانت نامية فإمّا أن تكون لها قوّة الحسّ والحركة أو لم تكن، **فإن لم تكن فهي النبات، وإن** كانت **فهي الحيوان**، وزعموا أنّ أوّل ما يستحيل إليه الأركان الأبخرة والعصارات، والبخار ما يصعد من

لطائف مياه البحار والآجام والأنهار من تسخين الشمس. والعصارات ما يتحلّب في باطن الأرض من مياه الأمطار ويختلط بالأجزاء الأرضية فيغلظ، وتنضجها الحرارة المستبطنة في عمق الأرض فتصيّرها مادّةً للمعادن والنبات والحيوان. وستأتي كيفيتها (ترتيبها M) إن شاء الله تعالى، وهي متّصلة بعضها بالبعض بترتيب عجيب ونظام بديع، تعالى صانعها عمّا يقول الظالمون علوًّا كبيرًا.

Diese durch Weiterbildung hervorgegangenen Körper können entweder für Wachsthum empfänglich sein, oder sie sind es nicht. Die letztern sind die Mineralien; die ersteren dagegen haben entweder die Fähigkeit zu empfinden und sich zu bewegen, oder sie haben diese nicht. In letzterem Falle sind es die Pflanzen, in ersterem die Thiere. Man behauptet nun, die ersten Umwandlungsarten der Grundelemente sind die Exhalationen (elabẖira) und die Emulsionen oder Infiltrationen (elʿaṣârât). Unter Exhalationen versteht man alle feinsten aufsteigenden Wassertheilchen, die aus den Meeren, Teichen und Flüssen durch Erhitzung, welche die Sonne bewirkt, hervorkommen. Unter Emulsionen oder Infiltrationen dagegen alle Regenwasser, die in den Bauch der Erde einziehen, sich dort mit erdenen Bestandtheilen vermischen, sich verdichten, dann von der im Innern der Erde enthaltenen Hitze reif gekocht und nun durch sie zu einer für Mineralien, Pflanzen und Thiere geeigneten Materie gestaltet werden. Und die Art und Weise dieser wird weiter unten auseinandergesetzt werden, so Gott der Allmächtige will! – Diese alle sind eng mit einander verbunden nach einer wunderbaren Stufenfolge und überraschenden Anordnung. Hoch und weit erhaben ist daher der Urheber derselben über alle die (falschen) Ansichten, die die Gottlosen von ihm vorbringen!

ETHÉ (1868): 413 sq.

Auch die Enzyklopädie des al-Dimašqī bietet am Anfang des Abschnitts zu den Mineralien eine parallele Definition, die ebenfalls einer paraphrasierten Darstellung der *scala naturae* vorangeht. Al-Dimašqī, *Nuḫbat al-dahr*, 48,8–12:

والمعادن أوّل متولّد تميّزت جوهريته عن التراب، فهي ممّا له التراكم

شيء على شيء دون النمّو والربوّ في الأقطار المختصّ بالنبات والحيوان المغتذيات الناميات، فإنّ الأجسام من حيث هي أجسام إمّا أن تكون ناميةً أو لا، فإن لم تكن ناميةً فهي المعدن وإن تكن ناميةً فهي النبات والحيوان والنامية إمّا أن تكون بها قوّة الحسّ والحركة فهي الحيوان أو لم فهي النبات.

> Les minéraux sont la première chose créée, dont la substance se distingue de la poussière terrestre; les atomes y sont comprimés l'un sur l'autre, privés de la faculté de végéter et de croître, par laquelle se distinguent les plantes et les animaux qui se nourrissent et se développent. Les corps, considérés comme tels croîssent ou non; à ces derniers appartiennent les minéraux, aux premiers les plantes et les animaux. Parmi ceux qui croîssent, il y en a qui se distinguent par la sensibilité et le mouvement, savoir les animaux; d'autres sont privés de ces qualités, savoir les plantes.
>
> MEHREN (1874): 52

An dieser Stelle wird erstmals näher auf eine These eingegangen, die die *Maqāṣid*, und die arabische Mineralogie an sich, wie ein roter Faden durchzieht. Bei al-Maqrīzī begegnet sie unter den Paragraphen §§ 4, 6, 14, 18, 38, 47–49 (cf. § 21) und 52. Die Mineralien bilden sich demnach aus Dämpfen bzw. Feuchtigkeiten, die im Inneren der Erde eingeschlossen sind und die unter bestimmten Bedingungen fest werden. Diese These ist erstmals im authentischen Werk Aristoteles' nachweisbar (cf. Eichholz [1965]: 38–47). Von diesem ausgehend wurde sie für die Araber kanonisch und hat nur gewisse Abwandlungen und Ergänzungen erfahren. Im Bereich der Metalle wurde sie durch die Quecksilber-Schwefel-Theorie ergänzt. Dann hat man die Verschiedenartigkeit der Mineralsorten und Metalle durch leicht unterschiedliche Bedingungen zum Zeitpunkt der Bildung erklärt und ist dabei teils sogar in den Bereich der Astrologie abgeschweift (§ 38). Im Kern aber hielt man an der aristotelischen These fest.

Im Werk des Aristoteles spielen die Mineralien eine sehr untergeordnete Rolle. Nur am Schluss des dritten Buches seiner Meteorologie kommt er ganz knapp auf sie zu sprechen und skizziert eben diese Theorie der Mineralentstehung, die im Zusammenhang mit seiner Lehre von der Anathymiase steht.

Diese Ausdünstungen hatte er für viele der meteorologischen Erscheinungen verantwortlich gemacht. Ein solches unterirdisch eingeschlossenes πνεῦμα soll u.a. für Erdbeben verantwortlich sein (*Meteo.* 368b22, cf. Daiber [1975]: 81 sqq., *De mundo* 395b18–396a22). Offensichtlich wollte er diese Lehre auch auf die Mineralien anwenden. Es ist jedoch bei einer groben Skizze geblieben, die im Folgenden im vollständigen Wortlaut zitiert wird. Der Schlusssatz des Buches, in dem angekündigt wird, dass die einzelnen Arten der Mineralien noch untersucht werden, ist bloße Ankündigung geblieben. Nebenbei bemerkt war dieser Satz geradezu eine Einladung für Pseudepigrapha. Im griechisch überlieferten Text folgt ein viertes Buch, welches aber nicht von Aristoteles stammen dürfte (Lettinck [1999]: 310; Strohm [1970]: 217; Hammer-Jensen [1915]: 123 sqq.) und mit dem Zusammenhang nur indirekt zu tun hat. Eine tatsächliche Auflistung der Mineralarten bietet hingegen das arabische „Steinbuch des Aristoteles", das aus inhaltlichen Gründen nicht von ihm stammen kann.

Im Folgenden wird der Text von Aristoteles *Meteo.* 378a13–b6 nach Bekkers Ausgabe, der kommentierten deutschen Übersetzung von Strohm (1970): 89 sq. und der arabischen Version von Yaḥyá Ibn al-Biṭrīq (ed. Petraitis [1967]: 98 sq. = ed. Schoonheim [2000]: 141–143 [lin. 1042–1061]) angegeben:

> Ὅσα μὲν οὖν ἔργα συμβαίνει παρέχεσθαι τὴν ἔκκρισιν ἐν τοῖς τόποις τοῖς ὑπὲρ τῆς γῆς, σχεδόν ἐστι τοσαῦτα καὶ τοιαῦτα. [378a15] ὅσα δ' ἐν αὐτῇ τῇ γῇ, ἐγκατακλειομένη τοῖς τῆς γῆς μέρεσιν, ἀπεργάζεται, λεκτέον. ποιεῖ γὰρ δύο διαφορὰς σωμάτων διὰ τὸ διπλῆ πεφυκέναι καὶ αὐτή, καθάπερ καὶ ἐν τῳ μετεώρῳ· δύο μὲν γὰρ αἱ ἀναθυμιάσεις, ἡ μὲν ἀτμιδώδης ἡ δὲ καπνώδης, ὥς φαμεν, εἰσιν· δύο δὲ [a20] καὶ τὰ εἴδη τῶν ἐν τῇ γῇ γινομένων, τὰ μὲν ὀρυκτὰ τὰ δὲ μεταλλευτά. ἡ μὲν οὖν ξηρὰ ἀναθυμίασίς ἐστιν ἥ τις ἐκπυροῦσα ποιεῖ τὰ ὀρυκτὰ πάντα, οἷον λίθων τε γένη τὰ ἄτηκτα καὶ σανδαράκην καὶ ὤχραν καὶ μίλθον καὶ θεῖον καὶ τἆλλα τὰ τοιαῦτα. τὰ δὲ πλεῖστα τῶν ὀρυκτῶν ἐστὶ τὰ [a25] μὲν κονία κεχρωματισμένη, τὰ δὲ λίθος ἐκ τοιαύτης γεγονῶς συστάσεως, οἷον τὸ κιννάβαρι.

Damit sind die Wirkungen der Ausdünstungen im Raum über der Erdoberfläche so ziemlich erfasst. Jetzt ist noch darzulegen, was sie in der Erde selbst, in den unterirdischen Räumen eingeschlossen, hervorbringt. Auf die Wirkungen der irdischen Ausdünstungen gehen nämlich zwei verschiedene Arten von Stoffen zurück, da sie selber zweifach ist, wie ja auch in der Atmosphäre. Wir unterscheiden eine wasserdampfartige und eine rauchartige Ausscheidung; dementsprechend gibt es zwei Arten von Stoffen in der Erde, Mineralien und Metalle. Die trockene Anathymiase ist es, die durch ihre Hitze die Mineralien schafft, die verschiedenen Arten unschmelzbarer Steine, sowie Schwefelarsen, Ocker, Mennig, Schwefel und die sonstigen derartigen Substanzen. Die meisten Mineralien sind teils gefärbter Staub, teils, wie z. B. Zinnober, aus solchem Stoff bestehender Stein.

Diese Stelle war offenkundig Vorlage für Theophrast, *De lapid.* VIII,50 (Eichholz [1965]: 77). Ibn al-Biṭrīq hatte die Aristoteles-Stelle folgendermaßen wiedergegeben:

وإذ قد ذكرنا أفعال البخار الصاعد من الأرض، فلنذكر أفعاله إذا بطن فيها. فأقول: إنّ البخار إذا احتقن في الأرض، كان منه جسمان أيضًا مختلفان كنحو اختلافه في الجوهر كمثل الكائن منه، إذا علا من الأرض. والبخار كما قلنا بخاران: أحدهما من سوس النار، واسمه الدخان، والآخر من سوس الرطوبة، واسمه الوهج. فإذا بطن في الأرض، كان الجسمان الكائنان منه صنفين: أحدهما ينتقل بالتقصّب كالحجارة من الأرض غير الذائبة كمثل الزرنيخ (leg.) الأحمر والمغرة. وهذه الأجسام من نحوين: أحدهما كائن من رماد معقود، والآخر كحجر المرقشيثا وما أشبه ذلك. وما كان بهذا النحو، فكينونته من البخار الدخاني.

Τῆς δ' ἀναθυμιάσεως τῆς ἀτμιδώδους, ὅσα μεταλλεύεται, καὶ ἔστιν ἢ χυτὰ ἢ ἐλατά, οἷον σίδηρος, χαλκός, χρυσός. ποιεῖ δὲ ταῦτα πάντα ἡ ἀναθυμίασις ἡ ἀτμιδώδης ἐγκατακλειομένη, καὶ μάλιστα [378a30] ἐν τοῖς λίθοις, διὰ ξηρότητα εἰς ἓν συνθλιβομένη καὶ πηγνυμένη, οἷον δρόσος ἢ πάχνη, ὅταν ἀποκριθῇ. ἐνταῦθα δὲ πρὶν ἀποκριθῆναι γεννᾶται ταῦτα.

Von der wasserdampfartigen Ausscheidung kommen alle Metalle her, also Stoffe, die man gießen oder hämmern kann, wie Eisen, Gold, Kupfer. Sie alle verursacht die wasserdampfartige Ausscheidung, die in der Erde eingeschlossen ist, vor allem im Gestein, wo dessen Trockenheit sie zusammenpreßt und verfestigt, so wie sich bei Tau oder Rauhreif die Ausscheidung konzentriert; nur daß hier die Metalle entstehen, bevor eine solche Konzentration vollzogen ist.

فأمّا الكائن من الوهج الذي هو من سوس البخار الرطب، فهو صنفان: أحدهما يذوب كالنحاس والذهب والفضّة وما أشبه ذلك، والآخر يعرّض في الضرب كالحديد، وكينونته ما كان بهذا النحو أنّ البخار الحارّ الرطب إذا احتقن النارية والحجرية، جفّفته ويبّسته كالجليد والندى الجامد من اليبس والبرد في الجوّ، وكذلك يكون فوق الأرض، فكذلك يكون في باطنها.

Der Text von Ibn al-Biṭrīqs Übersetzung ist an einer wichtigen Stelle verderbt. Die Edition von Petraitis hat: إذا احتقن النار فيه النارية والحجرية, mit der handschriftlichen Variante: إذا احتقن به النارية والحجرية. Hier wurde die Lesart von Schoonheim gewählt, die der bei ihm abgedruckten lateinischen Version entspricht: *Et esse eorum, quae sunt hoc modo, est quod* quando coartantur ignitas et lapiditas, *desiccant ea et arefaciunt sicut glacies et ros, congelatus ex frigore et siccitate in aere* (Schoonheim [2000]: 142,6–9, Hervorhebung F.K.). Demnach enthält der feucht-heiße Dampf feurige und steinige Substanz, durch die er verfestigt wird, was mit der Vorlage nicht recht in Einklang zu bringen ist.

> Διὸ ἔστι μὲν ὡς ὕδωρ ταῦτα, ἔστι δ' ὡς οὔ· δυνάμει μὲν γὰρ ἡ ὕλη ὕδατος ἦν, ἔστι δ' οὐκέτι, οὐδ' ἐξ ὕδατος γενομένου διά τι πάθος, ὥσπερ [378b] οἱ χυμοί. οὐ γὰρ οὕτω γίνεται τὸ μὲν χαλκὸς τὸ δὲ χρυσός, ἀλλὰ πρὶν γενέσθαι παγείσης τῆς ἀναθυμιάσεως ἕκαστα τούτων ἐστίν. διὸ καὶ πυροῦται πάντα καὶ γῆν ἔχει· ξηρὰν γὰρ ἔχει ἀναθυμίασιν· ὁ δὲ χρυσὸς μόνος οὐ πυροῦται. [b5] κοινῇ μὲν οὖν εἴρηται περὶ πάντων αὐτῶν, ἰδίᾳ δ' ἐπισκεπτέον προχειριζομένοις περὶ ἕκαστον γένος.

So sind sie in gewissem Sinn Wasser, anders betrachtet, sind sie es nicht: ihr Stoff hatte die Möglichkeit, zu Wasser zu werden, besitzt sie aber nicht mehr. Auch sind die Metalle nicht, wie die Säfte verschiedenen Geschmacks, das Ergebnis einer bereits vollzogenen irgendwie qualitativ bestimmten Umwandlung in Wasser, dies trifft für das Werden von Kupfer oder Gold nicht zu. Vielmehr ist es die Verfestigung der Anathymiase vor ihrem Übergang in Wasser, was jeden dieser Stoffe verursacht. Dies ist auch der Grund, warum auf sie alle Feuer wirkt und warum sie Erde enthalten – sie enthalten nämlich warmtrockene Anathymiase. Gold macht eine Ausnahme: es wird vom Feuer nicht affiziert. Allgemein ist damit über all diese Stoffe gehandelt; die weitere Prüfung soll erfolgen, indem wir ihre Arten einzeln vornehmen.

وإنّما صارت هذه الأشياء كالماء ثمّ تجمد من شدّة البرد واليبس بعد ذلك. وربّما لم تصر كالماء. والعنصر الذي تصير منه هذه الأشياء لذلك بالقوّة كما نرى طبيعة الماء والبخار الظاهر الذي كانت منه هذه الأشياء تستحيل فتصير ما قبل كينونتها، ثمّ تجمد وتجفّ وتيبس، فتكون منه هذه الأشياء وتصير أرضيةً. ولذلك تظهر فيها طبيعة الأرض والبخار اليابس، إذا اجتمعت بالنار فأمّا الذهب، فإنّه لا يحلّ وحده. تمّت المقالة الثالثة من كتاب الآثار العلوية لأرسطوطاليس ...

Die arabische Rezeption von *Meteo.* III,6 innerhalb der meteorologischen Literatur und bei Ibn Sīnā und seinen Epigonen wurde bereits von Lettinck (1999): 301–310, untersucht. Ibn Sīnā hatte übrigens eine der Hauptthesen dieser Stelle in einigen seiner Werke zitiert, im *K. al-Šifāʾ* aber bewusst weggelassen (Takahashi [2004]: 281, s. u. zu §§ 38–45).

Bei al-Maqrīzī wird zum Ende dieses Paragraphen auch erstmals erwähnt, dass die Mineralien in einem Prozess des Kochens entstehen. Dies wird in den §§ 16, 17, 21, 22, 26, 38, 39, 48 und 52 wieder aufgegriffen. Es ist die Hitze in der Mine, bzw. die der Sonne (§§ 17, 38, 39, 52), die diese „Kochung" bewirkt und so aus den Grundelementen Wasser und Erde die Mineralien hervorbringt. In den arabischen mineralogischen Schriften ist dies seit ps.-Apollonios stets anzutreffen. Letztlich steht dies in Bezug zu den beiden Anathymiasen von *Meteo.* III,6. Hier wurden aber offenbar eher die Thesen von *Meteo.* IV rezipiert. Hier hatte (ps.-) Aristoteles die klassischen vier Qualitäten, warm, kalt, feucht und trocken, am Werk gesehen. Nach der aristotelischen Wirkungslehre darf man jede von ihnen als *causa efficiens* ansehen, die auf die Elemente als *causa materialis* einwirken (cf. al-Waṭwāṭ *Manāhiǧ al-fikar*, 1:242,19; al-Tawḥīdī, *al-Imtāʿ*, 2:111,ult.–112,3). Eine der Hauptwirkungen ist nun die von der Wärme herrührende πέψις (das Garmachen, *Meteo.* 379b18), die in weitere Wirkungen zerfällt, nämlich die πέπανσις (das Reifen, *Meteo.* 380a11), die ἕψησις (das Kochen/Sieden, 380b28) – ein unvollständiges Kochen wird als μώλυσις (381a12) bezeichnet – und die ὄπτησις (Röstung, 381a23). Für uns sind insbesondere die ἕψησις und die ὄπτησις von Interesse. Erstere ist ein Kochen durch feuchte, entweder natürliche oder von außen zugeführte Wärme, wozu etwa auch die Verdauung, die Gärung oder das Gerinnen von Milch zählen. Letztere geschieht durch trockene Hitze von außen (cf. Hammer-Jensen [1915]: 118 sq.). Ibn al-Biṭrīq hatte in seiner Übersetzung der Meteorologie diesen langen Abschnitt (*Meteo.* III,2–3; 379b10–381b22 Bekker) bis zur Unkenntlichkeit gekürzt. Das Wort *ṭabaḫa* fehlt hier übrigens, stattdessen findet sich ein *naḍiğa*, das in diesem Zusammenhang auch bei den späteren Quellen bis hin zu al-Maqrīzī begegnet. *Meteo.* übs. Ibn al-Biṭrīq (ed. Schoonheim [2000]: 151,1110–1119):

والأشياء الغالبة في الهضم أشدّ استرخاءً من التي لم تنعم هضماً، وهي أصلب من البالغة في الهضم. وأقول أنّ الاستواء هو البلوغ في الحرارة واليبس، وذلك لأنّ الشيء النضيج من الرطوبة والحرارة يكون شواءً دون النضج والهضم، ولذلك نعلم أنّ الحرارة الواردة من خارج أحرّ وأقوى من الحرارة الباطنة في الأشياء. وإذا أدنيت الأشياء التي سوسها الجفاف من النار، اشتدّ جفافها وإذا تكاثف متنفّس الجسم واشتدّت واحتقنت فيه الرطوبة ولم تقو على الظهور من باطنه، تعفّنت لذلك هنالك وفسدت. وعدم الاستواء يعرض للكون من إحدى علّتين إمّا لقلّة الحرارة الواردة عليه من خارج وإمّا لكثرة الماء المخالط له. فقد بيّنّا ما الهضم وما الشواء والغلي.

Ebenfalls in der arabischen Theorie zur Entstehung der Mineralien überall anzutreffen ist die Lehre von den Wirkungen der Elementarqualitäten, nämlich warm und kalt, trocken und feucht. Es sind diese Qualitäten, die Veränderungen in der sonst statischen Welt der vier Elemente verursachen. Die Vorstellung war schon in der Antike weit verbreitet, wenn auch einige der frühen Naturphilosophen andere Thesen verfochten hatten. Es sei auch daran erinnert, dass dieselben Elementarqualitäten den Ärzten zufolge im Mikrokosmos Mensch am Wirken sind. Diese Ansicht, die spätestens Galen in kanonischen

Rang erhoben hatte, war für die mittelalterlichen Mediziner der Araber unbestritten.

Im Bereich des Makrokosmos, der hier für uns bedeutsamer ist, waren es wiederum einige Schriften des Aristoteles, in denen die Lehre von den Elementarqualitäten verbreitet wurde und zu den Arabern kam. Insbesondere zu nennen ist das wohl pseudepigraphische IV. Buch der Meteorologie. Wie erwähnt, handelt es sich ja nun nicht um das am Ende des III. Buches angekündigte Buch über die Mineralien, vielmehr ist die Hauptfrage, die hier geklärt werden soll, die nach den Wirkungen der Elementarqualitäten, was schon in der Einleitung explizit ausgedrückt wird (*Meteo.* IV,1; 378b10–26 Bekker):

> Ἐπεὶ δὲ τέτταρα διώρισται αἴτια τῶν στοιχείων, τούτων δὲ κατὰ τὰς συζυγίας καὶ τὰ στοιχεῖα τέτταρα συμβέβηκεν εἶναι, ὧν τὰ μὲν δύο ποιητικά, τὸ θερμὸν καὶ τὸ ψυχρόν, τὰ δὲ δύο παθητικά, τὸ ξηρὸν καὶ τὸ ὑγρόν· ἡ δὲ πίστις τούτων ἐκ τῆς ἐπαγωγῆς· φαίνεται γὰρ ἐν πᾶσιν ἡ μὲν θερμότης καὶ ψυχρότης ὁρίζουσαι καὶ συμφύουσαι καὶ μεταβάλλουσαι τὰ ὁμογενῆ καὶ τὰ μὴ ὁμογενῆ, καὶ ὑγραίνουσαι καὶ ξηραίνουσαι καὶ σκληρύνουσαι καὶ μαλάττουσαι, τὰ δὲ ξηρὰ καὶ ὑγρὰ ὁριζόμενα καὶ τἆλλα τὰ εἰρημένα πάθη πάσχοντα αὐτά τε καθ' αὑτὰ καὶ ὅσα κοινὰ ἐξ ἀμφοῖν σώματα συνέστηκεν. ἔτι δ' ἐκ τῶν λόγων δῆλον, οἷς ὁριζόμεθα τὰς φύσεις αὐτῶν· τὸ μὲν γὰρ θερμὸν καὶ ψυχρὸν ὡς ποιητικὰ λέγομεν (τὸ γὰρ συγκριτικὸν ὥσπερ ποιητικόν τι ἐστί), τὸ δὲ ὑγρὸν καὶ ξηρὸν παθητικόν (τὸ γὰρ εὐόριστον καὶ δυσόριστον τῷ πάσχειν τι λέγεται τὴν φύσιν αὐτῶν). ὅτι μὲν οὖν τὰ μὲν ποιητικὰ τὰ δὲ παθητικά, φανερόν·

Es wurden für die Elemente vier verursachende Qualitäten statuiert, deren Zusammenordnung zu Paaren eine Vierzahl von Elementen ergibt; zwei Qualitäten sind aktiv, Warm und Kalt, zwei passiv, Trocken und Feucht. Dessen kann man sich auf dem Wege der methodischen Erfahrung versichern: überall sind es offensichtlich Wärme und Kälte, die die Form der Dinge bestimmen, sie zusammenwachsen und sich wandeln lassen, und zwar sowohl gleichartige wie ungleichartige Körper, indem sie sie feucht und trocken, hart und weich machen. Dagegen sind es Trocken und Feucht, die eine Bestimmung ihrer Form erfahren und die anderen genannten Wirkungen erleiden, sowohl einzeln für sich wie in der Verbindung miteinander in einem Körper. Ferner ergibt sich das Gleiche auf Grund der theoretischen Überlegungen, mit denen wir das Wesen jener Elementarqualitäten bestimmen; wir bezeichnen ja Warm und Kalt als aktiv (Konzentrieren ist etwas Aktives), Feucht und Trocken als passiv (denn was leicht bzw. schwer formbar ist, heißt in Beziehung auf eine

> bestimmte Passivität seiner Wesensart so). Es ist somit deutlich, daß das eine Paar aktiv, das andere passiv ist.
>
> STROHM (1970): 91

In der alten arabischen Version des Ibn al-Biṭrīq lautet diese Definition folgendermaßen (ed. Schoonheim [2000]: 145 sq. lin. 1068–1078):

> وإذ قد ذكرنا هذه الأشياء ذكرًا عامًّا، فلنخصّها بالذكر المستقصي كلّ واحد منها، فنقول إنّ الرءوس البادئة للأسطقسّات الأربعة أربعة كالأسطقسّات المركّبة، منها أسطقسّان فاعلان وأسطقسّان منفعلان. فأمّا الأسطقسّان الفاعلان فهما الحرارة والبرودة، وأمّا الأسطقسّان المنفعلان فهما الرطوبة واليبوسة. وبرهان ذلك أنّ الحرارة والبرودة تفصلان الأشياء وتؤلّفان وتغيّران الأكوان المتّفقة في الجنس وتصلّبان وتليّنان، والرطوبة واليبوسة منفعلان بأنفسهما وتنفعل من أجلهما جميع الأجسام المركّبة منهما. وبرهان ذلك قول القدماء فيهما، وحدّهما الذي به حدّوهما، وذلك لأنّهم قالوا إنّ الحرارة والبرودة فاعلان والرطوبة واليبوسة منفعلان، وسمّوا الرطوبة السريعة الانفصال، واليبوسة الشديدة الاتّصال، وذلك لأنّهما تألمان وتنفعلان. فقد استبان أنّ من الأسطقسّات الأربعة اثنين فاعلين واثنين منفعلين.

Die Wirkungen der Elementarqualitäten werden im Folgenden von (ps.-)Aristoteles ausführlich beschrieben. Eine der hauptsächlichen Wirkungen ist die oben behandelte Kochung mit ihren Unterkategorien. Dann wird hier, wie später bei den Arabern, die Verbindung von Wasser und Erde als für die Substanzen konstituierend definiert, wobei den Qualitäten Feucht und Trocken besondere Bedeutung zugemessen wird: *Meteo.* IV,4 (381b23–27; 382a3–11 Bekker):

> Τῶν δὲ παθητικῶν, τοῦ ὑγροῦ καὶ τοῦ ξηροῦ, λεκτέον τὰ εἴδη. εἰσὶ δ' αἱ μὲν ἀρχαὶ τῶν σωμάτων αἱ παθητικαὶ ὑγρὸν καὶ [381b25] ξηρόν, τὰ δ' ἄλλα μικτὰ μὲν ἐκ

τούτων, ὁποτέρου δὲ μᾶλλον, τούτου μᾶλλον τὴν φύσιν ἐστίν, οἷον τὰ μὲν ξηροῦ μᾶλλον τὰ δ' ὑγροῦ ... λέγεται δὲ τῶν στοιχείων ἰδιαίτατα ξηροῦ μὲν γῆ, ὑγροῦ δὲ ὕδωρ. διὰ τοῦτο ἅπαντα τὰ ὡρισμένα σώματα ἐνταῦθα οὐκ [382a5] ἄνευ γῆς καὶ ὕδατος· ὁποτέρου δὲ πλεῖον, κατὰ τὴν δύναμιν τούτου ἕκαστον φαίνεται. καὶ ἐν γῇ καὶ ἐν ὕδατι ζῷα μόνον ἐστίν, ἐν ἀέρι δὲ καὶ πυρὶ οὐκ ἔστιν, ὅτι τῶν σωμάτων ὕλη ταῦτα. τῶν δὲ σωματικῶν παθημάτων ταῦτα πρῶτα ἀνάγκη ὑπάρχειν τῷ ὡρισμένῳ, σκληρότητα ἢ μαλακότητα· ἀνάγκη γὰρ τὸ ἐκ ξηροῦ καὶ ὑγροῦ ἢ σκληρὸν εἶναι ἢ μαλακόν.

Jetzt sind die Formen der passiven Qualitäten, des Feuchten und Trockenen, darzulegen. Feucht und Trocken sind die elementaren passiven Faktoren der natürlichen Körper. Diese selbst sind Zusammensetzungen aus ihnen; je mehr von einer Qualität vorhanden ist, desto mehr beeinflußt diese die Natur des Körpers; bei dem einen herrscht das Trockene vor, bei dem anderen das Feuchte ... Von den Elementen gilt als ausgeprägt trocken die Erde, als ausgeprägt feucht das Wasser. Darum enthalten in unserer Welt alle Körper mit bestimmter Form Erde und Wasser (das überwiegende Element verrät sich jeweils in der besonderen Art des Körpers); darum gibt es Lebewesen allein auf der Erde und im Wasser – denn diese Elemente stellen den Grundstoff ihrer Körper dar –, nicht aber in Luft oder Feuer. Von den Eigenschaften aber, die ein bestimmt geformter Körper aufweist, müssen dies die primären sein, Härte oder Weichheit; denn ein Gebilde aus Feucht und Trocken muß entweder hart oder weich sein.

STROHM (1970): 98

In Ibn al-Biṭrīqs Version der Meteorologie lautet diese Stelle (ed. Schoonheim [2000]: 152 sq., lin. 1120–1122; 1129–1134):

فلنذكر الآن القوّتين المنفعلتين، وهما الرطوبة واليبوسة. فأقول إنّ من رءوس الأكوان الخمسة المنفعلة: الرطوبة واليبوسة، والأكوان مركّبة منها. ولكنّ الرطوبة غالبة على بعض الأجسام واليبوسة غالبة على بعض، ... والأسطقسّ اليابس هو الأرض والأسطقسّ الرطب هو الماء. فكلّ شيء خاصّ هو منفعل فهو يتكوّن من جوهر الماء والأرض اضطرارًا.

وكلّ كون فهو لازم من أقوى الأسطقسّات اللازم له، الموافق له دون سائر الأسطقسّات. وبرهان ذلك أنّ حلول الحيوان الماء والأرض الغالبين عليهما وسكاهما إيّاهما دون النار والهواء لقلّة ملازمة طبائعهما إيّاهما وذلك من قلّة غلبتهما عليهما.

In *Meteo.* III wurde als Grundlage der Metalle die wasserdampfartige Anathymiase definiert. In *Meteo.* IV heißt es, dass die meisten Metalle die Natur des Wassers besitzen, Eisen und die anderen Steine hingegen diejenige der Erde. *Meteo.* IV,10 (389a6–9; 11–16 Bekker):

> Χρυσὸς μὲν δὴ καὶ ἄργυρος καὶ χαλκὸς καὶ καττίτερος καὶ μόλυβδος καὶ ὕελος καὶ λίθοι πολλοὶ ἀνώνυμοι ὕδατος· πάντα γὰρ ταῦτα τήκεται θερμῷ ... σίδηρος δὲ καὶ κέρας καὶ ὄνυξ καὶ ὀστοῦν καὶ νεῦρον καὶ ξύλον καὶ τρίχες καὶ φύλλα καὶ φλοιὸς γῆς μᾶλλον. ἔτι ἤλεκτρον, σμύρνα, λίβανος, καὶ πάντα τὰ δάκρυα λεγόμενα, καὶ πῶρος, καὶ οἱ καρποί, οἷον τὰ χεδροπά, καὶ σῖτος· τὰ τοιαῦτα γὰρ τὰ μὲν σφόδρα, τὰ δὲ ἧττον μὲν τούτων, ὅμως δὲ γῆς·
>
> Die Natur des Wassers besitzen also: Gold, Silber, Erz, Zinn, Blei, Glas und viele Steinarten ohne eigene Bezeichnung; sie alle schmelzen durch Hitze ... Dagegen Eisen, Horn, Fingernägel, Knochen, Sehnen, Holz, Haar, Blätter, Rinde rechnen eher zu Erde, ferner Bernstein, Myrrhe, Weihrauch – also alles, bei dem man von "Tränen" spricht –, Poros-Marmor (= Stalaktiten) sowie Bodenprodukte, z. B. Hülsenfrüchte und Getreide – dergleichen ist erdiger Natur, ...
>
> STROHM (1970): 113 sq.

Theophrast, der eine eigene Monographie *De metallis* geschrieben hatte, nimmt diesen hauptsächlichen Unterschied zwischen Metallen und Steinen als Ausgangspunkt seiner Schrift *De lapidibus*, die er mit diesen Worten eröffnet (*De lap.* I,1):

> Τῶν ἐν τῇ γῇ συνισταμένων τὰ μέν ἐστιν ὕδατος, τὰ δὲ γῆς. ὕδατος μὲν τὰ μεταλλευόμενα καθάπερ ἄργυρος καὶ χρυσὸς καὶ τἆλλα, γῆς δὲ λίθος τε καὶ ὅσα λίθων εἴδη περιττότερα, καὶ εἴ τινες δὴ τῆς γῆς αὐτῆς ἰδιώτεραι φύσεις εἰσὶν ἢ χρώμασιν ἢ λειότησιν ἢ πυκνότησιν ἢ καὶ ἄλλῃ τινὶ δυνάμει. περὶ μὲν οὖν τῶν μεταλλευομένων ἐν ἄλλοις τεθεώρηται· περὶ δὲ τούτων νῦν λέγωμεν.

> Of the things that are formed within the earth, some are of water and some of earth. Of water are metals, like silver, gold, and the rest; while of earth are stone, including the more unusual kinds, and those varieties of earth that are at all peculiar in colour, smoothness, solidity, or some other quality. Metals, however, have been considered elsewhere, and it is the latter that we have now to discuss.
>
> EICHHOLZ (1965): 57; cf. *De lapid.* II,10sq./EICHHOLZ: 61

Theophrast nimmt des Weiteren an, dass für alle Mineralien eine gemeinsame Materie als Grundlage existiert, die durch verschiedenartige Bedingungen im Entstehungsprozess die diversen Steinarten hervorbringt (*De lapid.* I,2). Die Hauptfaktoren hierbei sind ihm zufolge wiederum Wärme und Kälte (*De lapid.* I,3):

> Ἡ δὲ πῆξις τοῖς μὲν ἀπὸ θερμοῦ τοῖς δ' ἀπὸ ψυχροῦ γίνεται. κωλύει γὰρ ἴσως οὐδὲν ἔνια γένη λίθων ὑφ' ἑκατέρων συνίστασθαι τούτων. ἐπεὶ τά γε τῆς γῆς ἅπαντα δόξειεν ἂν ὑπὸ πυρός· ἐπείπερ ἐν τοῖς ἐναντίοις ἑκάστων ἡ πῆξις καὶ ἡ τῆξις. ἰδιότητες δὲ πλείους εἰσὶν ἐν τοῖς λίθοις· ἐν γὰρ τῇ γῇ χρώμασί τε καὶ γλισχρότητι καὶ λειότητι καὶ πυκνότητι καὶ τοῖς τοιούτοις αἱ πολλαὶ διαφοραί, κατὰ δὲ τὰ ἄλλα σπάνιοι.
>
> This solidification is due in some cases to heat and in others to cold, for there may be nothing to prevent certain kinds of stone from being formed either by heat or by cold; although it would seem that the earths at any rate are all formed by fire, since the process whereby a thing is solidified and the process whereby it suffers dissolution belong to contrary *genera*. As for peculiarities, these are more numerous in stones than in earths. Indeed, so far as the earths are concerned, most of the characteristic differences are in respect of colour, viscidity, smoothness, solidity, and the like: differences in other respect are rare.
>
> EICHHOLZ (1965): 57

Der Autor von *Meteo.* IV widmete sich des Weiteren den unterschiedlichsten Bereichen der Naturkunde. Die Mineralogie ist dabei eher selten vertreten. Bisweilen wird etwa der Ziegel als Beispiel (s. u. § 39) genannt. Erwähnenswert ist auch der Fall des Stahls, dessen Bereitung ausführlicher dargestellt wird (*Meteo.* 383a25–b5 Bekker):

> Ὅσα μὲν οὖν ὑπὸ ψυχροῦ πήγνυται τῶν κοινῶν γῆς καὶ ὕδατος, πλεῖον δὲ ἐχόντων γῆς, τὰ μὲν τῷ τὸ θερμὸν ἐξεληλυθέναι πηγνύμενα, ταῦτα τήκεται θερμῷ

> εἰσιόντος πάλιν τοῦ θερμοῦ, οἷον ὁ πηλὸς ὅταν παγῇ· ὅσα δὲ διὰ ψύξιν, [383a30] καὶ τοῦ θερμοῦ συνεξατμίσαντος ἅπαντος, ταῦτα δὲ ἄλυτα μὴ ὑπερβαλλούσῃ θερμότητι, ἀλλὰ μαλάττεται, οἷον σίδηρος καὶ κέρας. τήκεται δὲ καὶ ὁ εἰργασμένος σίδηρος, ὥστε ὑγρὸς γίγνεσθαι καὶ πάλιν πήγνυσθαι. καὶ τὰ στομώματα ποιοῦσιν οὕτως· ὑφίσταται γὰρ καὶ ἀποκαθαίρεται κάτω [383b1] ἡ σκωρία· ὅταν δὲ πολλάκις πάθῃ καὶ καθαρὸς γένηται, τοῦτο στόμωμα γίγνεται. οὐ ποιοῦσι δὲ πολλάκις αὐτὸ διὰ τὸ ἀπουσίαν γίγνεσθαι πολλὴν καὶ τὸν σταθμὸν ἐλάττω ἀποκαθαιρομένου. ἔστι δ' ἀμείνων σίδηρος ὁ ἐλάττω ἔχων [b5] ἀποκάθαρσιν.
>
> Von den aus Erde und Wasser zugleich, jedoch mit Übergewicht der Erde, zusammengesetzten Stoffen, soweit sie durch Kälte verfestigt sind, schmelzen diejenigen, die der Weggang des Warmen verfestigt hat, unter der Wirkung von Wärme, wenn sie wieder zurückkehrt, z. B. (durch Frost) festgewordener Schlamm; die Körper aber, die Kälte von außen verfestigt hat – wobei gleichzeitig alle innere Feuchtigkeit mit der Wärme verdampfte, – lassen sich nicht auflösen – es sei denn durch enorme Hitze –, wohl aber weichmachen, z. B. Eisen und Horn. Auch Schmiedeeisen läßt sich schmelzen, so daß es flüssig und wieder fest wird. Entsprechend macht man es bei der Stahlbereitung: hier bildet die Eisenschlacke einen Bodensatz, der von unten weggeräumt wird; hat das Eisen diesen Prozeß mehrmals durchlaufen, so ist es durch diese Reinigung zu Stahl geworden. Oft läßt man aber diesen Reinigungsprozeß nicht stattfinden, denn der Verlust an Material und an Gewicht ist dabei zu groß. Je weniger man es reinigen muß, desto besser ist das Eisen.
>
> STROHM (1970): 101

Die arabische Version von Ibn al-Biṭrīq hat die Stelle gekürzt und bietet nur noch die theoretische Überlegung, nicht aber das vollständige Beispiel des Stahls (ed. Schoonheim [2000]: 156, lin. 1187–1193):

> وكلّ الأشياء التي يجمّدها البرد فهي مركّبة من الأرض والماء. والغالب عليها الأرضية وإنّما تحلّل وتلين إذا دخلتها الحرارة، فإذا فارقتها عادت جامدةً. وذلك لأنّ الحرارة تحلّ بخارها الطبيعي فتصيرها جاريةً سيّالةً. فإذا كثر لقاؤها فشا ونشأ فتصير غير ذائبة ولا سيّالة كالحديد والقرن وما

أشبه ذلك. وإذا كانت الأرض غالبةً على الحديد كان رديًّا وينقص منه شيء كثير في النار. وأمّا الجيّد منه فإنّ نقصانه يصير لعلّة خفّته.

Viele der im IV. Buch der Meteorologie präsenten Vorstellungen haben Parallelen im II. Buch von Aristoteles' authentischem Werk *De generatione et corruptione*. Er erörterte dort die grundsätzlichen Fragen nach den Elementen (II,1) und der Möglichkeit der Verwandlung der jeweiligen Elemente in andere (II,4). Dies steht auch dort in Verbindung mit den vier Elementarqualitäten, denen insbesondere *De gen et corr.* II,2 gewidmet ist, wo sie ebenso wieder in aktive und passive unterschieden werden (329b24–32 Bekker):

> Θερμὸν δὲ καὶ ψυχρὸν καὶ ὑγρὸν καὶ ξηρὸν τὰ μὲν τῷ ποιητικὰ εἶναι τὰ δὲ τῷ παθητικὰ λέγεται· θερμὸν γάρ ἐστι τὸ συγκρῖνον τὰ ὁμογενῆ (τὸ γὰρ διακρίνειν, ὅπερ φασὶ ποιεῖν τὸ πῦρ, συγκρίνειν ἐστὶ τὰ ὁμόφυλα· συμβαίνει γὰρ ἐξαιρεῖν τὰ ἀλλότρια), ψυχρὸν δὲ τὸ συνάγον καὶ συγκρῖνον ὁμοίως τά [329b30] τε συγγενῆ καὶ τὰ μὴ ὁμόφυλα, ὑγρὸν δὲ τὸ ἀόριστον οἰκείῳ ὅρῳ εὐόριστον ὄν, ξηρὸν δὲ τὸ εὐόριστον μὲν οἰκείῳ ὅρῳ, δυσόριστον δέ.

> Hot and cold and dry and wet are said of things, the one pair in virtue of their being capable of acting, the other in virtue of their being capable of being affected. For heat is that which aggregates things that are of the same kind (for the segregating which they say fire does is the aggregating of things of the same type, for this results in foreign bodies' being expelled), and cold is that which gathers and aggregates indiscriminately things that are related and things that are not of the same type. Wet is that which is not bounded by any boundary of its own but is easily bounded: dry is that which is easily bounded by a boundary of its own, but is hard ⟨for other things⟩ to bound.
>
> WILLIAMS (1982): 39

An dieser Stelle von *De gen et corr.* wird auch über weitere von den Primärqualitäten abgeleitete Eigenschaften der Materie diskutiert, die teils auch in der späteren arabischen Mineralogie wieder begegnen. Beispielsweise werden hier Definitionen des Viskosen oder des Harten gemacht (cf. §§ 17, 38 f.). Aristoteles, *De gen et corr.* II,2 (329b32–330a12 Bekker):

> Τὸ δὲ λεπτὸν καὶ παχὺ καὶ γλίσχρον καὶ κραῦρον καὶ σκληρὸν καὶ μαλακὸν καὶ αἱ ἄλλαι διαφοραὶ ἐκ τούτων· ἐπεὶ γὰρ τὸ ἀναπληστικόν ἐστι τοῦ ὑγροῦ διὰ

τὸ μὴ ὡρίσθαι μὲν εὐόριστον δ' εἶναι καὶ ἀκολουθεῖν τῷ [330a1] ἁπτομένῳ, τὸ δὲ λεπτὸν ἀναπληστικόν (λεπτομερὲς γάρ, καὶ τὸ μικρομερὲς ἀναπληστικόν· ὅλον γὰρ ὅλου ἅπτεται· τὸ δὲ λεπτὸν μάλιστα τοιοῦτον), φανερὸν ὅτι τὸ μὲν λεπτὸν ἔσται τοῦ ὑγροῦ, τὸ δὲ παχὺ τοῦ ξηροῦ. πάλιν δὲ τὸ μὲν γλίσχρον [a5] τοῦ ὑγροῦ (τὸ γὰρ γλίσχρον ὑγρὸν πεπονθός τί ἐστιν, οἷον τὸ ἔλαιον), τὸ δὲ κραῦρον τοῦ ξηροῦ· κραῦρον γὰρ τὸ τελέως ξηρόν, ὥστε καὶ πεπηγέναι δι' ἔλλειψιν ὑγρότητος. ἔτι τὸ μὲν μαλακὸν τοῦ ὑγροῦ (μαλακὸν γὰρ τὸ ὑπεῖκον εἰς ἑαυτὸ καὶ μὴ μεθιστάμενον, ὅπερ ποιεῖ τὸ ὑγρόν· διὸ [a10] καὶ οὐκ ἔστι τὸ ὑγρὸν μαλακόν, ἀλλὰ τὸ μαλακὸν τοῦ ὑγροῦ), τὸ δὲ σκληρὸν τοῦ ξηροῦ· σκληρὸν γάρ ἐστι τὸ πεπηγός, τὸ δὲ πεπηγὸς ξηρόν.

Fine and coarse, viscous and brittle, hard and soft, and the other differentiae are from these. Since ability to fill things belongs to wetness, because it has no boundaries but is easily bounded and follows the thing with which it is in contact, and the fine is able to fill things (because its particles are fine and that which has small particles is able to fill things; for the whole of it is in contact with the whole ⟨of the other⟩, and that which is fine is very much of this sort), obviously fineness belongs to wetness and coarseness to dryness. Again, viscousness belongs to wetness (because viscousness is wetness affected in some way, e. g. oil); and brittleness belongs to hardness, because being brittle is being completely hard – so hard as to have solidified from lack of wetness. Furthermore, softness belongs to wetness (because what retreats into itself and does not move elsewhere, which is what the wet does, is soft – that is why the wet is not soft but softness belongs to wetness), and hardness belongs to dryness; for that which is solid is hard and that which is solid is dry.

WILLIAMS (1982): 39

Auch die ps.-aristotelische Schrift *De mundo* (396b23–34 Bekker) enthält eine kurze Definition der Elemente und Primärqualitäten, die in das größere Gefüge einer kosmischen Harmonie eingebunden wird:

Οὕτως οὖν καὶ τὴν τῶν ὅλων σύστασιν, οὐρανοῦ λέγω καὶ γῆς τοῦ τε σύμπαντος κόσμου, διὰ τῆς τῶν ἐναντιωτάτων [396b25] ἀρχῶν κράσεως μία διεκόσμησεν ἁρμονία· ξηρὸν γὰρ ὑγρῷ, θερμὸν δὲ ψυχρῷ βαρεῖ τε κοῦφον μιγέν, καὶ ὀρθὸν περιφερεῖ, γῆν τε πᾶσαν καὶ θάλασσαν αἰθέρα τε καὶ ἥλιον καὶ σελήνην καὶ τὸν ὅλον οὐρανὸν διεκόσμησε μία ἡ διὰ πάντων διήκουσα δύναμις, ἐκ τῶν ἀμίκτων καὶ ἑτεροίων, ἀέρος [b30] τε καὶ γῆς καὶ πυρὸς καὶ ὕδατος, τὸν σύμπαντα κόσμον δημιουργήσασα καὶ μιᾷ διαλαβοῦσα σφαίρας ἐπιφανείᾳ, τάς τε ἐναντιωτάτας ἐν αὐτῷ φύσεις ἀλλήλαις ἀναγκάσασα ὁμολογῆσαι, καὶ ἐκ τούτων μηχανησαμένη τῷ παντὶ σωτηρίαν.

Auf gleiche Weise ordnet nun den Bau des Ganzen, des Himmels, der Erde und des gesamten Alls eine einzige Harmonie durch Mischung der völlig gegensätzlichen Urstoffe. Denn Trocken ist mit Feucht, Warm mit Kalt, Leicht mit Schwer, Gerade mit Krumm vermischt, und die ganze Erde und das Meer, Äther, Sonne und Mond und den ganzen Himmel ordnet eine alles durchdringende Kraft, die aus gesonderten und verschiedenen Grundstoffen, aus Luft, Erde, Feuer, Wasser den ganzen Kosmos erbaut, ihn mit einer einzigen Kugelschale umschlossen, die gegensätzlichsten Wesenheiten in ihm zur Eintracht miteinander gezwungen hat und durch sie die Erhaltung des Ganzen bewirkt.

SCHÖNBERGER (1991): 16

Auch andere Ansichten, die letztlich noch bei al-Maqrīzī vorkommen, haben deutliche Parallelen in Aristoteles' IV. Buch der Meteorologie. Dort ist etwa die Vorstellung präsent, dass Öl und ölige Substanzen das Element Luft enthalten. Was, nebenbei bemerkt, ja auch die einfachste Erklärung für ihr geringes spezifisches Gewicht ist. Der Schwefel ist nun nach gängiger Vorstellung eine der öligen Substanzen. Daraus erklärt sich der Umstand, dass noch bei al-Maqrīzī davon die Rede ist, dass er auch luftige Bestandteile enthält (siehe zu § 51, cf. 16, 48). Der Ziegel dient in *Meteo.* IV mehrfach als Beispiel für die Verhärtung von Substanzen mittels Wärme (s. u. § 39). Die Definitionen der Hämmerbarkeit von Metallen und der Löslichkeit von Salzen und Metallen haben Parallelen in der Mineralklassifikation von Ibn Sīnā (s. u. zu §§ 14, 15). Dass der *yāqūt* nicht brennbar ist, geht auf die Meteorologie zurück (zu § 38). Auch wird dort oftmals die These von Poren vertreten, die die Körper durchziehen. Diese Ansicht fehlt bei al-Maqrīzī zwar, ist aber z. B. bei ps.-Apollonios häufig (zu §§ 30, 38).

§ 6* (Glosse *maʿādin*)

Cf. Ibn Manẓūr, *Lisān al-ʿArab*, 17:150 sq. (s. r. *ʿdn*):

عَدَنَ فلان بالمكان يَعْدِنُ ويعدُنُ عَدْنًا وعُدُونًا أقام ... وجَنّاتُ عَدْنٍ منه أي جنّات إقامة لمكان الخلْد ... ومَعْدِنُ الذهب والفضّة سمّي مَعْدِنًا

لإنبات الله فيه جوهرهما وإثباته إيّاه في الأرض حتّى عَدَنَ أي ثبت فيها.

Siehe auch: al-Fīrūzābādī, *al-Qāmūs*, 4:246paen.; Lane (1863–1893), 5:1977a … so called (sc. *maʿdin*) … because the native ore created therein by God has remained fixed in it … Die Erklärungen zu *ǧannāt ʿadn* beziehen sich auf eine Erwähnung dieser im Koran (13:23).

§§7–13

Die Vorstellung einer stetigen Rangsteigerung von den einfachsten Daseinsformen bis hin zu den höchsten übernatürlichen Wesen ist in der arabischen Literatur mehrfach präsent (al-Qazwīnī, *ʿAǧāʾib al-maḫlūqāt*, 202sq., cf. Clément-Mullet [1840]: 421–431; Ethé [1868]: 414sqq.; al-ʿUmarī, *Masālik al-abṣār*, 22:74sqq.; al-Dimašqī, *Nuḫbat al-dahr*, 48,12–15; 79,11–13; Mehren [1874]: 52; 92; Iḫwān al-ṣafāʾ, *Rasāʾil*, 2:142–146; Dieterici [1861]: 178–184; Weisser [1980]: 120sq.). Hierbei sind die Grenzen zwischen den Naturreichen nicht klar zu ziehen und es existieren zahlreiche Zwischenstufen, auf die al-Maqrīzī hier näher eingeht. Diese „*scala naturae*" dürfte auf antikes Gedankengut, speziell aus dem neuplatonischen Bereich, zurückgehen (cf. Kruk [1990]: 272sq.). Die These von kontinuierlichen Übergängen zwischen Pflanzen- und Tierreich (συνέχεια) ist bereits in den tierkundlichen Schriften Aristoteles' präsent (*Hist. anim.*, VIII,1, 588b4 Bekker; *Part. anim.*, IV,5, 681a10 Bekker; cf. Bartels [2013]: 97, s.u. §10).

Die Quelle für al-Maqrīzī stammt zweifellos aus der Tradition von al-Qazwīnī und al-ʿUmarī. Der Koranvers von §12 ist weder für al-Qazwīnī noch die Iḫwān al-ṣafāʾ belegt, findet sich aber bei al-ʿUmarī, weshalb dessen *Masālik al-abṣār* deutlich als direkte Quelle der *Maqāṣid* erkennbar sind. Auch sonst ist an einigen Details spürbar, dass al-Maqrīzī dem Text al-ʿUmarīs näher steht (cf. zu §§7,8,9).

§7

Direkte Parallelen liefern: al-Qazwīnī, *ʿAǧāʾib al-maḫlūqāt*, 1:202,15–21 (Ms. München, fol. 98^{a},22–paen.) = Clément-Mullet (1840): 426; al-ʿUmarī, *Masālik al-abṣār*, 22:74,21–75,4. Der Wortlaut bei al-Qazwīnī ist folgender:

فأوّل مراتب (مرتبة M) **هذه** الكائنات تراب وآخرها نفس ظاهرة ملكية، **فإنّ** المعادن **متّصلة** أوّلها بالتراب أو الماء وآخرها بالنبات، والنبات **متّصل** أوّله بالمعادن وآخره بالحيوان، والحيوان **متّصل** أوّله بالنبات وآخره بالإنسان، والإنسان أوّله متّصل بالحيوان وآخره بالملائكة. **ولنذكر لهذا الكلام زيادة إيضاح، فنقول وبالله التوفيق** أوّل المعادن هو الجصّ **ممّا يلي** التراب، والملح **ممّا يلي** الماء، والجصّ تراب رمليّ **يبتلّ** من الأمطار، ثمّ ينعقد فيصير جصًّا. والملح ماء يمتزج بأجزاء سبخة من الأرض فينعقد ملحًا.

Al-ʿUmarī (*Masālik al-abṣār*, 22:75,1–4), der gewöhnlich al-Qazwīnīs Text unverändert wiedergibt, hat am Schluss des Absatzes eine Variante, die dem Befund bei al-Maqrīzī gleichkommt, und somit als Beweis für dessen Abhängigkeit von den *Masālik al-abṣār* gelten kann:

... بيان ذلك أنّ أوّل المعادن هو الجصّ ممّا يلي التراب، والملح ممّا يلي الماء، والجصّ تراب رمليّ حصل له بلل من الأمطار، فانعقد فصار جصًّا. والملح ماء امتزج بأجزاء سبخة من الأرض، فانعقد ملحًا.

Ethé ([1868]: 414) übersetzte al-Qazwīnīs Aussage folgendermaßen:

> Der erste nun von den Stufengraden dieser Kâinât ist die Erde, der letzte die reine [Verlesung von *ẓāhirah* zu *ṭāhirah*, Anm. F.K.] Seele der Engel. Was nun die Mineralien betrifft, so hängt deren erstes (unvollkommenstes) mit der Erde oder dem Wasser, ihr letztes (vollkommenstes) mit der Pflanze zusammen; ebenso hängen die Pflanzen einestheils mit den Mineralien, anderentheils mit den Thieren; die Thiere einerseits mit den Pflanzen, andererseits mit dem Menschen, der Mensch endlich in einer Beziehung mit den Thieren, in der anderen mit den Engeln zusammen. Wir wollen nun diese Untersuchung mit der grössten Deutlichkeit aufführen und sagen daher: – bei Gott aber ruht das Gelingen – das erste

> und ursprünglichste der Mineralien, von denen, die der Erde am nächsten verwandt sind, ist der Gyps, von denen, die dem Wasser, das Salz! [Ausfall eines Satzes, Anm. F.K.] Salz besteht aus Wasser, welches sich mit salzigen Bestandtheilen der Erde vermischt und sich nun zu wirklichem Salz verdichtet und verknüpft.

In der Enzyklopädie des al-Dimašqī wurde die Rangfolge der Naturgegenstände nur am Rande gestreift. In seinem Kapitel über die Salze bringt er eine Parallele zu al-Qazwīnīs Text und paraphrasiert dann dessen folgende Angaben (cf. § 40). Al-Dimašqī, *Nuḫbat al-dahr*, 79,5–13:

> وأمّا ما يذوب بالرطوبات فيصير في أعداد المائعات فمنه ما يتكوّن على سطح الأرض ومنه ما ينبع منها، فالذي يتولّد على سطحها الأملاح والشبوب والبورقات، وكلّها ترابية طينية ثمّ نضجها في أقلّ من السنة. وعلّة تكوينها أنّ المياه إذا بقيت في البقاع واختلطت بتربتها وعملت فيها حرارة المعدن فحلّلت أكثر الرطوبات فصارت بخارًا فارتفع في الهواء، وبقي ما بقي من الرطوبات محبوسًا ملانًا ما للأجزاء الأرضية، فإن كانت تربة تلك الأرض سبخة غلظ وانعقد بطبخ الحرارة له فيكون عنه ضروب الأملاح والشبوب والبورقات، وإن كانت تربة البقاع عفصة انعقد فيها ضروب الزاجات، وإن كانت حصى (leg.) ورملاً وترابًا مختلطًا انعقد فيها ضروب الجصّ †والأزواقات† الإسفيداجية، وإن كانت طينًا ليّنًا تولّد عنها ضروب العشب والكلأ والكمأة، قال إنّ زهر الكمأة يتولّد في الأرض الرملة الرطبة وكأنّها بين النبات والمعدن.

> Quant aux substances qui sont solubles dans l'eau, elles appartiennent aux résines, dont une partie provient de dessous terre, une autre se trouve sur sa surface; à cette dernière espèce appartiennent les sels, les aluns et les nitres, dont la nature est poudreuse et argileuse, mais qui mûrissent dans l'espace de moins d'un an. La cause de leur formation est que, quand

les eaux, restant dans les réservoirs et mêlées de poussière, s'évaporent par la chaleur de la mine et montent dans les airs, il reste un résidu imprégné de particules terreuses; si la masse de cette terre est salineuse, elle s'épaissit et se coagule par la coction produite par la chaleur; alors se forment les diverses espèces de sels, d'aluns et de nitres; si la terre est pleine d'astringents, elle produit les divers vitriols; si elle est sablonneuse ou mêlée de poudre et de sable, se produisent les diverses espèces de gypse et de céruses; enfin si elle est argileuse et molle, elle fait naître les diverses espèces d'herbes, de graminées et de champignons; cette dernière est produite d'une terre sablonneuse et humide, et semble avoir une place intermédiaire entre les plantes et les minéraux.

MEHREN (1874): 92

Zur Popularisierung des Gedankens der *scala naturae* hatten die Iḫwān al-ṣafāʾ entscheidend beigetragen, letztlich dürfen sie auch als al-Qazwīnīs Quelle gelten. Iḫwān al-ṣafāʾ, *Rasāʾil*, 2:142,3–10:

فمن أجل تلك الموجودات المختلفة الأجناس المتباينة الأنواع المربوطة أوائلها بأواخرها وأواخرها بما قبلها في الترتيب وانتظام المولّدات، الكائناتُ التي دون فلك القمر وهي أربعة أجناس: المعادن والنبات والحيوان والإنسان، وذلك أنّ كلّ جنس منها تحته أنواع كثيرة، فمنها ما هو في أدون المراتب ومنها ما هو في أشرفها وأعلاها، ومنها ما هو بين الطرفين. فأدون أطراف المعادن ممّا يلي التراب الجصّ والزاج وأنواع الشبوب. والطرف الأشرف الياقوت والذهب الأحمر، والباقي بين هذين الطرفين من الشرف والدناءة ...

Zu diesen herrlichen Schöpfungen, die mit verschiedenen Gattungen und gesonderten Arten versehen sind, und bei denen der Anfang mit dem Ende, der in Anordnung und Reihenfolge früheren Stufe verbunden ist, gehört das unter dem Mondkreis Entstandene. Dies zerfällt in vier Gattungen, in Mineral, Pflanze, Thier und Mensch. Eine jede dieser Gattungen hat wieder verschiedene Arten unter sich, von denen einige auf den niedrigsten, andere auf den höchsten und erhabensten Stufen stehen,

> noch andere zwischen diesen beiden in der Mitte sind. Die niedrigste Art der Minerale besteht aus solchen, die dem Staube nahe stehen, so Gyps, Vitriol, die verschiedenen Alaune; die höchste dagegen wird aus Steinen, wie dem Hyacinth und dem Golde, gebildet, die übrigen stehen zwischen diesen an Höhe oder Niedrigkeit.
>
> DIETERICI (1861): 178 sq.

Als unterste Rangstufe der Daseinsformen wird in diesem Absatz der Staub (*turāb*) definiert. Es ist vielleicht erwähnenswert, dass das Wort *turāb* statt *arḍ* im Sprachgebrauch von ps.-Apollonios für das Element Erde/γῆ steht (cf. Ullmann [1972]: 173).

Nach anderen Ansichten zur Rangfolge der Naturgegenstände nimmt das hier auch erwähnte Salz eine Zwischenstufe zwischen Mineral und Pflanze ein (cf. Diwald [1975]: 228; Kruk [1990]: 273, Anm. 9). Die Ursache dafür mag darin zu sehen sein, dass Salz unter Feuchtigkeitseinfluss „ausblüht."

§8

Al-Qazwīnī, *ʿAǧāʾib al-maḫlūqāt*, 1:202,21–203,2 (Ms. München, fol. 98[a],paen.–98[b],6) = Clément-Mullet (1840): 426 sq.; al-ʿUmarī, *Masālik al-abṣār*: 22:75,4–14. Bei al-Qazwīnī findet sich ein in zahlreichen Details abweichender Text:

وآخر المعادن ممّا يلي النبات الكمأة وما شاكلها، وذلك أنّ هذا النوع من الكائنات يتكوّن في التراب كالمعدن، وينبت في مواضع نديّة في أيّام الربيع من الأمطار وأصوات الرعد كما ينبت النبات، لكن من أجل أنّه ليس لها ثمرة ولا ورق وتتكوّن في التراب كما تتكوّن المعادن (المعدنيات M)، فإنّها تشبه المعدنيات فصارت تشبه النبات من جهة والمعدنيات من أخرى. وأمّا النبات فأوّله متّصل بالمعدنيات وآخره بالحيوان لأنّ أوّل مرتبة النبات وأدونها ممّا يلي التراب خضراء الدمن وآخرها وأشرفها ممّا يلي الحيوان النخل لأنّ خضراء الدمن ليس إلّا غبار يتلبّد (سوى غبار

يتولّد M) من الأرض ثمّ يصيبها بلل (M, †Ed.) الأمطار فتصبح بالغدوات خضراء كأنّها حشيش، فإذا أصابها حرّ الشمس جفّت، ثمّ تصبح من الغد مثل ذلك من نداوة الليل وطيب النسيم، ولا تنبت الكمأة ولا خضراء الدمن إلّا في أيّام الربيع، فأحدهما نبات معدني والآخر معدن نباتي.

Das Zitat dieser Stelle bei Ibn Faḍl Allāh al-ʿUmarī bietet wiederum eine charakteristische Abweichung von der Vorlage, die dann in derselben Weise auch bei al-Maqrīzī zu finden ist. Der Satz von لكن bis أخرى lautet in den *Masālik al-abṣār*, 22:75,6–8:

ففيها شبه من المعدنيّات لكونها لا ورق لها ولا ثمر، وتشبه النبات لكونها نامية كما ينمو النبات.

Ethé (1868): 414 sq., übersetzte den Abschnitt der *ʿAǧāʾib al-maḫlūqāt* als:

> Das letzte der Mineralien von den den Pflanzen am nächsten liegenden ist der Erdschwamm, und diesem ähnliche Dinge; und das zeigt sich darin, dass diese Species der Kâinât sich der Erde, gerade wie das Mineral bildet; dann an feuchten Orten in den Frühlingstagen in Folge der Regenwasser und der Töne des Donners gerade wie die Pflanzen wächst, desswegen aber, weil sie keine Frucht und kein Blatt hat, und sich in der Erde gerade wie die Mineralien bildet, auch den Mineralien ähnlich wird. So wird dieselbe nun nach einer Beziehung hin den Pflanzen, nach einer anderen den Mineralien ähnlich. Die ersten (unvollkommensten) der Pflanzen schliessen sich eng an die Mineralien an, die letzten (vollkommensten) an die Thiere; denn der erste und niedrigste Stufengrad der Pflanzen von den der Erde am nächsten verwandten ist das grüne Düngerkraut [Verlesung von *diman* zu *dimn*, Anm. F.K.], der letzte und vollkommenste derselben von den den Thieren am nächsten kommenden die Dattelpalme; das grüne Düngerkraut nämlich ist blosser Erdenstaub, der zusammengeklebt ist, und den dann die Regengüsse treffen. In Folge dessen wird er in der Frühe grün und sieht aus, als ob er Kraut sei; trifft ihn aber die Sonnenhitze, so vertrocknet er und wird dann wieder am Abend ebenso

grün in Folge der Nachtfeuchtigkeit und des sanften Abendwindes. Übrigens wächst der Erdschwamm und das grüne Düngerkraut nur in den Tagen des Frühlings, und zwar ist das eine der beiden ein mineralisches Gewächs, das andere ein vegetabilisches Mineral.

Die Parallele bei den Iḫwān al-ṣafāʾ (*Rasāʾil*, 2:142,11–19) lautet:

وهكذا أيضًا حكم النبات فإنّه أنواع كثيرة متباينة متفاوتة، ولكن منه ما هو في أدون الرتبة ممّا يلي رتبة المعادن وهي خضراء الدمن. ومنها ما هو في أشرف الرتبة ممّا يلي رتبة الحيوان وهي شجرة النخل، وبيان ذلك أنّ أوّل المرتبة النباتية وأدونها ممّا يلي التراب هي خضراء الدمن، وليس بشيء سوى غبار يتلبّد على الأرض والصخور والأحجار، ثمّ تصيبه الأمطار وأنداء الليل فيصبح بالغد كأنّه نبت زرع وحشائش، فإذا أصابه حرّ شمس نصف النهار جفّ، ثمّ يصبح من غد مثل ذلك من †أوّل† الليل وطيب النسيم، ولا تنبت الكمأة ولا خضراء الدمن إلّا في أيّام الربيع في البقاع المتجاورة لتقارب ما بينهما لأنّ هذا معدن نباتي وذلك نبات معدني.

Dasselbe gilt von den Pflanzen: dieselben zerfallen in viele gesonderte von einander getrennte Arten. Die niedrigste Stufe derselben besteht aus solchen, die dem Mineral sehr nahe stehen, das ist das Ruinengrün, andere dagegen stehen der Stufe der Thiere nahe, so der Palmbaum. Die Erklärung hiervon ist folgende. Auf der ersten und niedrigsten Pflanzenstufe steht das Ruinengrün, das eben nichts anders ist, als Staub, der auf der Erdoberfläche, den Felsen und dem Gestein zusammenbackt. Dann trifft das Nass des Regens und der Nacht denselben und er ist am andern Tage grün, als ob es eine Pflanze oder Kraut wäre, das gesäet ward. Kommt dann die Sonnenhitze am Mittag über dasselbe, so geht es wieder ein, dann entsteht am folgenden Tage dergleichen wieder wie am Tage zuvor durch den Nachtthau und den milden Windzug. Die Pilze sowohl als das Ruinengrün sprossen nur ⟨in den Tagen des Frühlings⟩ [Ergänzung F.K.

nach ed. Ziriklī] an einander benachbarten Landstrichen, weil sie einander nahe verwandt sind, denn das letztere ist ein Pflanzenmineral und die ersteren Mineralpflanzen.

DIETERICI (1861): 179

Zu der hier gebotenen Ansicht über die Trüffel sind zahlreiche Parallelen in der antiken Literatur nachweisbar (cf. *RE*, 22,2: coll. 1381–1383, 1373). Nach Plinius (*Nat. hist.* XX,33 sq.) sind die *tubera* quasi ein Auswuchs der Erde, der sich allerdings von der Erde selbst unterscheidet: … *ut plane nec terram esse possimus dicere neque aliud quam terrae callum.* Er stellt auch die Frage in den Raum, ob diese „Fehlbildung der Erde" ein Wachstum kennt und somit überhaupt ein Lebewesen ist: *crescant anne vitium id terrae – neque enim aliud intellegi potest – ea protinus globetur magnitudine, qua futurum est, et vivant necne, non facile arbitror intellegi posse.* Die Ansicht einer spontanen Urzeugung der Trüffel ist bei Athenaios (*Deipn.* II,60 [p. 62 A]) greifbar: ὕδνα. γίνεται καὶ ταῦτα αὐτόματα ἀπὸ γῆς, μάλιστα περὶ τοὺς ἀμμώδεις τόπους. Interessanterweise spricht dann Zuhr (ap. al-Waṭwāṭ, *Manāhiǧ al-fikar*, 1:247,2) von einer spontanen Entstehung der *kam'ah*, eines Mitteldings zwischen Mineral und Pflanze, in feuchter, sandiger Erde. Athenaios zitiert auch eine Aussage Theophrasts, die offenbar einem alten Volksglauben entspringt. Demnach soll sich diese Pilzart bei herbstlichen Gewitterregen bilden, insbesondere unter Einfluss des Donners: περὶ δὲ τούτων ἴδιόν τι λέγεται· φασὶ γάρ, ὅταν ὕδατα μετοπωρινὰ καὶ βρονταὶ γίνωνται, σκληρὰ τότε γίνεσθαι, καὶ μᾶλλον ὅταν αἱ βρονταί, ὡς ταύτης αἰτιωτέρας οὔσης. (*Deipn.* II,60 [p. 62 B]). Wie in unserem Falle, spricht Juvenal sogar ausdrücklich von der Entstehung im Frühling nach Donnerschlägen: *post hunc tradentur tubera, si ver/ tunc erit et facient optata tonitrua coenas maiores* (*Sat.* V,116 sq.). Plinius kennt beide jahreszeitliche Varianten der Erzählung: *cum fuerint imbres autumnales ac tonitrua crebra, tunc nasci et maxime tonitribus, nec ultra annum durare, tenerrima autem verno esse* (*Nat. hist.* XX,37). Nach den Iḫwān al-ṣafā' ist es weniger das Donnergrollen, als vielmehr der Einfluss der Mondphase, der die Entstehung der Pilze befördert (cf. Diwald [1975]: 228). Für weitere arabische Belege zu *kam'ah* siehe auch *WKAS*, 1:346 sq.

Der Ausdruck *ḫaḍrā' al-diman* („Ruinengrün") ist spärlich belegt. Es ist zweifellos mit Dieterici *dimna*/pl. *diman* (Ruinenstätte) zu lesen und nicht *dimn*/pl. *diman* (Mist), das den Übersetzungen „grünes Düngerkraut" von Ethé oder „Grünpflanzen des Misthaufens" von Giese (2004): 111, zugrunde liegt. Aus dem Zusammenhang heraus, in dem er hier und in anderen Enzyklopädien vorkommt, lässt sich leicht erkennen, was gemeint ist. Insbesondere die Definition als staubartig spricht für eine Identifikation mit Luftalgen (Aerophyten), die oftmals Steine oder Baumstämme mit einer grünen Schicht bedecken. Entsprechend schlug Clément-Mullet (1840): 427, eine Gleichsetzung mit der Alge Protococcus viridis C. AGARDH vor. Prinzipiell könnten auch Arten der Flechte in Betracht kommen. Die antiken Schriftsteller hatten Algen und Flechten nur wenig Aufmerksamkeit geschenkt. Immerhin lässt sich sagen, dass sie sie „nicht als pflanzliche Gebilde, sondern als περιττώματα oder ἐκφύματα, also Ausscheidungen oder Auswüchse der Bäume" (*RE*, 1,1: col. 234,44, s.v. „Moose") bzw. Steine betrachteten. Letztlich muss es diese Sichtweise gewesen sein, die Vorlage für die arabischen Quellen wurde. Den Iḫwān al-ṣafāʾ (Dieterici [1861]: 179, s.o.) zufolge soll die grüne Alge analog dazu in einer Art Urzeugung aus dem Stein entstehen (cf. Diwald [1975]: 224; Kruk [1990]: 266).

§9

Al-Qazwīnī, *ʿAǧāʾib al-maḫlūqāt*, 1:203,2–6 (Ms. München, fol. 98^b,6–9; = Clément-Mullet [1840]: 428):

وأمّا آخر مرتبة النبات الذي يلي الحيوان النخل، فإنّ أحواله مباين لأحوال النبات وإن كان جسمه نباتًا لأنّ أشخاص الفحولة منه مباينة لأشخاص الإناث، ولفحولته في إناثه لقاح كما في الحيوان، وأيضًا إنّ النخلة إذا قُطع رأسها جفّت وبطل نموّها كالحيوان إذا ضُرِب عنقه، فبهذا الاعتبار بان ‹أنّ› النخل نبات حيواني.

Der letzte Stufengrad der Pflanzen, der den Thieren zunächst kommt, ist die Dattelpalme; denn ihre Verhältnisse sind von denen der übrigen Pflanzen verschieden, obwohl ihr eigentlicher Körper ein Pflanzenkörper ist. Die männlichen Pflanzen derselben unterscheiden sich nämlich sehr von den weiblichen, und diese befruchten auch ihre weiblichen gerade so wie es bei den Thieren der Fall ist. Andrerseits auch – schneidet man den Kopf der Dattelpalme ab, so vertrocknet sie, und ihr Wachsthum hört auf, gerade wie wenn man Thieren den Hals abschlägt; und nach dieser vergleichenden Beobachtung ist die Dattelpalme offenbar ein thierisches Gewächs.

ETHÉ (1868): 415

In al-ʿUmarīs *Masālik al-abṣār* (22:75,14–19) wurde der Text durch einen Querverweis auf ein vorausgehendes Lemma zur Palme abgeändert. Diesen entfernte al-Maqrīzī sodann wieder, wobei er al-ʿUmarīs Hinweise auf mehrere Besonderheiten der Dattelpalme durch ein *wa-ġayrihī* ersetzte, das bei al-Qazwīnī keine Vorlage hat.

Letztlich gehen al-Qazwīnīs Ausführungen wieder auf die Iḫwān zurück, die in diesem Zusammenhang aber noch von einer weiteren tierähnlichen Pflanze gesprochen hatten, nämlich der Flachsseide (*kašūṯ*), Cuscuta europaea L. (Convolvulaceae). Diese schmarotzt auf anderen Pflanzen und kommt daher gewissermaßen einer Raupe gleich. Über die Dattelpalme hatten sie das Folgende gesagt (Iḫwān al-ṣafāʾ, *Rasāʾil*, 2:142,20–143,6):

وأمّا النخل فهو آخر المرتبة النباتية ممّا يلي الحيوانية وذلك أنّ النخل نبات حيواني لأنّ بعض أحواله مباين لأحوال النبات وإن كان جسمه نباتًا، بيان ذلك انّ القوّة الفاعلة منفصلة من القوّة المنفعلة، والدليل على ذلك انّ أشخاص الفحولة منه مباينة لأشخاص الإناث، ولأشخاص فحولته لقاح في إناثها كما يكون ذلك للحيوان. فأمّا سائر النبات فإنّ القوّة الفاعلة فيها ليست بمنفصلة عن القوّة المنفعلة بالشخص بالفعل حسب ما بيّنّا في رسالة لنا وأيضًا فإنّ النخل إذا قطعت رؤوسها جفّت وبطل نموّها ونشوؤها وماتت. كلّ ذلك موجود في الحيوان فبهذا الاعتبار تبيّن أنّ النخل نباتي بالجسم حيواني بالنفس إذ كانت أفعاله أفعال النفس الحيوانية وشكل جسمه شكل النبات.

Der Palmbaum steht auf der höchsten Stufe unter den Pflanzen, die den Thieren ganz nahe kommt; denn der Palmbaum ist eine Thierpflanze, da sie in einigen ihrer Handlungen und Zuständen den Zuständen der andern Pflanzen fremder ist, wiewohl ihr Körper pflanzenartig bleibt. Dies geht daraus hervor, dass die handelnde Kraft im Palmbaum von der leidenden Kraft getrennt ist, denn die männlichen Exemplare desselben unterscheiden sich von den weiblichen, und die männlichen Exemplare haben befruchtenden Blüthenstaub für die Weibchen, wie dies bei den

> Thieren stattfindet. Bei den andern Pflanzen ist aber die handelnde Kraft nicht im Exemplar von der leidenden geschieden, sondern bei der Handlung allein, … Ferner vertrocknet die Palme, wenn ihr Haupt abgeschnitten wird, es hört ihr Wachsthum und Zunehmen auf und sie stirbt ab, wie wir dies bei den Thieren finden. Aus dem Angeführten geht hervor, dass die Palme dem Leibe nach eine Pflanze, der Seele nach aber ein Thier sei, da ihre Handlungen die einer Thierseele sind, ihr Körper aber die Gestalt der Pflanze hat.
>
> DIETERICI (1861): 179 sq.

Dass hier an einer Stelle von den Früchten der Palme die Rede ist, liegt an einer Verlesung, die al-Maqrīzī selbst zuzuschreiben ist. Während es in allen älteren Parallelen (Iḫwān al-ṣafāʾ, *Rasāʾil*, 2:143,3; al-Qazwīnī, *ʿAǧāʾib al-maḫlūqāt*, 1:203,5; al-ʿUmarī, *Masālik al-abṣār*, 22:75,16) heißt, ihr Wachstum (*numuww*) käme zum Erliegen, hat er stattdessen ein *ṯamar* gelesen. Dies liegt zwar nahe, lässt sich aber nur schwer sinnvoll mit dem vorausgehenden Verb *baṭala* verbinden.

§ 10

Al-Qazwīnī, *ʿAǧāʾib al-maḫlūqāt*, 1:203,6–13 (Ms. München, fol. 98b,9–14 = Clément-Mullet [1840]: 428 sq.); al-ʿUmarī, *Masālik al-abṣār*, 22:75,19–76,4. In diesem Absatz sind kaum Abweichungen zwischen al-Maqrīzī, al-ʿUmarī und al-Qazwīnī anzutreffen. Bei letzterem lautet der Text:

وأمّا الحيوان فأوّله يشبه النبات لأنّ أدون الحيوان الذي ليس له إلّا حاسّة **واحدة**، وهو الحلزون. وهو دودة في جوف أنبوبة حجرية توجد **في بعض** السواحل، وتلك الدودة **تخرج** نصف بدنها من جوف تلك الأنبوبة، وتنبسط يمنة ويسرة **تطلب مادّةً تغتذي** بها، فإذا أحسّت برطوبة أو لين انبسطت [إليه]، وإن أحسّت بصلابة انقبضت **ودخلت** في جوف **تلك** الأنبوبة حذرًا من مُؤْذٍ لجسمها. وليس لها سمع ولا بصر ولا ذوق ولا شمّ (sic M) إلّا اللمس فقط، وهكذا أكثر الديدان المتولِّدة

(M) في الطين، فهذا النوع حيوان نباتي لأنّه ينبت جسمه كما ينبت النبات.

Die ersten (niedrigsten) Thiere ähneln den Pflanzen, denn das niedrigste Thier ist dasjenige, das nur einen einzigen Sinn hat, und das ist das elḥalzûn genannte (Art Schnecke), d.h. ein Wurm im Innern einer steinernen Röhre, der sich an einigen Ufern findet. Dieser Wurm streckt die Hälfte seines Leibes aus dem Innern dieser Röhre hervor und dehnt sich nach rechts und links aus, um sich Stoff zu suchen, wovon er sich nähren kann. Fühlt er nun irgend eine Feuchtigkeit, oder etwas Weiches, so streckt er seine Fühlhörner danach aus; fühlt er aber einen harten Gegenstand, so zieht er die Fühlhörner ein und geht in's Innere dieser Röhre, um sich vor etwas seinem Körper Schädlichen zu hüten. Und dieser Wurm hat weder Gehör, noch Gesicht, noch Geruch, noch Geschmack, nur den Tastsinn einzig und allein. Ebenso gibt es noch sehr zahlreiche Würmer, die sich im Koth bilden, und diese Species sind vegetabilische Thiere, weil ihr Körper gerade so wächst, wie die Pflanzen.

ETHÉ (1868): 415 sq.

Al-Qazwīnī beruht seinerseits auf den Iḫwān al-ṣafāʾ. Deren Text weicht interessanterweise in kleineren Punkten von der späteren Tradition ab. Bei ihnen scheint weniger eine normale Schnecke gemeint gewesen zu sein, sondern eher eine Seeanemone oder Seepocke, da das Tier auf Felsen siedeln und eine Art Stängel haben soll, was bereits bei al-Qazwīnī fehlt. Iḫwān al-ṣafāʾ, *Rasāʾil*, 2:143,15–144,6:

واعلم يا أخي بأن أوّل مرتبة الحيوان متّصل بآخر مرتبة النبات وآخر مرتبة الحيوان متّصل بأوّل مرتبة الإنسان كما ان أوّل المرتبة النباتية متّصل بآخر المرتبة المعدنية، وأوّل المرتبة المعدنية متّصل بالتراب والماء كما بيّنّا قبل. فأدون الحيوان وأنقصه هو الذي ليس له إلّا حاسّة واحدة فقط، وهو الحلزون، وهي دودة في جوف أنبوبة، تنبت تلك الأنبوبة على الصخر الذي في سواحل البحار وشطوط الأنهار، وتلك الدودة

تخرج نصف شخصها من جوف تلك الأنبوبة وتنبسط يمنةً ويسرةً تطلب مادّةً تغتذي بها جسمها فإذا أحسّت برطوبة ولين انبسطت إليه، وإذا أحسّت بخشونة أو صلابة انقبضت وغاصت في جوف تلك الأنبوبة حذرًا من مؤذٍ لجسمها ومفسد لهيكلها، وليس لها سمع ولا بصر ولا شمّ ولا ذوق إلّا الحسّ واللمس فقط، وهكذا أكثر الديدان التي تتكوّن في الطين وفي قعر البحار وأعماق الأنهار... فهذا النوع حيوان نباتي لأنّ جسمه ينبت كما ينبت بعض النبات ويقوم على ساقه قائمًا، وهو من أجل أن يتحرّك جسمه حركةً اختياريةً حيوان ومن أجل أنّه ليست له إلّا حاسّة واحدة فهو أنقص الحيوان رتبةً في الحيوانية.

Die erste Stufe der Thiere ist eng mit der letzten Stufe der Pflanzen verbunden, so wie die erste Stufe der Pflanzen eng mit der letzten Stufe der Minerale zusammenhängt und die ersten Minerale mit dem Staube und dem Wasser verbunden sind, wie wir dies vor dem darstellten. Das Thier auf der niedrigsten und dürftigsten Stufe ist das, welches nur einen Sinn hat. Dies ist die Rohrschnecke, (Larve) ein Wurm im Innern einer Binse, welche auf den Felsen am Meer- und Flussgestade wächst. Diese Schnecke steckt die Hälfte ihres Körpers aus dem Innern dieser Binse heraus und dehnt sich nach rechts und links, um Stoffe zu suchen, womit sie sich nähren kann. Fühlt sie dann etwas Frisches und Zartes, so dehnt sie sich dahin, fühlt sie aber etwas Hartes und Festes, zieht sie sich zusammen und geht ein in das Innere dieser Binse, aus Furcht, dass ihren Körper ein Schade oder etwas, was den Bau desselben ganz zerstören könne, treffe. Diese Larve hat eben den Tastsinn allein, kein Gesicht noch Gehör, weder Geruch noch Geschmack, wie die meisten Würmer, welche im Lehm, auf den Gründen der Meere und in den Tiefen der Flüsse entstehen ... Diese Rohrlarve ist nun ein Pflanzenthier, denn es wächst ihr Leib grade so, wie einige Pflanzen wachsen und steht grade auf seinem Schenkel (wie ein Stengel). Weil es aber nach freier Willkühr sich bewegt, ist es ein Thier; da es aber nur einen Sinn hat, so steht es auf der Stufe der mangelhaftesten Thiere.

DIETERICI (1861): 180 sq.

Schalentiere als Zwischenstufe zwischen den Naturreichen finden schon bei ps.-Apollonios IV,7.1–4 Erwähnung (cf. Weisser [1980]: 120 sq.). In diesem Zusammenhang werden Muscheln und Schwamm genannt, die trotz ihrer mineralischen Anteile über einen Tastsinn verfügen, der sie dem Tierreich zugehörig macht. Auf marine Lebewesen, deren Zuordnung zum Pflanzen- bzw. Tierreich umstritten ist, geht Aristoteles in seiner *Historia animalium* 588b (= Arisṭūṭālīs, *Ṭibāʿ al-ḥayawān*, 304 sq.) ein. Schnecken werden hier nicht erwähnt; an anderer Stelle weist er aber auf den auch bei uns genannten Umstand hin, dass sie sich bei Gefahr in ihr Haus zurückziehen (*Hist. anim.* 528b = *Ṭibāʿ al-ḥayawān*, 168,17):

... ورءوسها جميعًا تخرجها خارجًا. فإذا فَزِعَتْ انقبضت وأدخلت رءوسها داخل الخزف.

§ 11

Al-Qazwīnī, *ʿAǧāʾib al-maḫlūqāt*, 1:203,13–17 (Ms. München, fol. 98b,14–17 = Clément-Mullet [1840]: 429 sq.):

وأمّا مرتبة الحيوانية التي تلي الإنسان فإنّ القرد شكل جسده قريب من جسد الإنسان، ونفسه تحاكي أفعال النفس الإنسانية. وكذا الفرس الجواد فإنّ له ذكاء وحسن أدب وكرم أخلاق، فربّما لا يروث ما دام الملك راكبًا عليه أو بحضره، وله إقدام في الهيجاء وصبر على الطعن. وكذلك الفيل فإنّه يفهم الخطاب ويمتثل (M) الأمر والنهي، كالإنسان العاقل.

Bei al-ʿUmarī (*Masālik al-abṣār*, 22:76,4–9) ist der Satz über die Pferde fast mit dem bei al-Maqrīzī identisch:

وكذلك الفرس الجواد فإنّ الخيل الأصائل لها ذكاء وحسن أدب وكرم أخلاق، فربّما لا تروث ما دام الملك راكبًا عليها، ولها إقدام في الهَيجاء وصبر على الطعن.

Ethé (1868): 416, übersetzte al-Qazwīnī folgendermaßen:

> Was nun den thierischen Stufengrad anlangt, der dem Menschen am nächsten kommt, so sind das die Affen. Die Form ihres Leibes kommt der des Menschen nahe, und ihre Seele ahmt die Thätigkeiten der menschlichen Seele nach. Ebenso auch die trefflichste Pferdeart; denn diese hat Geistesschärfe, treffliche Sitten und einen edlen Charakter; und bisweilen mistet ein Pferd gar nicht, so lange ein König auf ihm reitet, oder in seiner Gegenwart. Auch besitzt es kühnen Muth im Kampf und Ausdauer in Anstrengungen. Ebenso auch der Elephant, denn er versteht die Anrede und ebenso Befehl und Verbot, gerade wie der verstandbegabte Mensch.

Al-Qazwīnī hing wiederum von der Enzyklopädie der Lauteren Brüder ab. Diese hatten das Thema noch etwas ausführlicher behandelt und weitere Tierarten erwähnt. Iḫwān al-ṣafāʾ, *Rasāʾil*, 2:144,18–145,14:

إنّ رتبة الحيوانية ممّا يلي رتبة الإنسانية ليست من وجه واحد ولكن من عدّة وجوه. وذلك أنّ رتبة الإنسانية لمّا كانت معدنًا للفضل وينبوعًا للمناقب لم يستوعبها نوع واحد من الحيوان ولكنّ عدّة أنواع فمنها ما قارب رتبة الإنسانية بصورة جسده مثل القرد، ومنها ما قاربها بالأخلاق النفسانية كالفرس في كثير من أخلاقه، ومنها كالطائر الإنساني أيضًا، ومثل الفيل في ذكائه وكالببغاء والهزار ونحوهما من الأطيار الكثيرة الأصوات والألحان والنغمات، ومنها النحل اللطيف الصنائع إلى ما شاكل هذه الأجناس وذلك أنّه ما من حيوان يستعمله الناس ويأنس بهم إلّا ولنفسه قرب من نفس الإنسانية. أمّا القرد فلقرب شكل جسمه من شكل جسد الإنسان صارت نفسه تحاكي أفعال النفس الإنسانية، وذلك مشاهد منه متعارف بين الناس. وأمّا الفرس الكريم فإنّه قد بلغ من كرم أخلاقه أنّه صار مركبًا للملوك، وذلك أنّه ربّما

بلغ من أدبه أنّه لا يبول ولا يروث ما دام بحضرة الملك أو حاملاً له، وله أيضًا مع ذلك ذكاء وإقدام في الهيجاء وصبر على الطعن والجراح كما يكون الرجال الشجعان ... وأمّا الفيل فإنّه يفهم الخطاب بذكائه ويمتثل الأمر والنهي كما يمتثل الرجل العاقل المأمور المنهيّ. فهذه الحيوانات في آخر مرتبة الحيوان ممّا يلي رتبة الإنسان لما يظهر فيها من الفضائل الإنسانية. وأمّا باقي أنواع الحيوانات فهي فيما بين هاتين المرتبتين ...

Denn da die Stufe der Menschen eine Fundgrube für die Vortrefflichkeiten und eine Quelle für die Tugenden ist, so erfasst sie nicht eine Thierart allein, sondern eine Menge derselben (je in verschiedenen Beziehungen). Einige der Thierarten nähern sich den Menschen in der Form ihres Körpers, so die Affen; andere in den Charakterzügen, so das Pferd in vielen Beziehungen, und auch der Menschen-Vogel (Papagei), ferner der Distelfink (eigentlich der Wasserholer), der sich sein Wasser hoch zieht, der Sprosser und andere Vögel, die reden und vielfache Töne und Weisen haben; auch gehört hierher die Biene mit ihrer feinen Kunst. Endlich kommt der Elephant in seinem Scharfsinn den Menschen nahe. Es giebt unter den Thieren auch solche, welche der Mensch gebraucht und mit denen er vertraut lebt, weil die Seele derselben der Menschenseele nahe steht. Der Affe ahmt, da die Gestalt seines Leibes dem Körper des Menschen gleicht, die Handlungen der Menschenseele nach, wie dies von ihm bei den Menschen bekannt ist und gesehen wird. Das edle Pferd aber erreicht durch seine vorzüglichen Charakterzüge, dass es das Reitthier der Könige wird; auch kommt es in seiner Sitte so weit, dass es weder harnt noch mistet, so lange es in der Gegenwart des Königs weilt oder es ihn trägt; dabei hat es Scharfsinn und Kühnheit in der Feldschlacht, so wie Geduld beim Stoss und bei der Verwundung, grade so wie ein Held ... Der Elephant versteht durch seinen Scharfsinn die Anrede und erfasst wohl wie ein verständiger Mensch das Gebot und das Verbot. Diese Thiere stehen auf der letzten Thierstufe, die der Stufe der Menschen nahe ist, wegen der menschlichen Vorzüglichkeiten, die an ihnen sich zeigen. Die übrigen Thierarten stehen zwischen diesen beiden Stufen.

DIETERICI (1861): 182 sq.

Ein detaillierter Vergleich zwischen Mensch und Affe (κῆβος bzw. κυνοκέφαλος) hinsichtlich beider Körper und Gesicht findet sich in Aristoteles' *Historia animalium* (II,8, 502a; = Arisṭūṭālīs, *Ṭibāʿ al-ḥayawān*, 68 sqq.):

ومن الحيوان ما هو مشترك الطبيعة، أعني فيما بين طبيعة الإنسان وذوات الأربعة الأرجل مثل القرود التي تسمّى باليونانية قيبوس، والذين رءوسهم رءوس كلاب، ... فأمّا وجوه القرود ففيها مشابه كثيرة من وجوه الناس، أعني بالأنف والأذنين والأسنان ...

Schon die antike Tradition hatte den Pferden große Gelehrigkeit und Intelligenz zugeschrieben (cf. *RE*, 20,2: col. 1438,51, nach Plinius *Nat. hist.* VIII,157–160; Aelian *Hist. anim.* VI,10.40; XI,31; XII,44; XVI,23.25). Dasselbe ist in der arabischen Literatur vielfach belegt; *pro toto* sei hier auf al-Qazwīnī, *ʿAǧāʾib al-maḫlūqāt*, 1:375 verwiesen, wo auch die Angabe wiederholt wird, dass manche Pferde Kot und Urin zurückhalten, solange jemand auf ihnen reitet.

Zu weiteren arabischen Angaben über die Intelligenz des Elephanten siehe *EI*², 2:892b (s.v. *fīl*). In der antiken Naturkunde wurden dem Elephanten zahlreiche positive Eigenschaften und menschenähnliche Handlungsweisen beigelegt, die oftmals legendenhaft ausgemalt waren. Man sagte ihm Frömmigkeit, Klugheit, Vorsicht und Gerechtigkeitssinn nach (cf. *RE*, 5,2: col. 2252,17–45, bes. nach Aelian *Hist. anim.* VI,52, VII,15, XI,15, VIII,17). Aristoteles (*Hist. anim.* 630b) äußerte sich folgendermaßen über seine geistigen Fähigkeiten (Arisṭūṭālīs, *Ṭibāʿ al-ḥayawān*, 430,16):

فأمّا الفيل فهو يكيس (leg.) ويستأنس عاجلاً أكثر من جميع الحيوان البرّي. وهو يفهم، ويؤدّب، ويُعلَّم السجود أمام الملك. وهو جيّد الحسّ أكثر من سائر الحيوان.

§§ 12–13

In der *scala naturae* wird hier der Bereich der Naturkunde verlassen und ein der Ethik zuzurechnendes Thema aufgegriffen. Auf den ersten Blick mag der Absatz in gut islamischem Gewande daherkommen, was durch die Berufung auf den Koran noch verstärkt wird. Tatsächlich haben wir es hier aber mit Neuplatonismus in Reinkultur zu tun, der von den Iḫwān al-ṣafāʾ ausgehend in die enzyklopädische Literatur aufgenommen wurde. Die hier beschriebene höchste Stufe des Menschen ist nichts anderes als der Philosoph des Platonischen Höhlengleichnisses, der die Ideenwelt schaut, während andere nur ihrem niedersten Seelenteil frönend ein tierähnliches Leben führen. Diese Lehre wurde von Plotin weiterentwickelt (cf. *RE*, 21,1: col. 565,2–566,8) und ist in entsprechender Form auch in al-Fārābīs *Mabādiʾ ārāʾ ahl al-madīnah al-fāḍilah* vielfach präsent (z.B. ed. Walzer, [Oxford, 1985], cap. 10, 13, 14).

§ 12

Al-Qazwīnī, *ʿAǧāʾib al-maḫlūqāt*, 1:203,17–22 (Ms. München, fol. 98ᵇ,17–21 = Clément-Mullet [1840]: 430):

وأمّا مرتبة الإنسانية التي تلي الحيوانية فإنّ أدنى مرتبة الإنسانية رتبة الذين لا يعلمون من الأمور إلّا المحسوسات ولا يرغبون إلّا في زينة الدنيا ولذّاتها من الأكل والشرب (M) والنكاح مثل الخنازير والحمير، ويذخرون أكثرما يحتاجون إليه كالنمل، ويتهارشون على حطام الدنيا كالكلاب على الجيف، فهؤلاء وإن كانت صورهم صور الإنسان فإنّ أفعال نفوسهم أفعال (M) حيوانية.

Hier kommt der Parallelstelle bei al-ʿUmarī (*Masālik al-abṣār*, 22:76,9–15) besondere Bedeutung zu. Bei ihm findet sich nämlich nach dem Wort النكاح ein Einschub mit dem Zitat von Koran 25,44, der in der Tradition von al-Qazwīnī nicht nachweisbar ist, und die direkte Abhängigkeit al-Maqrīzīs von al-ʿUmarī belegt:

قال تعالى في تشبيهم (.leg) بالحيوان ﴿إنّ هم إلّا كالأنعام بل هم أضلّ سبيلاً﴾ فهم يرتعون في الدنيا كالخنازير والحمر، ويدّخرون ما يحتاجون إليه كالنمل،

Der Text der *ʿAǧāʾib al-maḫlūqāt* wurde von Ethé (1868): 416 sq., folgendermaßen verdeutscht:

> Was endlich den menschlichen Stufengrad betrifft, der den Thieren nahe liegt, so ist die geringste Stufe des Menschen die Stufe derjenigen, die von den Dingen nur die kennen, welche mit den äusseren Sinnen zu erfassen sind, nur Verlangen nach dem äusseren Schmuck und den Ergötzlichkeiten der irdischen Welt tragen, als da sind: Essen, Trinken und ehelicher Genuss, und sehr zahlreiche Dinge von dem aufspeichern, was sie bedürfen, gerade wie die Ameisen, auch sich gegenseitig auf die zerbrechlichen Güter dieser Welt loshetzen, wie die Hunde auf das Aas. Denn wenn auch die äusseren Gestalten Solcher menschliche Gestalten sind, ihre Seelenthätigkeiten sind die von thierischen Seelen.

Vorlage für al-Qazwīnī waren die Iḫwān al-ṣafāʾ, *Rasāʾil*, 2:145,paen.–146,8:

> اعلم يا أخي بأن أوّل مرتبة الإنسانية التي تلي مرتبة الحيوانية هي مرتبة الذين لا يعلمون من الأمور إلّا المحسوسات ولا يعرفون من العلوم إلّا الجسمانيات ولا يطلبون إلّا إصلاح الأجساد ولا يرغبون إلّا في رتب الدنيا ولا يتمنّون إلّا الخلود فيها مع علمهم بأنّه لا سبيل لهم إلى ذلك، ولا يشتهون من اللذّات إلّا الأكل والشرب مثل البهائم، ولا يتنافسون إلّا في الجماع والنكاح كالخنازير والحمير، ولا يحرصون إلّا على جمع الذخائر من متاع الحياة الدنيا، ويجمعون ما لا يحتاجون إليه كالنمل، ويحبّون ما لا ينتفعون به كالعقعق، ولا يعرفون من الزينة إلّا أصباغ اللباس كالطواويس، ويتهارشون على حطام الدنيا كالكلاب على الجيف، فهؤلاء وإن كانت صورهم الجسدانية صورة الإنسان فإنّ أفعال نفوسهم أفعال النفوس الحيوانية والنباتية.

Die niedrigste Stufe der Menschen, welche den Thieren nahe steht, ist die Klasse derjenigen, welche von den Dingen nur das sinnlich Wahrnehmbare kennen, die unter den Gütern nur von den leiblichen wissen, und die nur nach der Annehmlichkeit ihrer Leiber trachten; auch begehren sie nur den Schmuck dieser Welt, und wünschen nur ewig darin zu bleiben, wiewohl sie wissen, dass dies unmöglich ist. Auch begehren sie von den Lüsten nur Speise und Trank. So wie das Vieh ergötzen sie sich nur am Beischlaf und an der Begattung, wie die Schweine und Esel. Sie sind begierig, vergängliche Schätze von den Dingen dieser Welt zu sammeln und scharren zusammen, was sie nicht bedürfen, wie die Ameisen; sie lieben den Besitz dessen, wovon sie keinen Nutzen haben, wie der Specht [lies: „die Elster", Anm. F.K.]. Auch kennen sie keinen Schmuck als die Farben der Kleider, wie die Pfauen, sie gieren nach den Brocken der Welt, wie die Hunde nach dem Aas. Wenngleich diese der Körperform nach Menschen sind, so sind doch die Handlungen ihrer Seelen und ihre Charakterzüge thierisch und pflanzenartig.

DIETERICI (1861): 183

§13

Al-Qazwīnī, *ʿAǧāʾib al-maḫlūqāt*, 1:203,22–26 (Ms. München, fol. 98^{b},21–24 = Clément-Mullet [1840]: 430 sq.):

وأمّا مرتبة الإنسانية التي تلي الملائكة فهي مرتبة الذين انتبهت نفوسهم من نوم الغفل وانفتحت لهم عين البصيرة، حتّى أبصرت بنور قلبها ما كان غائباً عن حواسّها وشاهدت بصفاء جوهرها عالم الأرواح وتبيّن لها سرورهم ونعيمهم، فرغبت فيها وزهدت في نعيم الدنيا، فهم من أصناف الملائكة مع أبناء جنسهم من الآدميين.

Wiederum steht der Wortlaut von al-ʿUmarī (*Masālik al-abṣār*, 22:76,15–21) demjenigen al-Maqrīzīs in einigen Details näher. Man vergleiche al-ʿUmarīs:

وانفتحت منهم أعين البصيرة، حتّى نظرت بأنوار قلوبها ما غاب عن حواسّها وشاهدت بصفاء جواهرها عالم الأرواح †الملائكة، ... فهم من أصناف الملائكة مع خلطتهم لأبناء جنسهم من الآدميين.

Der Passus bei al-Qazwīnī lautet in Ethés (1868): 417, Übersetzung:

> Der menschliche Stufengrad aber, der den Engeln nahe kommt, wird von denjenigen eingenommen, deren Seelen aus dem Schlummer der Thorheit und Sorglosigkeit erwacht sind und denen sich das Auge der inneren Einsicht erschlossen hat, so dass sie mit dem Licht ihres Verstandes alles das sehen, was ihren äusseren Sinnen verborgen ist, und durch die Lauterkeit ihrer Substanz die Geisterwelt gegenwärtig vor Augen haben; dass ihnen ferner die Freuden und Wonnegenüsse dieser klar und offenbar werden, sie nach diesen Verlangen haben, aber nicht nach den Wonnen der irdischen Welt begehren. Diese gehören schon zu den Gattungen der Engel, trotzdem ihre Geschlechtsgenossen Menschenkinder sind.

In diesem Fall unterscheidet sich der Wortlaut bei den Iḫwān in vielen Punkten von der weiteren Tradition, dennoch ist ihr Abschnitt zur *scala naturae* zweifellos Quelle für al-Qazwīnī gewesen. An dieser Stelle bieten die Lauteren Brüder auch einige Koranverse, zu denen derjenige von al-ʿUmarī und al-Maqrīzī aber nicht gehört. Iḫwān al-ṣafāʾ, *Rasāʾil*, 2:146,10–146,15:

وأمّا رتبة الإنسانية التي تلي رتبة الملائكة فهو أن يجتهد الإنسان ويترك كلّ عمل وخلق مذموم قد اعتاده من الصبا ويكتسب أضداده من الأخلاق الجميلة الحميدة، ويعمل عملاً صالحاً ويتعلّم علوماً حقيقية، ويعتقد آراء صحيحة حتّى يكون إنسان خير فاضلاً، وتصير نفسه ملَكاً بالقوّة، فإذا فارقت جسدها عند الموت صارت ملكًا بالفعل وعرج بها إلى ملكوت السماء ودخلت في زمرة الملائكة ولقيت ربّها بالتحيّة والسلام.

> Die Stufe der Menschen, welche der Stufe der Engel nahe ist, besteht aus denen, die sich von dem, was offenbar dem Vieh und wilden Thier angehört, abwenden, und zu dem, was wahrhaft menschlich ist, eingehen; dass der Mensch jede tadelnswerthe Charaktereigenschaft, woran er sich seit Jugend auf gewöhnt hat, ablege, statt dessen schöne Charakterzüge und lobenswerthe Eigenschaften sich erwerbe; dass er gute Werke thue, wahrhafte Kenntniss erlerne und richtige Ansichten gewinne, bis dass

er ein guter vorzüglicher Mensch werde und seine Seele ein Engel, der Befähigung nach, werde, so dass, wenn sie sich einst von ihrem Körper beim Tode trennt, sie in der That ein Engel werde und in das Himmelreich eingeführt werde und in die Schaar der Engel eintrete, sie dann ihren Herrn mit Gruss und Segen begrüsse, …

DIETERICI (1861): 183sq.

§§14–20

Nach dem Exkurs über die *scala naturae* kommt al-Qazwīnī wieder zum eigentlichen Thema zurück. Der mit al-Maqrīzīs §§14–20 korrespondierende Abschnitt beinhaltet eine knappe Klassifikation der Mineralien und leitet zum ersten Hauptabschnitt der *ʿAǧāʾib al-maḫlūqāt* zu den Metallen über. Al-ʿUmarī folgte al-Qazwīnīs Wortlaut ohne größere Änderungen. Nur in §20 gibt er einen kleinen Zusatz über die Herkunftsorte verschiedener Mineralien. Al-Maqrīzī folgte hierin al-ʿUmarī, ließ jedoch eine ergänzende Überleitung weg, die ebenfalls nur die *Masālik al-abṣār* bieten. Die Vorlage al-Qazwīnīs für §§14–18 darf in den entsprechenden Abschnitten von Ibn Sīnās *K. al-Šifāʾ* gesehen werden. Es handelt sich jedoch nicht um exakte Zitate, vielmehr wurde der Wortlaut stark verändert.

§14

Al-Qazwīnī, *ʿAǧāʾib al-maḫlūqāt*, 1:203,27–204,1 (Ms. München, fol. 98[b],ult.–99[a],3):

النظر الأوّل في المعدنيات وهي أجسام متولّدة من الأبخرة والأدخنة المحتبسة في الأرض إذا اختلطت على ضروب من الاختلاطات مختلفة في الكم والكيف، وهي إمّا قويّة التركيب أو (M) ضعيفة التركيب، والقويّة (M) التركيب إمّا متطرّقة أو لا تكون، فالمتطرّقة هي الأجساد السبعة التي يقال لها الفلزّات، وهي (sic M) الذهب والفضّة والنحاس والرصاص والحديد والأسرب والخارصيني.

Al-ʿUmarī (*Masālik al-abṣār*, 22:77,1–5) hat al-Qazwīnīs Wortlaut, der im Münchner Ms. zuverlässiger als in der Edition überliefert ist, fast unverändert übernommen. Statt des einen لا تكون hat er jedoch wie al-Maqrīzī ein غير متطرّقة. Besonders zu erwähnen ist, dass bereits in den *Masālik al-abṣār* das verderbte جارصيني für *ḫārṣīnī* steht (s.u. § 36).

Ethé (1868): 417, übertrug al-Qazwīnīs Wortlaut so:

> Die Mineralien sind Körper, die sich aus den Exhalationen und Rauchdünsten, die in der Erde eingeschlossen sind, erzeugen, wenn sie sich nach Mischungsverhältnissen vermischen, die an Quantität und Qualität verschieden sind. Diese sind nun entweder von sehr compakter Composition, oder von laxer. Erstere können wieder entweder hämmerbar sein, oder nicht. Die hämmerbaren sind die (sogenannten) sieben (Metall-) Körper, nämlich: Gold, Silber, Kupfer, Blei, Eisen, Zinn und (das mehr oder weniger dem Zink analoge) ḫârṣîni (chinesischer Stein).

Eine weitere Parallele dazu in der enzyklopädischen Literatur findet sich bei al-Ibšīhī (*al-Mustaṭraf*, 379,18 sq.; Rat [1899], 2:363).

Die in §§ 14–15 dargebotene Einteilung der Mineralien kommt weitgehend derjenigen vom Anfang des Kapitels über die Mineralentstehung (*takwīn al-maʿdiniyyāt*) von Ibn Sīnās *K. al-Šifāʾ* gleich (cf. Takahashi [2004]: 282 sqq., 295), die al-Qazwīnī bekannt war. Ibn Sīnā *Šifāʾ* (*Maʿādin*) K, 20,4–7 (= H/M, 82,2–5):

> وقد حان لنا أن نتكلّم في أحوال الجواهر المعدنية، فنقول: إنّ الأجسام المعدنية تكاد أن تكون أقسامها أربعة: الأحجار، والذائبات، والكباريت، والأملاح. وذلك أنّ من الأجسام المعدنية ما هو سخيف الجوهر، ضعيف التركيب والمزاج. ومنها ما هو قويّ الجوهر، وما هو قويّ الجوهر، فمنه ما ينطرق، ومنه ما لا ينطرق.

> The time has now arrived for us to give an account of the properties of mineral substances. We say, therefore, that mineral bodies may be roughly divided into four groups, viz. stones, fusible substances, sulphurs and salts. This is for the following reason: some of the mineral bodies are weak in substance and feeble in composition and union, while others are

strong in substance. Of the latter, some are malleable and some are not malleable.

HOLMYARD/MANDEVILLE (1927): 33sq.; cf. FAḪR AL-DĪN, *al-Mabāḥiṯ*, 2:210ult.–211,2

Die Entstehung der Mineralien aus Dämpfen, die unter der Erde eingeschlossen sind, auf die bei al-Qazwīnī hier angespielt wird, geht auf aristotelisches Gedankengut zurück (s. o. zu § 6), das Ibn Sīnā nicht übernommen hat. Generell hat seine Klassifikation der Mineralien nur wenige Anknüpfungspunkte zu *Meteo.* III und IV, wie schon Lettinck (1999): 304, herausgearbeitet hat. Erwähnenswert ist vielleicht noch die Definition der mit dem Hammer treibbaren Substanzen von *Meteo.* IV,9 (386b18–23 Bekker):

ἔστι δὲ καὶ τὰ μὲν ἐλατά, οἷον χαλκός, τὰ δ' ἀνήλατα, οἷον λίθος καὶ ξύλον. ἔστι δ' ἐλατὰ μὲν ὅσα τῇ αὐτῇ πληγῇ δύναται ἅμα καὶ εἰς πλάτος καὶ εἰς βάθος τὸ ἐπίπεδον μεθίστασθαι κατὰ μέρος, ἀνήλατα δὲ ὅσα ἀδύνατα. ἔστι δὲ τὰ μὲν ἐλατὰ ἅπαντα καὶ θλαστά, τὰ δὲ θλαστὰ οὐ πάντα ἐλατά, οἷον ξύλον· …

Manche Stoffe, wie Erz, kann man mit dem Hammer bearbeiten, andere nicht, z. B. Stein und Holz. Stoffe der erstgenannten Art sind solche, deren Oberfläche zu einem Teil sich unter der Wirkung ein und desselben Schlages gleichzeitig nach innen und seitlich verschiebt, während dies bei den anderen unmöglich ist. Alles, was sich hämmern läßt, ist auch einer Einprägung fähig, doch nicht alles, was einer Einprägung fähig ist, läßt sich auch hämmern. Dies gilt z. B. für Holz.

STROHM (1970): 109

Ibn al-Biṭrīq fasste dies folgendermaßen zusammen (ed. Schoonheim [2000]: 163,1285–1288):

وبعض الأشياء يرقّ وينبسط وينسطح فيذهب طولاً وعرضًا كالحديد وما أشبهه. وبعضها لا ينفعل بنحو من هذه الأنحاء كالحجر الجاسئ. والتسطيح هو انبساط الأجزاء عرضًا وعمقًا وطولاً بالضرب، وأكثر ما تسطح إليه الأجسام للعرض والعمق. فأمّا الطول فأقلّ ما تسطح إليه الأجسام، وما كان بغير هذا النحو فهو غير منسطح.

§14* (Glosse *filizzāt*)

Ibn Manẓūr, *Lisān al-ʿArab*, 7:259,9 (s. r. *flz*):

الفِلِزُّ والفُلُزُّ النُّحاس الأبيض تجعل منه القُدور العِظامُ المُفْرَغَةُ والهَاوُنات، والفِلِزُّ الحجارة وقيل هو جميع جواهر الأرض من الذهب والفضّة والنحاس وأشباهها وما يرمى من خَبَثِها ... والفِلِزُّ أيضا بالكسر وتشديد الزاي خَبَثُ ما أُذِيب من الذهب والفضّة والحديد وما يَنْفِيه الكِيرُ ممّا يذاب من جواهر الأرض ...

Al-Fīrūzābādī, *al-Qāmūs*, 2:186,15:

الفِلِزُّ ... نحاس أبيض تجعل منه القُدور المُفْرَغَة أو خبث الحديد أو الحجارة أو جواهر الأرض كلّها أو ما يَنْفِيه الكِيرُ من كلّ ما يذاب منها

Cf. Lane (1863–1893), 6:2440a (s. r. *flz*): ... *White copper* (نُحَاس أَبْيَض) [app. *a sort of bronze in which the relative quantity of the tin is unusually large*] *whereof are made cast cooking-pots* (Lth, O, Ḳ, TA) *of large size, and mortars in which substances are pounded:* (TA:) or the *metals; gold* and *silver* and *copper* and *the like:* (A'Obeyd, A, O, Ḳ:*) or the *substance* [i. e. *recrement*] *that is removed* [or *blown away*] *by the blacksmith's bellows from molten metals:* (Ṣ, O, Ḳ:) or the *dross*, or *recrement, of iron*, (O, Ḳ) *that is removed* [or *blown away*] *by the blacksmith's bellows* ...

§15

Al-Qazwīnī, *ʿAǧāʾib al-maḫlūqāt*, 1:204,1–4 (Ms. München, fol. 99[a],3–5):

والتي لا يكون متطرّقة فقد تكون في غاية اللين **كالزئبق**، وقد تكون في غاية الصلابة **كالياقوت**، وهي إمّا أن (M) تنحلّ بالرطوبات، وهي الأجسام

الملحية كالزاج والنوشادر، وإمّا أن لا تنحلّ، (M) وهي الأجسام الدهنية كالزرنيخ والكبريت.

> Die nicht hämmerbaren sind nun bald äusserst weich, wie das Quecksilber, bald äusserst hart, wie der Hyacinth. Letztere lassen sich nun entweder in Flüssigkeiten auflösen, und das sind die salzigen Substanzen, wie das Eisenvitriol und das Ammoniaksalz; oder sie sind in denselben unauflösbar, und das sind die öligen Substanzen, wie der Arsenik und der Schwefel.
>
> ETHÉ (1868): 417

Bei al-ʿUmarī (*Masālik al-abṣār*, 22:77,6–8) wurde der Wortlaut fast unverändert kopiert, die kleineren Umstellungen, die den Inhalt nicht berühren, stammen somit von al-Maqrīzī.

Quelle für al-Qazwīnī dürfte wiederum Ibn Sīnā gewesen sein, wobei dort nur von einer Einteilung in wasserlösliche und ölartige Mineralien die Rede war. Die Unterteilung in harte und weiche Mineralsubstanzen ist dort nicht präsent. Ibn Sīnā, *al-Šifāʾ* (*Maʿādin*) K, 20,7–12 (= H/M, 82,5–10):

وما هو ضعيف الجوهر، فمنه ما هو ملحي تحلّه الرطوبة بسهولة مثل الشبّ والزاج والنوشادر والقلقند، ومنه ما هو دهني لا ينحلّ بالرطوبة وحدها بسهولة مثل الكبريت والزرنيخ. وأمّا الزئبق فهو من جملة القسم الثاني على أنّه عنصر المنطرقات، أو شبيه بعنصر المنطرقات. وجميع المنطرقات ذائبة ولو بالحيلة (H/M)، وأكثر ما لا ينطرق ولا يذوّب بالإذابة الرسمية وإنّما يلين بعسر.

> Of those which are feeble in substance, some have the nature of salt and are easily dissolved by moisture, such as alum, vitriol, sal-ammoniac and *qalqand*, while others are oily in nature and are not easily dissolved by moisture alone, such as sulphur and arsenic [sulphides]. Mercury is included in the second group, inasmuch as it is the essential constituent element of malleable bodies or at least is similar to it. All malleable bodies are fusible, though sometimes only indirectly, whereas most non-

malleable substances cannot be fused in the orthodox way or even softened except with difficulty.

HOLMYARD/MANDEVILLE (1927): 34; cf. TAKAHASHI (2004): 287, 293; FAḪR AL-DĪN, *al-Mabāḥiṯ*, 2:211,2–6

Dass auch das Arsenik zu den öligen Substanzen gezählt wird, hat übrigens eine Parallele bei Balīnās, *Sirr al-ḫalīqah*, III,12.1 (p. 291,11; cf. Weisser [1980]: 112).

Ebenfalls im Zusammenhang mit einer Klassifikation der Substanzen wird im IV. Buch der Meteorologie des Aristoteles (s.o. zu § 6) die Löslichkeit des Natrons erwähnt. Diese wird in einen theoretischen Zusammenhang mit der Schmelzbarkeit der Metalle gestellt. *Meteo.* IV,7; 384a33-b7 Bekker:

ἔτι δὲ τὰ μὲν λυτά ἐστιν, οἷον νίτρον, τὰ δὲ ἄλυτα, οἷον κέραμος, καὶ τούτων τὰ μὲν μαλακτά, οἷον κέρας, τὰ δὲ ἀμάλακτα, οἷον κέραμος καὶ λίθος. αἴτιον δ' ὅτι τὰ ἐναντία τῶν ἐναντίων αἴτια, ὥστ' εἰ πήγνυται δυοῖν, ψυχρῷ καὶ ξηρῷ, λύεσθαι ἀνάγκη θερμῷ καὶ ὑγρῷ· διὸ πυρὶ καὶ ὕδατι (ταῦτα γὰρ ἐναντία), ὕδατι μὲν ὅσα πυρὶ μόνῳ, πυρὶ δὲ ὅσα ψυχρῷ μόνῳ· ὥστ' εἰ ὑπ' ἀμφοῖν συμβαίνει πήγνυσθαι, ταῦτ' ἄλυτα μάλιστα.

Weiterhin sind manche Verbindungen (von Erde und Wasser) löslich, z.B. Soda, manche unlöslich, z.B. Töpferton; von letzteren lassen sich manche weich machen, wie Horn, manche nicht, wie Töpferware und Stein. Der Grund davon: entgegengesetzte Ursachen erzeugen entgegengesetzte Wirkungen; verfestigt sich also ein Stoff durch die beiden Qualitäten Kalt und Trocken, so muß er sich durch Warm-Feucht auflösen, d.h. durch Feuer und Wasser (zwei Gegensätze): durch Wasser alles, was allein durch Feuer sich verfestigte, durch Feuer alles, was allein durch Kälte sich verfestigte. Folglich sind Stoffe, die unter beiden Wirkungen sich verfestigen, besonders schwer löslich.

STROHM (1970): 103 sq.; cf. *Meteo.* IV,6; 383b19 BEKKER

Die arabische Version von Ibn al-Biṭrīq hat diese Stelle übrigens stark paraphrasiert (ed. Schoonheim [2000]: 159,1233–1237):

وأمّا اختلاف الأشياء في الجمود والامتناع من ذلك كالذي ذكرناه آنفًا، فهو كائن من اختلاف الفلك والأشياء اللازمة لها إمّا من ذاتها إمّا من العوارض لها. وأمّا الأكوان الجامدة بالبرد واليبس فإنّها تحلّ بالحرارة

والرطوبة، وأمّا الأكوان الجامدة من الحرارة واليبس وإنّها تحلّ من الرطوبة والبرد.

§ 16

Al-Qazwīnī, *ʿAǧāʾib al-maḫlūqāt*, 1:204,5–8 (Ms. München, fol. 99[a],5-7):

والأجساد السبعة إنّما تتولّد من اختلاط الزئبق والكبريت على اختلاف اختلاطهما في الكم والكيف. والزئبق يتولّد من أجزاء مائية (اختلطت بأجزاء أرضية لطيفة كبريتية، والكبريت يتولّد من أجزاء مائية) (om. M) وهوائية وأرضية، إذا نضجتها حرارة قويّة حتّى صار مثل الدهن.

> Die sieben Metallkörper nun erzeugen sich aus der Vermischung von Quecksilber und Schwefel bei der Verschiedenartigkeit ihrer beiderseitigen Mischungsverhältnisse hinsichtlich der Quantität und Qualität. Das Quecksilber bildet sich aus Wassertheilchen, die sich mit feinen, erdenen Bestandtheilen schwefelhaltiger Natur vermischen, – der Schwefel aus Wasser-, Luft- und Erdtheilen, wenn sie durch starke Hitze so gargekocht werden, dass es ähnlich wie Öl wird.
>
> ETHÉ (1868): 417 sq.

Der Text, wie ihn al-Maqrīzī bietet, ist das Ergebnis einer Korruption des Wortlautes von al-Qazwīnī. Während Wüstenfelds Ausgabe die zweifellos ursprüngliche Angabe über die Entstehung des Schwefels noch bietet, ist diese in der alten Münchner Handschrift bereits ausgefallen. Ein solchermaßen – wohl durch *aberratio* – entstellter Text war dann die Vorlage von al-ʿUmarī (*Masālik al-abṣār*, 22:77,9–11), der folgenden Wortlaut hat:

والأجساد السبعة إنّما تتولّد من اختلاط الزئبق والكبريت على اختلاف اختلاطهما في الكم والكيف. والزئبق يتولّد من أجزاء مائية أرضية، فإذا أنضجتها الحرارة القويّة صار كالدهن.

Al-Qazwīnīs Einlassungen dürften wiederum (cf. §§14–15) hauptsächlich auf Ibn Sīnā zurückgehen, der zur Entstehung der Metalle das Folgende ausgeführt hatte: Ibn Sīnā, *al-Šifā᾽* (*Maʿādin*) K, 20,12–14 (= H/M, 82,10–13):

وَمادّة المنطرقات جوهر مائي يخالط جوهرًا أرضيًا مخالطةً شديدةً لا يبرأ منه، ويجمد الجوهر المائي منه بالبرد بعد فعل الحرّ فيه وإنضاجه، ويكون في جملة ما هو حيّ بعد لم يجمد لدهنيته، ولذلك ينطرق.

> The material of malleable bodies is an aqueous substance united so firmly with an earthy substance that the two cannot be separated from one another. This aqueous substance has been congealed by cold after heat has acted upon it and matured it. Included in the group [of malleable bodies], however, are some which are still quick and have not congealed on account of their oily nature; for this reason, too, they are malleable.
>
> HOLMYARD/MANDEVILLE (1927): 34 sq.; cf. TAKAHASHI (2004): 288; FAḪR AL-DĪN, *al-Mabāḥiṯ*, 2:212

Die Iḫwān al-ṣafā᾽ definierten Schwefel und Quecksilber mehrmals (s.u. zu §§21, 48) und eindeutiger als hier Ibn Sīnā als Grundlage der Metalle. Interessant ist eine Stelle, in der das Verhältnis zwischen Quecksilber und den Metallen mit dem von Wasser und Erde verglichen wird. Hierbei wird auf die Tatsache angespielt, dass Hg mit Metallen ein Amalgam bildet. Technische Anwendungen dieses Phänomens, wie die Feuervergoldung, sind seit dem Altertum bekannt. Iḫwān al-ṣafā᾽, *Rasā᾽il*, 2:103,6–14:

وأمّا الزئبق فهو جسم رطب سيّال يطير إذا أصابته حرارة النار لا صبر له على حرّ النار، وهو يخالط الأجسام المعدنية بالتدبير ويرخيها ويكسّرها ويوهّنها، فإذا أصابت تلك الأجسام حرارة النار طار الزئبق ورجع إلى حالته الأولى صلبًا كما كانت، ومثله مع هذه الأحجار كمثل الماء مع الطين اليابس إذا غلبه الماء استرخى وتفتّت، فإذا أصابته حرارة النار أو حرارة الشمس جفّ وعاد كما كان أوّلاً. واعلم أنّ الكبريت والزئبق أصلان

للجواهر المعدنية الذائبة، كما أنّ التراب والماء أصلان للأجسام الصناعية، كاللبن والآجرّ والكيزان والغضائر والقدور وكل ما يعمل من الطين.

Das Quecksilber ist dagegen ein feuchter flüssiger Körper, der unruhig ist, wenn ihn die Hitze trifft; es hat bei der Hitze keine Geduld. Es mischt sich den Mineralkörpern allmälig bei, erweicht, zerbricht und schwächt dieselben. Wenn dann diese Körper die Feuershitze erfasst, so verfliegt das Quecksilber, und die Minerale kehren in ihren früheren Zustand zurück, sie werden hart wie früher. Das Quecksilber verhält sich zu den Mineralen, wie das Wasser zum trocknen Lehm; wenn Wasser auf denselben gesprengt wird, so erweicht derselbe sich und zergeht; trifft ihn dann aber Feuer oder Sonnenhitze, so wird er trocken und wieder so, wie er war. Schwefel und Quecksilber sind die beiden Urbestandtheile der schmelzbaren Minerale, wie Staub und Wasser die beiden Urbestandtheile der künstlichen Körper sind, z.B. getrockneter und gebrannter Mauersteine, Töpfe, Kessel und alles dessen, was sonst noch aus Lehm gefertigt wird.

DIETERICI (1861): 129 sq.

§17

Al-Qazwīnī, *ʿAǧāʾib al-maḫlūqāt*, 1:204,8–11 (Ms. München, fol. 99ª,7–10):

وأمّا الأجسام الصلبة الشفّافة تتولّد من مياه عذبة وقفت في معادنها بين الحجارة الصلدة زمانًا طويلًا حتّى غلظ وصفا وأنضجته الحرارة في (M) المعدن بطول وقوفها. وأمّا غير الشفّافة فمن امتزاج الماء بالطين إذا كانت فيه لزوجة، وأثّرت فيه حرارة الشمس بمدّة طويلة.

Was die festen und durchsichtigen Körper anlangt, so erzeugen sie sich aus süssen Wassern, die an ihren Fundorten zwischen festem Gestein lange Zeit stagnirt haben, bis sie schliesslich dick und lauter geworden und durch die in der Mine herrschende Hitze während ihres langen Stagnirens gargekocht sind. – Die festen, aber undurchsichtigen Körper dagegen entstehen aus der Vermischung des Wassers mit Lehm, wenn in dem-

> selben eine klebrige Masse sich findet, und die Sonnenhitze lange Zeit darauf einwirkt.
>
> ETHÉ (1868): 418

Die meisten der Detailunterschiede zwischen al-Maqrīzī und al-Qazwīnī beruhen auf al-ʿUmarīs (*Masālik al-abṣār*, 22:77,11–15) Lesarten.

Während die Bildung der (durchsichtigen) Edelsteine in Ibn Sīnās *K. al-Šifāʾ* nicht thematisiert wird, dürfte al-Qazwīnīs Beschreibung der Entstehung anderer nicht-metallischer Mineralien wiederum (cf. §§14–16) auf dieses Werk zurückgehen. Dieselbe These wurde nach einer anderen Stelle des *K. al-Šifāʾ* auch anderswo von al-Qazwīnī referiert und von dessen Nachfolgern übernommen (§40). Hier liegt aber offenbar folgender Absatz zugrunde, der auf die Parallelen zu den vorhergehenden Paragraphen folgt: Ibn Sīnā, *al-Šifāʾ* (*Maʿādin*) K, 20,15–18 (= H/M, 82,13–83,4):

وأمّا الحجريات من الجواهر المعدنية الجبلية، فمادّتها أيضًا مائية، ولكن ليس جمودها بالبرد وحده، بل جمودها باليبس المحيل للمائية إلى الأرضية. وليس فيها رطوبة حيّة دهنية، فلذلك لا تنطرق. ولأجل أن أكثر انعقادها باليبس، فلذلك لا يذوب أكثرها إلّا أن يحتال عليه بالحيل الطبيعية المذيبة.

> As regards the stony kinds of naturally-occurring mineral substances, the material of which they are made is also aqueous, but they have not been congealed by cold alone. Their congelation has, on the contrary, been brought about by dryness which has converted the aquosity into terrestreity. They do not contain a quick, oily humidity and so are non-malleable; and because their solidification has been caused mainly by dryness, the majority of them are infusible unless they are subjected to some physical process which facilitates fusion.
>
> HOLMYARD/MANDEVILLE (1927): 35sq.

§18

Al-Qazwīnī, *ʿAǧāʾib al-maḫlūqāt*, 1:204,11–16 (Ms. München, fol. 99ᵃ,10–13):

وأمّا الأجسام التي تنحلّ بالرطوبات فمن ماء مختلط بأجزاء أرضية محترقة (M) يابسة اختلاطًا شديدًا. وأمّا الأجسام الدهنية فمن الرطوبات المحتقنة في باطن الأرض إذا احتوت عليها حرارة المعدن، حتّى تحلّلت ولطفت واختلطت بتربة البقاع وحرارة المعدن دائمًا في نضجها وطبخها حتّى تزدادت غلظًا وصارت مثل الدهن.

In al-ʿUmarīs *Masālik al-abṣār* (22:77,15–19) ist der letzte Satz bereits verkürzt und lautet wie bei al-Maqrīzī:

... حتّى تحلّلت واختلطت بتربة البقاع فازدادت غلظًا وصارت كالدهن.

Ethés (1868): 418, Übersetzung der *ʿAǧāʾib al-maḫlūqāt*-Stelle lautet:

> Was nun die in Flüssigkeiten auflösbaren Körper angeht, so bilden diese sich aus Wasser, das mit trockenen, erdenen Bestandtheilen sehr stark vermischt ist. – Die öligen Substanzen endlich erzeugen sich aus feuchten Säften, die im Bauch der Erde eingeschlossen sind, sobald sich die in der Mine befindliche Hitze derselben so bemächtigt, dass sie sich schließlich auflösen, fein und dünn werden und sich mit dem Humus der Landstriche vermischen, während die in den Minen befindliche Hitze beständig damit beschäftigt ist, sie zu reifen und garzukochen, so dass sie immer dicker und dichter und schließlich dem Öl ähnlich werden.

Es scheint wahrscheinlich, dass al-Qazwīnīs Vorlage, wie im Fall der vorhergehenden Abschnitte, Ibn Sīnās *K. al-Šifāʾ* war. Dort werden parallele Aussagen zu den Salzen und zum Schwefel, der als eine der öligen Substanzen gilt (cf. § 51), gemacht. Ibn Sīnā, *al-Šifāʾ* (*Maʿādin*) K, 21,1–4 (= H/M, 83,4–8):

وأمّا الشبّ والنوشادر فمن جنس الأملاح، إلّا أنّ نارية النوشادر أكثر من أرضيته، فلذلك يتصعّد بكلّيته، فهو ماء خالطه دخان حارّ لطيف

جدًّا كثير النارية، وانعقد باليبس. وأمّا الكباريت فإنّها قد عرض لمائيتها أن تخمّرت بالأرضية والهوائية تخمّرًا شديدًا بتخمير الحرارة حتّى صارت دهنيةً، ثمّ انعقدت بالبرد.

Alum and sal-ammoniac belong to the family of salts, though sal-ammoniac possesses a fieriness in excess of its earthiness, and may therefore be completely sublimed. It consists of water combined with a hot smoke, very tenuous and excessively fiery, and has been coagulated by dryness. In the case of the sulphurs, their aquosity has suffered a vigorous leavening with earthiness and aeriness under the leavening action of heat, so far as to become oily in nature; subsequently it has been solidified by cold.

HOLMYARD/MANDEVILLE (1927): 36; cf. TAKAHASHI (2004): 289sq.

§19

Al-Qazwīnī, *ʿAǧāʾib al-maḫlūqāt*, 1:204,17–26 (Ms. München, fol. 99ᵃ,13–19):

وزعموا أنّ الذهب لا يتولّد (M) إلّا في البراري الرَمِلة والجبال والأحجار الرخوة، وأمّا الفضّة والنحاس والحديد وأمثالها لا تتولّد (M) إلّا في **جوف الجبال والأحجار المختلطة بالتراب الليّنة، والكباريت لا تتولّد إلّا في** الأراضي (M) الندية **والتراب الليّنة** والرطوبات الدهنية، والأملاح لا تتولّد (M) إلّا في الأراضي السبخة والبقاع المالحة، والجصّ لا يتكوّن إلّا في الأراضي الليّنة السبخة، والإسفيداج لا ينعقد إلّا في الأرض الرَمِلة المختلطة ترابها بالجصّ، والزاجات والشبوب لا تتكوّن إلّا في التراب **العفص النشف**. على هذا القياس حكم سائر أنواع الجواهر، كلّ واحد منها مختصّ ببقعة من البقاع، **وتولّدها فيها من خاصّية** تلك البقعة. وهي مع

كثرة أفرادها (.leg) داخلة تحت ثلاثة أنواع: الفلزّات والأحجار والأجسام الدهنية.

In al-Maqrīzīs *Maqāṣid* ist eine schwere Störung eingetreten. Bei der Aufzählung der Bedingungen, unter denen die einzelnen Mineralien entstehen, ist das Ende des Satzes über Silber, Kupfer und Eisen und der Anfang desjenigen über die Schwefelsorten unter *aberratio oculi* ausgefallen. Der Fehler liegt diesmal bei al-Maqrīzī selbst, da der Text der *ʿAǧāʾib al-maḫlūqāt* bei al-ʿUmarī (*Masālik al-abṣār*, 22:77,19-78,6) noch korrekt zitiert wurde:

وأمّا الفضّة والنحاس والحديد وأمثالها فإنّها لا تتولّد إلّا في أجواف الجبال والأحجار المختلطة بالتراب اللين، والكبريت لا يتولّد إلّا في الأراضي الندية والرطوبات الدهنية،

Ethé (1868): 418 sq., hatte den Text al-Qazwīnīs folgendermaßen übersetzt:

> Man behauptet nun, das Gold erzeuge sich nur in sandigen Ebenen, Bergen und weichem Gestein; – Silber, Kupfer, Eisen und ähnliche Dinge nur im Innern der Berge und Steine, die mit weichem Humus vermischt sind; – Schwefel nur im feuchten Erdboden und weichen Humus; die öligen Flüssigkeiten und die Salze bildeten sich nur in salzhaltigem Erdboden und salzigem Humus; – der Gyps entstehe (ebenfalls) nur in weichem, salzhaltigem Erdboden; – Bleiweiss nur im sandigen Land, dessen Humus mit Gyps gemischt ist; – Vitriole endlich und Atramentsteine nur in dem Humus, der bittere (gallartige) Flüssigkeiten einsaugt. Hiernach lässt sich auch das Sachverhältniss aller übrigen (mineralischen) Substanzenspecies ermessen; jede einzelne davon hat ihren bestimmten speciellen Erdstrich; und dass sie sich gerade in diesem erzeugt, bildet eine specielle Eigenthümlichkeit eben dieses Erdstriches. Aber trotz ihrer zahlreichen Einzelarten lassen sie sich doch unter drei Species bringen: Metalle, Steine und ölige Substanzen; …

Der Satz, wonach Gold nur in sandigem Gelände vorkommt, steht auch bei al-Waṭwāṭ (*Manāhiǧ al-fikar*, 1:245,2) und davon abhängig bei al-Dimašqī (*Nuḫbat al-dahr*, 50,12; Mehren [1874]: 55). Beide berichten anderswo vom Silber, dass es nur in feuchtem Milieu entsteht (al-Waṭwāṭ, 1:245,8 = al-Dimašqī, 51paen.; Mehren, 57). Die Entstehung von Gips und Bleiweiß hat ebenfalls eine Parallele bei al-Waṭwāṭ (1:247,1).

Vorlage für den überwiegenden Teil dieses Absatzes von al-Qazwīnī waren die Lauteren Brüder, bei denen die abschließende Klassifikation in drei Kategorien von Mineralen fehlt. Deren eigene Klassifikation, die in der Vorlage unmittelbar folgt, findet sich hier unter § 43 (s. d.). Iḫwān al-ṣafāʾ, *Rasāʾil*, 2:89,10–18:

وعلى هذا حكم سائر النبات، وهكذا أيضًا حكم الجواهر المعدنية، لكلّ نوع منها بقعة مخصوصة وتربة معروفة لا تتكوّن إلّا هناك، كالذهب فإنّه لا تتكوّن إلّا في البراري الرملية والجبال والأحجار الرخوة، والفضّة والنحاس والحديد وأمثالها لا يتكوّن إلّا في جوف الجبال والأحجار المختلطة بالتربة الليّنة، والكبريت لا يتكوّن إلّا في الأراضي الندية والترب الليّنة والرطوبات الدهنية، والقلقطار والأملاح (leg.) لا ينعقد إلّا في الأرض السبخة والبقاع المُشَورجة (leg.)، والجصّ والإسفيذاج لا يتكوّنان إلّا في الأرض الرملية المختلطة ترابها بالجصّ، والزاجات والشبوب لا تتكوّن إلّا في الترب العفصة القشفة. وعلى هذا القياس حكم سائر أنواع الجواهر المعدنية.

Ebenso verhält es sich mit den übrigen Pflanzen, und ein Gleiches gilt auch von den Mineralstoffen. Jeglicher Art derselben sagt ein besonderer Landstrich und ein bestimmter Boden zu, worin sie allein entstehen. Das Gold entsteht nur in Sandsteppen und weichen Steinarten; das Silber, Kupfer und Eisen entsteht nur im Innern von Gebirgen und Gesteinarten, die mit dünnem Staub vermischt sind; der Schwefel entsteht aber nur in feuchten Erdarten und ölichten Feuchtigkeiten. Die Salze häufeln sich nur in salzichen und Natronstrichen. Der Gips und das Bleiweiss entstehen nur in den Erdarten, die mit Sand und Kies vermischt sind. †Glas [lies: Vitriol, Anm. F.K.] und Alaun aber nur in herbem schmutzfarbenem Staub, und in dieser Weise sind alle Arten Mineral zu beurtheilen.

DIETERICI (1861): 111

Bei al-Maqrīzī und in den Enzyklopädien geht der Absatz über die Herkunftsorte der Mineralien den Ausführungen zu den Metallen und ihrer Entstehung direkt voran. Auch ps.-Apollonios hatte vor seiner analogen Beschreibung der Metalle, den Einfluss der jeweiligen Orte auf die Bildung der Mineralien besprochen. Balīnās, *Sirr al-ḫalīqah*, IV (245,8–12):

وأقول: إنّ الأجساد إنّما اختلفت في نشوئها وتغيّرت ألوانها وطعومها وروائحها من اختلاف المكان الذي تكوّنت فيه وباختلاف تركيبها عند ازدواج الطبائع بعضها ببعض، فلمّا اختلفت في التراكيب تباينت بألوانها وطعومها، وعُرِف بعضها من بعض ووقعت عليها الأسماء المختلفة.

Besonders interessant ist auch die Parallele in dem *adab*-Werk von al-Tawḥīdī. In der 24. Nacht des *K. al-Imtāʿ* wird kurz das Thema der Mineralien gestreift. Den Anfang macht eine Erörterung über die Entstehungsorte der verschiedenen Mineralien, die – abgesehen von einer kleineren Korruptele – weitgehend dem Wortlaut der Iḫwān entspricht (al-Tawḥīdī, *al-Imtāʿ*, 2:107,9–14):

قالوا: وهكذا أيضًا وصف الجواهر المعدنية، كالذهب، فإنّه لا يكون إلّا في الأرض الرملية والجبال والأحجار الرخوة. والفضّة والنحاس والحديد لا تكون إلّا في الأرض الندية والتراب اللين ‹...› والرطوبات الدهنية، والأملاح لا تنعقد إلّا في الأراضي والبقاع السبخة، والجصّ والإسفيداج لا يكونان إلّا في الأرض الرملية المختلطة ترابها بالجصّ، والزاج لا يكون إلّا في التراب العفص.

§ 20

Der Abschnitt entspricht weitgehend al-ʿUmarī, *Masālik al-abṣār*, 22:78,17–20. Die längere, mit *tanbīh* bezeichnete, Überleitung von ibid., 78,7–16 hat al-Maqrīzī hingegen weggelassen. Die Stelle, die bei al-Qazwīnī keine Parallele hat und von al-Maqrīzī zusätzlich ergänzt wurde, lautet bei al-ʿUmarī:

فنقول إنّ الذي اشتهر أنّ الياقوت والماس واللعل والعقيق والفيروزج والجزع واللازورد [والفيروزج] شرقي، وأنّ الذهب والفضّة والحديد والنحاس والرصاص والقصدير والزئبق والزبرجد والدهنج غربي، وأنّ الزمرّد (leg.) مصري،

Bei al-Dimašqī finden sich auch Angaben zur Herkunft der Mineralien. Beim Gold nennt er jedoch ganz andere Herkunftsorte (*Nuḫbat al-dahr*, 50,14; Mehren [1874]: 55), zum Silber führt er nur aus, dass es vom dritten bis zum siebten Klima zahlreiche Silberminen gibt (*Nuḫbat al-dahr*, 51,9; Mehren, 56). Die Angabe al-Maqrīzīs, dass der Smaragd aus Ägypten stammt, hat Parallelen bei al-Masʿūdī (*Murūǧ al-ḏahab*, 3:43,10; 48,9) und al-Akfānī (*Nuḫab al-ḏaḫāʾir*, 761,1).

Die hier erwähnten Orte sind auch anderweitig nachweisbar: Yāqūt, *Muʿǧam al-buldān*, 2:539,5; 539,14 sq.:

دَامَغَانُ: بلد كبير بين الريّ ونيسابور... وبها معادن زاجات وأملاح ولا كباريت فيها، وفيها معادن الذهب ...

Yāqūt, *Muʿǧam al-buldān*, 3:96ult.; 97,2:

سُفَالَةُ: آخر مدينة تعرف بأرض الزنج ... والذهب السُفالي معروف عند تجّار الزنج،

Sufālat al-Zanǧ wird auch bei al-Bīrūnī (*al-Ǧawāhir*, 239,6) erwähnt, der aber von besonders qualitätvollem Gold spricht, das dort gewonnen wird.

Für die jeweiligen Edelsteine, die bei al-Maqrīzī nur hier vorkommen, sei in aller Kürze auf mein Werk über die Mineralien in der Pharmakognosie hingewiesen: zum Spinell (*laʿl*) siehe Käs (2010), 2:953 sq., zum Karneol (*ʿaqīq*) ibid., 2:854–856, Türkis (*fīrūzaǧ*) 2:873–878, Onyx (*ǧazʿ*) 1:380–383, Lapislazuli (*lāzuward*) 2:944–949, Smaragd (*zumurrud*) 2:665–669; Chrysolith (*zabarǧad*) 2:646–649 und zum Malachit (*dahnaǧ*) siehe 1:565–568. Der Diamant wird bei al-Maqrīzī noch in § 34 und § 44 sq. erwähnt und der Korund (*yāqūt*) noch in §§ 15, 38, 43.

§ 21

Al-Qazwīnī, *ʿAǧāʾib al-maḫlūqāt,* 1:204,27–205,2 (Ms. München, fol. 99ª,21–paen.):

النوع الأوّل: الفلزّات وهي الأجساد السبعة زعموا أنّ تولُّدها من اختلاط الزئبق والكبريت، إن كان الزئبق والكبريت صافيين واختلطا اختلاطًا تامًّا، وشرب الكبريت رطوبة الزئبق كما تشرب الأرض نداوة الماء، وكان أحمر (om. M) فيه قوّة صبّاغة، وكان مقدارهما متناسبين، وحرارة المعدن تنضجهما على اعتدال، ولم يتعرّض لهما عارض من البرد واليبس قبل إنضاجهما انعقد ذلك على طول الزمان الذهب الإبريز.

> Erste Species. Die Metalle. Das sind die (obengenannten) sieben Körper. Man behauptet, ihre Erzeugung rühre her von der Vermischung von Quecksilber und Schwefel. Sind nämlich beide, Quecksilber und Schwefel, ganz rein, und vermischen sich völlig mit einander, trinkt ferner der Schwefel (gleichsam) die Flüssigkeit des Quecksilbers ein, gerade so wie die Erde die Feuchtigkeit des Wassers, und ist der Schwefel ein rother Schwefel mit Färbekraft in sich; sind dann auch ihre beiderseitigen Quantitätsverhältnisse homogen, kocht die in der Mine enthaltene Hitze sie gleichmässig gar und tritt diesen beiden keine Kälte und Trockenheit entgegen, bevor sie beide gargekocht sind – so setzt sich diess in der Länge der Zeit zusammen, und es entsteht daraus das reine Gold (ed'd'aha belibrîz, ὄβρυζον).
>
> ETHÉ (1868): 419

Mit geringfügigen Varianten, die dann auch bei al-Maqrīzī begegnen, hat al-ʿUmarī diesen Absatz in seine *Masālik al-abṣār* (22:78,paen.–79,4) übernommen. Er folgt sogar al-Qazwīnīs Kapitelzählung, die al-Maqrīzī dann doch getilgt hat. Erwähnenswert ist, dass in Wüstenfelds Ausgabe noch davon die Rede ist, dass das Gold aus rotem Schwefel hervorgeht, was parallel zu der Angabe von § 22 ist, wonach Silber aus weißem Schwefel entsteht. Das Adjektiv *aḥmar* ist aber schon im Münchner *ʿAǧāʾib al-maḫlūqāt*-Manuskript ausgefallen und fehlt folgerichtig auch bei al-ʿUmarī und al-Maqrīzī. Auch die Enzyklopädie des al-Dimašqī bespricht die Bildung des Goldes aus Quecksilber und

Schwefel auf ganz ähnliche Weise (al-Dimašqī, *Nuḫbat al-dahr*, 50,8–13; Mehren [1874]: 55). Als dessen Quelle hierfür können die *Manāhiǧ al-fikar* von al-Waṭwāṭ (1:244,16–245,2) bestimmt werden.

Auch wenn der Inhalt dieses Absatzes öfters belegt ist, kann man doch davon ausgehen, dass al-Qazwīnīs Vorlage die fünfte naturkundliche *risālah* der Lauteren Brüder war. Die dort unmittelbar vorausgehende Angabe zu den Grundlagen der Quecksilber-Schwefel-Theorie wird hier unter § 48 behandelt. Iḫwān al-ṣafāʾ, *Rasāʾil*, 2:91,19–ult.:

وذلك أنّه إذا كان الزئبق صافيًا والكبريت نقيًا واختلطت أجزاؤهما، وكانت مقاديرهما على النسبة الأفضل واتّحدت وامتصّت الكبريتية رطوبة الزئبق ونشفت نداوته وكانت حرارة المعدن على الاعتدال في طبخها ونضجها، ولم يعرض لها عارض من البرد واليبس قبل إنضاجها انعقد من ذلك على طول الزمان الذهب الإبريز.

> Wenn nämlich das Quecksilber klar und der Schwefel rein ist, sich ihre Theile so vermischen, und beider Mengen im günstigsten Verhältniss stehen; werden sie dann zu eins und saugt der Schwefel die Feuchtigkeit des Quecksilbers auf, und trocknet somit die Wässrigkeit desselben aus, ist ferner die Grubenhitze gleichmässig bei der Reifung und Kochung derselben und trifft dieselben vor ihrer Reifung weder Kälte noch Trockenheit, so verhärtet sich aus ihnen mit der Länge der Zeit das reine Gold.
>
> DIETERICI (1861): 114, cf. p. 125

Eine mit der der Iḫwān und der späteren Enzyklopädisten weitgehend identische Theorie zur Entstehung des Goldes und der Metalle findet sich bereits bei ps.-Apollonios (cf. §§ 48, 49). Der hauptsächliche Unterschied zu den übrigen Quellen liegt darin, dass im *K. Sirr al-ḫalīqah* die Metalle nicht nach ihrem Wert angeordnet sind, sondern nach ihrem Planetenregenten. Analog zum ptolemäischen Weltbild macht daher das Saturn zugehörende Blei den Anfang. Zuletzt wird das Silber beschrieben, das dem Mond zugeordnet ist. Die Entstehung des Goldes folgt daher nicht unmittelbar der allgemeinen Beschreibung der Metallbildung aus den beiden Grundelementen (cf. § 23).

Weisser hat die entsprechende Parallele folgendermaßen zusammengefasst:

(sc. III) 4.1. Wenn das Quecksilber weiteren Schwefel aus der Grube aufnimmt und Kochungswärme die Trockenheit der Mischung vermehrt, so daß diese manifest wird und die Feuchtigkeit ins Innere verdrängt, entsteht äußerlich kalt-trockenes, innerlich warm-feuchtes Blei, das wegen seiner starken Feuchtigkeit rasch schmilzt.

WEISSER (1980): 106 sq. = BALĪNĀS, *Sirr al-ḫalīqah*, III,4.1 [246,1–247,2]

Hier wird zwar das Blei als erstes, unvollkommenstes Metall genannt, unmittelbar darauf legt ps.-Apollonios aber dar, dass das Gold das eigentliche Endprodukt der vollkommenen Mischung von Quecksilber und Schwefel ist (siehe § 22).

Die Entstehung der Metalle aus einer Verbindung von Quecksilber und Schwefel (cf. § 48) ist auch in Ibn Sīnās *K. al-Šifāʾ* vertreten. Dort wird aber eingeschränkt, dass das „Quecksilber", das diese Grundlage darstellt, nicht mit dem realen Quecksilber identisch sein dürfte. Ibn Sīnā, *al-Šifāʾ* (*Maʿādin*) K, 21,15–22,2; 22,3–5 (= H/M, 84,4–11; 84,13–15):

فيشبه أن يكون الزئبق أو ما يشبهه هو عنصر جميع الذائبات، فإنّها كلّها عند الذوب تصير إليه، لكنّ أكثر ما يكون ذوبه بعد الحمْي، فيرى زئبقه محمّرًا ... ولذلك ما يعلق الزئبق بهذه الأجسام كلّها، لأنّه من جوهرها. لكن هذه الأجساد يختلف تكوّنها عنه بسبب اختلاف الزئبق، وما يجري مجراه في نفسه، وبسبب اختلاف ما يخالطه حتّى يعقده ... وإن كان الكبريت مع نقائه أفضل من ذلك وأنصع، وكان فيه قوّة صباغة نارية لطيفة غير محرقة أفضل من الذي يتّخذه أهل الحيلة، (H/M) عقده ذهبًا.

It seems, moreover, that mercury, or something resembling it, is the essential constituent element of all the fusible bodies, for all of them are converted into mercury on fusion. Most of them, however, fuse only at a very high temperature, so that their mercury appears red ... It is for this reason, viz. that it is of their substance, that mercury so easily clings to all these bodies. But these bodies differ in their composition from it by reason of variation in the mercury itself – or whatever it is that plays the same part –

and also through variation in what is mixed with it and causes its solidification ... If the sulphur besides being pure is even better than that just described [cf. § 22, Anm. F.K.], and whiter, and if in addition it possesses a tinctorial, fiery, subtle and non-combustive virtue – in short, if it is superior to that which the adepts can prepare – it will solidify the mercury into gold.

HOLMYARD/MANDEVILLE (1927): 39; cf. TAKAHASHI (2004): 304, 306; FAḪR AL-DĪN, *al-Mabāḥiṯ*, 2:212 sq.

§ 22

Al-Qazwīnī, *ʿAǧāʾib al-maḫlūqāt*, 1:205,2–12 (Ms. München, fol. 99[a],paen.–99[b],6):

وإن كان الزئبق والكبريت صافيين **وانطبخ الزئبق بالكبريت انطباخًا** تامًّا، وكان الكبريت (M) أبيض، **تولّدت** الفضّة. وإن وصل إليه قبل **استعمال** النضج برد **عاقد** تولّد الخارصيني. وإن كان الزئبق صافيًا والكبريت رديئًا، وفيه قوّة محرقة، تولّد النحاس. وإن كان الكبريت غير جيّد المخالطة مع الزئبق تولّد الرصاص. وإن كان الزئبق والكبريت رديئين، وكان الزئبق متخلخلاً **أرضيًا** والكبريت رديئًا محرقًا تولّد الحديد. وإن كانا مع رداءتهما ضعيفي التركيب تولّد الأسرب. فبسبب هذه **الاختلافات اختلف** أجناس الجواهر المعدنية، وهي العوارض التي **تعرض لها من كمية الزئبق والكبريت وكيفيتهما مفرطة أو قاصرة. والذي يدلّ على صحّة هذا كلّه تجربة أهل الصناعة، ولنذكر بعض ما ذكر في كلّ واحد من الفلزّات من خواصّها العجيبة، والله الموفّق للصواب.**

Sind aber Quecksilber und Schwefel beide rein, kocht das Quecksilber sammt dem Schwefel völlig gar, ist aber der Schwefel bei alledem weiss, so erzeugt sich das Silber. – Kommt dazu vor der Anwendung des Garko-

> chens noch eine verdichtende Kälte hinzu, so erzeugt sich ḫârṣîni (Zink). Ist ferner das Quecksilber rein, der Schwefel aber schlecht und in demselben eine verbrennende Kraft enthalten, so bildet sich das Kupfer. Ist der Schwefel nicht in trefflicher Weise mit dem Quecksilber vermischt, so entsteht das Blei. Sind Schwefel und Quecksilber beide schlecht, ist ferner das Quecksilber wenig miteinander zusammenhängend und aus erdenen Bestandtheilen bestehend, der Schwefel andererseits schlecht und verbrannt, so entsteht das Eisen. Sind endlich beide neben ihrer geringen Güte noch von laxer Composition, so erzeugt sich das Zinn. Auf Grund dieser verschiedenartigen Verhältnisse sind auch die einzelnen Genera der mineralischen Substanzen verschieden; und diess sind die mannigfachen Accidentien, die an sie herantreten können, hinsichtlich der Quantität des Quecksilbers und Schwefels, und ihrer beiderseitigen Qualität, sei es in übergenügender, sei es in ungenügender Weise. Und das, was einen Beweis für die Richtigkeit alles dieses liefert, ist die Erfahrung kunstverständiger Leute. Wir wollen nun einiges von den wunderbaren Eigenthümlichkeiten namhaft machen, die über jedes einzelne dieser Metalle berichtet sind!
>
> ETHÉ (1868): 419sq.

Al-Maqrīzī hängt wiederum vom Zitat dieser Stelle bei al-ʿUmarī (*Masālik al-abṣār*, 22:79,5–15) ab. Den überleitenden Schlusssatz von al-Qazwīnī, den al-ʿUmarī noch abschrieb, ließ er weg. Ansonsten sind die meisten Varianten der *Maqāṣid* bereits in den *Masālik al-abṣār* nachweisbar, jedoch gehen einige auch auf al-Maqrīzī selbst zurück, wie der erste Satz in der Lesart al-ʿUmarīs beweist:

وإن كان الزئبق والكبريت صافيين وأنضج الكبريت والزئبق إنضاجًا تامًّا، وكان الكبريت أبيض، انعقد ذلك فضّةً. وإن وصل إليه قبل استعمال النضج برد عاقد، تولّد الجارصيني.

In der enzyklopädischen Literatur findet sich auch bei al-Dimašqī eine weitgehend gleichlautende Darstellung der Silberentstehung (al-Dimašqī, *Nuḫbat al-dahr*, 51,15–paen.; Mehren [1874]: 57).

Ibn Sīnā beschreibt die Entstehung der Metalle in fast identischer Weise wie al-Qazwīnī, jedoch fehlt bei ihm das *ḫārṣīnī* noch. Ibn Sīnā, *al-Šifāʾ* (*Maʿādin*) K, 22,2–3; 22,5–11 (= H/M, 84,11–13; 84,15–85,5):

فإن كان الزئبق نقيًّا وكان ما يخالطه فيعقّده قوّة كبريت أبيض غير محرق ولا درن، بل هو أفضل ممّا يتّخذه أهل الحيلة، كان منه الفضّة ... ثمّ إن كان الزئبق جيّد الجوهر، ولكنّ الكبريت الذي يعقّده غير نقيّ، بل فيه قوّة احتراقية، كان منه مثل النحاس. وإن كان الزئبق رديئًا دنسًا متخلخلًا أرضيًا، وكان كبريته نجسًا أيضًا، كان منه الحديد. وأمّا الرصاص القلعي فيشبه أن يكون زئبقه جيّدًا، إلّا أنّ كبريته رديء وغير شديد المخالطة، وكأنّه يداخل (H/M) إيّاه سافًا فسافًا، فلذلك يصرّ، وأمّا الآنك فيشبه أن يكون رديء الزئبق، ثقيلة طينته، ويكون كبريته رديئًا منتنًا ضعيفًا، فلذلك لم يستحكم انعقاده.

> If the mercury be pure, and if it be commingled with and solidified by the virtue of a white sulphur which neither induces combustion nor is impure, but on the contrary is more excellent than that prepared by the adepts, then the product is silver ... Then again, if the mercury is of good substance, but the sulphur which solidifies it is impure, possessing on the contrary a property of combustibility, the product will be copper. If the mercury is corrupt, unclean, lacking in cohesion and earthy, and the sulphur is also impure, the product will be iron. As for tin, it is probable that its mercury is good, but that its sulphur is corrupt; and that the commingling [of the two] is not firm, but has taken place, so to speak, layer by layer, for which reason the metal shrieks. Lead, it seems likely, is formed from an impure, heavy, clayey mercury and an impure, fetid and feeble sulphur, for which reason its solidification has not been thorough.
>
> HOLMYARD/MANDEVILLE (1927): 39 sq.; cf. TAKAHASHI (2004): 306–311

Dies liegt letztlich den Ausführungen Faḫr al-Dīn al-Rāzīs zugrunde, der gemeinhin von Ibn Sīnā abhängt. Bei ihm kommt an dieser Stelle aber schon das *ḫārṣīnī* vor (Faḫr al-Dīn, *al-Mabāḥiṯ*, 2:213,15).

Die Iḫwān hatten eine ähnliche Beschreibung der Entstehung der weiteren Metalle gegeben. Jedoch ist ihr Wortlaut knapper gefasst, weshalb sie nicht alleinige Quelle al-Qazwīnīs gewesen sein können. Das siebte Metall ist bei ihnen das Antimon (*kuḥl*). Iḫwān al-ṣafāʾ, *Rasāʾil*, 2:91,ult.–92,9:

وإن عرض لها البرد قبل النضج انعقدت وصارت فضّةً بيضاء، وإن عرض لها اليبس من فرط الحرارة وزيادة الأجزاء الأرضية انعقدت فصارت نحاسًا أحمر يابسًا. وإن عرض لها البرد قبل أن تتّحد أجزاء الكبريت والزئبق قبل النضج انعقد منها رصاص قلعي، وإن عرض لها البرد قبل النضج وكانت الأجزاء الترابية أكثر صارت حديدًا أسود، وإن كان الزئبق أكثر والكبريت أقلّ والحرارة ضعيفة انعقد منها الأسرب، وإن انفرطت الحرارة فأحرقته صار كحلًا. وعلى هذا القياس تختلف الجواهر المعدنية بأسباب عارضة خارجة عن الاعتدال وعن النسبة الأفضل من زيادة الكبريت والزئبق ونقصانهما وإفراط الحرارة أو نقصانها، أو برد المعدن قبل نضجها أو خروجها عن الاعتدال، فعلى هذا القياس حكم الجواهر المعدنية الترابية.

Trifft sie aber die Kälte vor der Reifung, so werden sie weisses Silber. Trifft sie aber Trockenheit aus übermässiger Hitze, und überwiegen die Erdtheile, so verhärten sie sich zu rothem Kupfer. Trifft sie aber Kälte, bevor die Theile des Schwefels und Quecksilbers zu eins geworden und gar sind, so verhärten sie sich zu Zinnblei. Trifft sie aber Kälte, bevor sie gar sind, und sind der Staubtheile mehr, so werden sie schwarzes Eisen. Ist des Quecksilbers mehr, des Schwefels aber weniger, und ist die Hitze schwach, so verhärtet sich daraus das Schwarzblei. Ist aber die Hitze übergross, so dass sie dasselbe verbrennt, so wird es Augenschminke (Spiessglanz). Nach dieser Analogie sind die Mineralstoffe durch Zufälligkeiten verschieden, je nachdem sie aus dem Gleichgewicht und in ein mehr oder weniger günstiges Verhältniss treten, sei es, dass der Schwefel oder das Quecksilber überwiegt oder zu gering ist, die Hitze übermässig stark oder zu schwach ist, oder die Minerale kalt werden, bevor sie reifen oder sie das Gleichmaass verlassen. So verhält es sich mit allen schmelzbaren Mineralen.

DIETERICI (1861): 114 sq.

Bereits ps.-Apollonios hatte das Gold als ideale Verbindung der beiden Grundelemente definiert und damit die anderen Metalle als Abweichungen von diesem vollkommenen Zustand angesehen:

> (sc. III) 4.2. Die Metalle sind voneinander verschieden je nach Entstehungsort und Qualitätenkombination, sie sind aber alle von Goldnatur. An der Verwirklichung dieser Anlage hindern sie lediglich akzidentielle Eigenschaften wie Farbe, Geruch und Geschmack; denn jedes Geschöpf, auch der Mensch, ist vollkommen geschaffen. Die akzidentiellen Veränderungen treten unmittelbar nach Vollendung des Körpers auf; geschähe dies bereits vor der Konstitution des Körpers, so könnte dieser sich gar nicht bilden.
>
> WEISSER (1980): 107 = BALĪNĀS, *Sirr al-ḫalīqah*, III,4.2 [247,3–248,8]

Besonders hervorzuheben ist hier, dass nach dem *Sirr al-ḫalīqah* die Metalle eigentlich alle als Gold entstehen und die besagten Umstände erst nach der Bildung als Gold eintreten. Dies widerspricht allerdings der auf ps.-Aristoteles zurückgehenden Ansicht, nach der die Akzidenzien schon vor dem Abschluss der Metallentstehung eintreten (cf. § 32). Auch ist der Unterschied zwischen den Metallen Apollonios zufolge kein substanzieller sondern ein akzidenzieller. Balīnās, *Sirr al-ḫalīqah*, III,4.2 (247,4–9):

وإنّما ابتدأت الأجساد في أوّل نشوئها لتكون ذهبًا، ولكن عرضت فيها الأعراض من بعد ما استتمّ الجرم على الذهبية. فلمّا عرضت فيه الأعراض قلّبت لونَه وريحه وطعمه لا جرمَه، فجرم الأجساد كلّها ذهبٌ وجوهرها مثل جوهره إلّا أنّها اختلفت بالعوارض التي عرضت لها، فأقعدتها عن الذهبية بالألوان والطعوم والرياح لا بالجواهر.

§ 23–25

Wie gehabt, folgt al-Maqrīzī bei der Behandlung des Goldes wieder ausschließlich al-ʿUmarī, der seinerseits al-Qazwīnī plagiiert hatte. Zwischen den §§ 23 und 24 fehlt bei al-Maqrīzī ein längerer Absatz der *ʿAǧāʾib al-maḫlūqāt* (1:205,17–206,2), den al-ʿUmarī zum Teil noch bietet. Jener in den *Masālik al-abṣār* fehlende Teil (ed. Wüstenfeld, 1:205,26–206,2) ist aber auch im Münchner al-Qazwīnī-Manuskript (fol. 99b,16) nicht enthalten und könnte daher sogar eine Interpolation sein.

§ 23

Al-Qazwīnī, *ʿAǧāʾib al-maḫlūqāt*, 1:205,13–17 (Ms. München, fol. 99b,7–10):

الذهب طبعه حارّ لطيف، ولشدّة (M) اختلاط أجزائه المائية بأجزائه الترابية لا يحترق بالنار، لأنّ النار لا تقدر على تفريق أجزائه، ولا يبلى في التراب ولا يصدّئ على طول الزمان، وهو ليّن، أصفر، برّاق، حلو الطعم، طيّب الرائحة، ثقيل، رزين. فصفرة لونه من ناريته، ولينه من دهنيته، وبريقه من صفاء مائيته، وثقله من ترابيته.

> 1) Das Gold (ed'd'ahab). Dessen physische Beschaffenheit ist heiss und fein. Und wegen des äussersten Grades der Vermischung seiner Wassertheilchen mit seinen Erdtheilchen verbrennt es im Feuer nicht, weil das Feuer nicht im Stande ist, seine Theile auseinanderzutrennen. Auch vergeht es im Erdenstaube nicht und rostet nicht trotz der Länge der Zeit; und zwar ist es weich, von gelber Farbe und glänzend, von süssem Geschmack und angenehmem Geruch, schwer und von bedeutendem Gewicht. Seine gelbe Farbe rührt von seiner Feueressenz her, und seine Weiche von seiner Ölhaltigkeit; sein Glanz von seiner lautern Wasserhaltigkeit und seine Schwere davon, dass es Erdbestandtheile in sich hat.
>
> ETHÉ (1868): 420

Sowohl bei al-Qazwīnī, als auch bei al-ʿUmarī (*Masālik al-abṣār*, 22:79,15–20) ist ein – angesichts des Kontextes tautologischer – Satz nicht zu finden, der tatsächlich ein eigener Zusatz von al-Maqrīzīs sein dürfte (cf. § 26):

ولا تنقّصه الأرض ولا يتغيّر ريحه بالمكث في الخبث. وهو ألطف شيء شخصًا وأثقل شيء وزنًا،

Ebenfalls in der Tradition al-Qazwīnīs dürfte die Enzyklopädie von al-Ibšīhī stehen, der der Zusatz von al-Maqrīzī fehlt. Al-Ibšīhī, *al-Mustaṭraf*, 379,20–22:

ولنبدأ أوّلًا بذكر الذهب، فقيل طبعه حارّ لطيف ولشدّة اختلاط أجزائه المائية بالترابية، قيل إنّ النار لا تقدر على تفريق أجزائه فلا يحترق، ولا يبلى ولا يصدأ وهو لين برّاق، حلو الطعم، أصفر اللون، فالصفرة من ناريته، والليونة من دهنيته، والبرّاقة من صفاء مائه.

> On dit que l'or est un métal d'une nature chaude et délicate et que, grâce à la forte cohésion de ses molécules aqueuses avec ses principes terreux, le feu ne peut en désagréger les parties et que, par suite, il n'est susceptible ni de brûler, ni de s'user, ni de s'oxyder. L'or est un métal malléable, brillant, d'une saveur douce et d'une couleur jaunâtre. Sa couleur jaunâtre provient de ses particules ignées, sa ductilité, de sa nature onctueuse et son brillant, de la pureté de son eau.
>
> RAT (1899), 2:363

Besonders detailreich beschreibt al-Dimašqī in seiner Enzyklopädie die Eigenschaften des Goldes. Dabei unterscheidet er 14 verschiedene Qualitäten, die Teils über die der al-Qazwīnī-Tradition hinausgehen. Beispielsweise geht er auf den Klang, oder die Bearbeitbarkeit zu Blech und Draht ein (al-Dimašqī, *Nuḫbat al-dahr*, 49,7–50,2; Mehren [1874]: 53 sq.).

In Teilen gehen die Ausführungen der Enzyklopädisten auf das ps.-aristotelische Steinbuch zurück (*al-Aḥǧār*, 121,11; nr. 57). Dies gilt für die Angabe der Qualität (*ḥārr laṭīf*), sowie die Tatsache, dass Gold in der Erde nicht rostet. In Ruskas Ausgabe ist dies nur verkürzt angegeben, eine andere Rezension führt aber deutlich aus (Ms. St. Petersburg, fol. 117^b,3):

إذا دُفن في الأرض وهو صحيح لم يخالطه جسم غيره، لم يضرّه التراب ولم يأكل من جسمه شيئًا.

Die Angabe, dass das Gold vom Feuer nicht verbrannt werden kann, ist sogar im authentischen Werk Aristoteles' nachweisbar (*Meteo.* 378b4, s.o. zu § 6). Andere Teile der Beschreibung finden sich schon in Ǧābirs *K. al-Ḏahab* (Ǧābir, *al-Aǧsād*, fol. 1^b,17–2^a,7). Insbesondere gilt dies für das ausgewogene Mischungsverhältnis und die vollständige Vermengung seiner Grundelemente.

Al-Qazwīnīs eigentliche Vorlage dürfte in den Iḫwān al-ṣafā' zu sehen sein, die an dieser Stelle auch eine Defintion der Begriffe *aǧzā' mā'iyyah, turābiyyah* etc. bieten. Iḫwān al-ṣafā', *Rasā'il*, 2:99,14–21:

فأمّا الذهب فهو جوهر معتدل الطبائع صحيح المزاج، نفسه متّحدة بروحه وروحه متّحدة بجسده، ونعني بالنفس الأجزاء الهوائية وبالروح الأجزاء المائية وبالجسد الأجزاء الترابية. ولكن لشدّة اتّحاد أجزائه وممازجتها لا يحترق بالنار، لأنّ النار لا تقدر على تفريق أجزائه، وهو لا يبلى في التراب ولا يصدّئ على طول الزمان ولا تغيّره الآفات العارضة، وهو جسم ليّن المغمز أصفر اللون حلو الطعم طيّب الرائحة ثقيل رزين، صفرة لونه ⟨من⟩ ناريته وصفاؤه وبريقه من هوائيته ولينه من دهنيته ورطوبته، وثقله ورزانته من ترابيته.

> Das Gold ist ein Stoff von proportionirter Natur und richtiger Mischung, die Seele desselben ist mit seinem Geiste zu eins geworden und der Geist desselben wieder eins mit seinem Körper. Unter Seele der Minerale verstehen wir die Lufttheile, unter Geist die Wassertheile und unter Körper die Erdtheile; aber weil alle diese Theile so sehr zu eins verbunden und vermischt sind, so verbrennen sie weder im Feuer, noch kann man sie von einander trennen. Das Gold verwest weder im Staube, noch rostet es mit der Länge der Zeit, noch wird es durch Zufälle, die ihm zustossen, verändert. Es ist ein zarter Körper von gelber Farbe, süssem Geschmack und angenehmem Geruch, dabei schwer und gewichtig. Seine gelbe Farbe rührt von seinen Feuerbestandtheilen; seine Reinheit und sein Glanz von den Luftbestandtheilen; seine Zartheit von den ölichten Feuchtigkeiten, seine Schwere und sein Gewicht aber von den Erdbestandtheilen her.
>
> DIETERICI (1861): 124 sq.

Speziell dem Gold ist bei Balīnās der Abschnitt *Sirr al-ḫalīqah*, III,4.6 (257–259), gewidmet, der vielfältige Bezüge enthält, die für die späteren Autoren nur teils von Bedeutung sind:

> Gold entsteht nur unter idealen Bedingungen: die Grube enthält weder Salziges noch Bitteres noch Übelriechendes noch Säure, die umwandelnde Wärme ist sanft und gleichmäßig und läutert das Quecksilber, ehe es sich verfestigt. Seine rote Farbe beruht auf der Mischung von Feuer und

> Luft. Sein Geschmack ist süß, weil die ausgewogene Süße seiner harmonischen Natur entspricht. Es ist schwer, weil seine Teilchen eng ineinandergreifen. Als ganz homogener Körper ist es das vollkommenste Metall, der *Herr* und das *Haupt* der übrigen.
>
> WEISSER (1980): 108.

Einige der Eigenschaften des Goldes, die dann bei den Enzyklopädisten und al-Maqrīzī erwähnt werden, wie Farbe, Geschmack und Gewicht, haben deutliche Parallelen bei Balīnās *Sirr al-ḫalīqah*, III,4.6 (258,6–259,3):

... وتولّدت الحمرة من مزاوجة النار بالهواء، وذلك من مزاوجة الحرارة واليبس بالحرارة واللين، فاحمرّ الذهب فظهرت الحمرة على أعلاه. وإنّما قسّم له من الطعوم الحلاوة لأنّ الحلاوة وسط الطعوم كما أنّ الشمس وسط الأفلاك، ونسب الذهب في اعتداله إلى الشمس، فقسّم له الحلاوة. وكذلك طبيعة الحلاوة معتدلة لأنّها متولّدة من بين الحرارة واللين. وإنّما صار رزينًا لتداخل أجزائه بعضها في بعض، وإنّما تداخلت أجزاؤه بعضها في بعض واجتمعت ولطفت لشدّة انحلاله، فجذب اليبس رطوبته بقوّته فحصرها فتداخلت أجزاؤه بعضها في بعض فصار رزينًا ...

§ 23* (Glosse *ḏahab*)

Ibn Manẓūr, *Lisān al-ʿArab*, 2:379,24; 380,3 (s. r. *ḏhb*):

... غيره: الذَهَبُ التِبرُ القِطعةُ منه ذَهَبَة ... والجمع الأَذْهابُ والذُهُوبُ، وفي حديث علي كرم الله تعالى وجهه: لو أرادَ اللهُ أنْ يفْتَحَ لهم كنوزَ الذِهْبانِ لفَعَلَ، هو جمعُ ذَهَبٍ كبَرَقٍ وبِرْقانٍ وقد يجمع بالضمّ نحو حَمَلٍ وحُمْلانٍ ...

Al-Maqrīzī vokalisierte hier eigenhändig *ḏahāb*, was als Pluralform zu *ḏahab* nicht belegt ist. Daher wäre vielmehr *ḏihāb* zu lesen, was neben *aḏhāb, ḏuhūb, ḏuhbān* und *ḏihbān* in den Lexika verzeichnet ist (Lane [1863–1893], 3:983a,b).

§ 24

Al-Qazwīnī, *ʿAǧāʾib al-maḫlūqāt*, 1:206,2–6 (Ms. München, fol. 99^{b},16–19):

وذكروا أنّ عزّة الذهب لا لقلّة وجوده فإنّ وجود الذهب أكثر من النحاس والحديد، (M) وكيف لا، وإنّه دائمًا يستخرج من المعادن، ولا يتطرّق إليه التوى والتلف بخلاف (M) النحاس والحديد، فإنّهما يتلفان (M) بطول الزمان. ويتعطّنان في التراب بل سبب ذلك أنّ كلّ من ظفر بشيء منه دفنه في الأرض والذي منه تحت الأرض أكثر ممّا يتعامل عليه الناس.

Man berichtet nun ferner: die Kostbarkeit des Goldes rührt nicht etwa von seinem geringen Vorkommen her, – denn es findet sich in zahlreicher Menge; und wie sollte es auch nicht! da es ja beständig aus den Minen herausgefördert wird; auch vermag sich weder Absumption noch gänzliches Vergehen zu demselben den Weg zu bahnen, im Unterschiede von anderen Metallen, wie Kupfer und †Blei (Eisen *leg.*, Anm. F.K.), denn diese beiden verkommen in der Länge der Zeit und gehen im Erdenstaub in Fäulniss über, – sondern die Ursache dazu ist vielmehr die, dass Jeder, der etwas davon in seine Gewalt bekommt, es in der Erde vergräbt; und die von demselben unter der Erde befindliche Quantität ist grösser, als die, mittelst derer die Leute ihren gegenseitigen Handel und Wandel treiben.

ETHÉ (1868): 422

Der Text war von al-ʿUmarī (*Masālik al-abṣār*, 22:80,7–11) ohne größere Veränderungen kopiert worden. Die Mehrzahl der Unterschiede resultiert also aus einem Eingreifen al-Maqrīzīs. Die Vorlage für al-Qazwīnī ist in der Enzyklopädie der Iḫwān al-ṣafāʾ zu sehen (*Rasāʾil*, 2:100,6–9):

فمن أجل هذه الخصال والفضائل تجمعه الملوك وتدّخره في الخزائن، ومن أجل ذلك يقلّ وجوده في أيدي الناس ويعزّ وتكثر أثمانه، لا لقلّة

وجوده، ولكنّ كلّ من ظفر بشيء كثير منه دفنه في الأرض أو صانه أو خبأه فلا يرى منه ظاهر إلّا القليل.

Wegen dieser Eigenschaften und Vorzüge sammeln es die Könige und häufen es in ihren Schatzkammern auf, und deshalb findet sich so wenig davon in den Händen der Leute. Es wird für herrlich und werthvoll gehalten, nicht weil es so selten vorkäme, sondern weil jeder, der viel davon hat, es in die Erde vergräbt und verbirgt; so kommt nur wenig davon ans Tageslicht.

DIETERICI (1861): 125 sq.

Nach Ethés Übersetzung soll das Gold von seinen Besitzern in der Erde vergraben werden. Dem liegt die Ausgabe Wüstenfelds zugrunde, die ein *dafanahū fī l-arḍ* bietet, was Iḫwān al-ṣafāʾ, 2:100,8 entspricht. Die übrigen Textzeugen (al-Qazwīnī, Ms. München, fol. 99ᵇ,16; al-ʿUmarī, *Masālik al-abṣār*, 22:80,11; al-Maqrīzī) haben dieses *fī l-arḍ* nicht, weshalb für die *Maqāṣid*-Übersetzung die ebenfalls übliche übertragene Bedeutung von *dafana* gewählt wurde.

§ 25

Die medizinischen Anwendungsgebiete des Goldes hatte al-Qazwīnī von ps.-Aristoteles und Ibn Sīnā entlehnt. Von den hier auf Aristoteles zurückgeführten Indikationen, steht freilich nur diejenige über die Kauterisierung mit einem goldenen Instrument im *K. al-Aḥǧār* (p. 121,16, nr. 57, Ms. P, fol. 117ᵇ,7). Al-ʿUmarī verwendete neben den *ʿAǧāʾib al-maḫlūqāt* auch noch Ibn al-Bayṭārs *Ǧāmiʿ* (2:126,21–28). Al-Maqrīzī stützte sich für diesen Paragraphen ausschließlich auf die *Masālik al-abṣār*, ließ die dort noch enthaltenen Autorenangaben weg und verkürzte al-ʿUmarīs Wortlaut stark, um Wiederholungen zu vermeiden.

Al-Qazwīnī, *ʿAǧāʾib al-maḫlūqāt*, 1:206,6–12 (Korrekturen nach Ms. München, fol. 99ᵇ,16–19; Der Absatz 1:206,12–15 von Wüstenfelds Ausgabe dürfte eine Interpolation sein, da sie in M und bei al-ʿUmarī fehlt):

ومن خواصّه ما ذكر أرسطاطاليس أنّه يقوّي القلب، ويدفع الصرع إن عُلّق على إنسان، ويمنع الفزع. ومن اتّخذ ميلاً من الذهب ولم يزل يكتحل

به جلا العين وقوّاها وحسّن النظر، وإن ثُقِبت شحمة الأذن بإبرة من ذهب لم تلتحم، وإن كُوِي بالذهب لم يتنفّط موضعه ويبرأ سريعًا، وقال الشيخ الرئيس إمساكه في الفم يزيل البَخَر، والذهب يقوّي العين كحلاً وينفع من أوجاع القلب والخفقان وحديث النفس.

Einige seiner speciellen Eigenthümlichkeiten bestehen nun nach dem Bericht des Aristoteles darin, dass es den Verstand (das Herz *leg.*, Anm. F.K.) kräftigt, und vor Epilepsie bewahrt, wenn es dem Menschen angehängt wird; auch das Erschrecken verhindert. – Bereitet man aus dem Gold einen Stift und †lässt das Augenpulver lange darauf stehen, führt ihn dann in's Auge hinein,† so hellt er das Auge auf, leiht ihm auch trefflichen Blick und treffliche Kraft. – Durchbohrt man das unterste Ohrläppchen mit einer goldenen Nadel, so füllt es sich nicht mit Fleisch. – Wird mit Gold ein Merkmal eingebrannt, so überzieht sich die Stelle nicht mit Hitzblasen, und seine Heilung geht schneller von Statten. Avicenna sagt: das Festhalten des Goldes im Munde vertreibt den üblen Geruch desselben; auch kräftigt das Gold, als Augenpulver benutzt, das Auge und hilft gegen Herzschmerzen, Herzklopfen und ängstliche Gedanken …

ETHÉ (1868): 422

Der Eintrag zu den Indikationen des Goldes umfasst in al-ʿUmarīs *Masālik al-abṣār*, 22:80,12–81,3. Den Anfang davon (22:80,12–16) nimmt das Zitat aus al-Qazwīnī ein. Der Rest ist aus Ibn al-Bayṭārs *Ǧāmiʿ* (2:126,24–28) kopiert. Zufälligerweise beginnt nun auch das dortige Lemma mit einem Zitat aus dem *Qānūn*. Al-ʿUmarī übernahm auch dieses, nennt als Urheber aber nur Ibn al-Bayṭār. Al-Maqrīzī vermied diese Wiederholung und setzt das Zitat erst mit der Angabe über die magisch-sympathetische Wirkung des Goldes auf Tauben wieder fort. Zudem kürzt er den Passus noch um einige Indikationen, die teils schon erwähnt worden waren. Bei al-ʿUmarī (*Masālik al-abṣār*, 22:80,21–81,3) lautet die Stelle:

وإن كُوِيت به مقادم أجنحة الحمام ألفت أبراجها. وإن طُرِح منه وزن حبّتين في وزن عشرة أرطال زئبق غاص إلى قعره، وإن طُرِح في هذا القدر مائة درهم أو غيرها من الأجساد الثقيلة عام فوقه ولم ينزل فيه.

وإن ثُقِبت شحمة الأذن بإبرة ذهب لم تلتحم، وإن عُلِّق الإبريز منه على صبيّ لم يفزع ولم يصرع مجرّب، وإن لبّس منه خاتم من في إصبعه داحس خفّف وجعه مجرّب.

Leclerc ([1877–1883]: nr. 1007) hatte den nur minimal davon abweichenden Text Ibn al-Bayṭārs – er rekurriert hier übrigens auf einen Anonymus (*ġayruhū*) – folgendermaßen übersetzt:

> AUTRE. Si l'on cautérise avec de l'or les premières plumes de l'aile d'un pigeon, on l'accoutume à son colombier. Si l'on jette la valeur de deux grains d'or dans dix drachmes de mercure, il descend au fond; et si l'on ajoute dans le vase cent drachmes d'un autre corps lourd, l'or surnage et ne descend pas. Si l'on perce le lobule de l'oreille avec une aiguille d'or, les bords de la plaie ne se réunissent pas. Si l'on fait porter de l'or pur à un enfant qui a peur, on le guérit de sa peur. C'est un fait d'expérience. Si l'on passe un anneau d'or à un doigt affecté de panaris, on en allège la souffrance. C'est aussi un fait prouvé par l'expérience.

Al-Qazwīnīs Ibn Sīnā-Zitat stammt aus dem *Qānūn* (ed. Rom, 1:276,12–14; ed. Būlāq, 1:465,9–11):

الزينة: إمساكه في الفم يزيل البخر ... أعضاء العين: يقوّي العين كحلاً، أعضاء الصدر: ينفع من أوجاع القلب ومن الخفقان وحديث النفس نفعًا بليغًا.

Al-Ibšīhīs *Mustaṭraf* zeigt ebenfalls eine große Nähe zu al-Qazwīnī. Al-Ibšīhī, *al-Mustaṭraf*, 379,23 sq.:

خواصّه: يقوّي القلب، ويدفع الصرع تعليقًا ويمنع الفزع والخفقان ويقوّي العين كحلاً ويجلوها إذا كان ميلاً ويحسن نظرها، وإذا ثقبت به الأذن لم تلتحم، وإذا كوي به لم ينفط ويبرأ سريعًا، وإمساكه في الفم يزيل البخر.

Ses propriétés. – L'or, quand on en porte sur soi, a la propriété de raffermir le cœur, de garantir de l'épilepsie et de préserver de la frayeur et des palpitations de cœur. Employé en collyre, il fortifie l'œil et, en sonde, lui donne plus d'éclat et améliore la vue. Quand on s'en sert pour percer les oreilles, le trou qu'on y pratique ne se bouche plus; employé pour cautériser une plaie, il empêche la suppuration et la plaie guérit très vite; tenu dans la bouche, il dissipe la mauvaise haleine.

RAT (1899), 2:363

Auch al-Dimašqī bringt in seiner Enzyklopädie einen kurzen Absatz über die medizinischen Anwendungsgebiete des Goldes. Al-Dimašqī, *Nuḫbat al-dahr*, 49,18–50,1:

وأمّا خاصته الفاعلية فمنها نفعه من السوداء بولاء النظر إليه وبشربه، ومن خفقان القلب، ومَن تكوّى به لا يقيّح كيّه، ومَن نخس به شحمة الأذن فلا يقيّح نخسه، ويبسط النفس ويشرح القلب.

Par ses vertus d'action: il dissipe la mélancolie, quand on le contemple et qu'on en boit; il est bon contre les palpitations du cœur; quand on cautérise une plaie avec de l'or, elle ne s'envenime pas; quand on perce l'extrémité charnue de l'oreille avec de l'or, elle ne s'enflamme pas; il égaie l'âme et rend le cœur content.

MEHREN (1874): 54

Interessanterweise hatten auch die Lauteren Brüder einige medizinische Indikationen aufgeführt, von denen aber nur der goldene Kauter und die Herzkrankheiten Parallelen zu unserem Text darstellen. Iḫwān al-ṣafāʾ, *Rasāʾil*, 2:100,3–5:

وإذا سحق منه وأدخل في أدوية العين نفع، وإذا كوي به موضع لم ينفّط وكان أسرع إلى البرء، وينفع من المرّة السوداء وداء الحيّة وداء الثعلب وأمراض القلب.

Zerbricht und zerreibt man aber das Gold und setzt es den Heilmitteln des Auges zu, so ist es von Nutzen; wird eine Stelle damit gebrannt, so bekommt sie keine Pusteln und heilt schnell. Dasselbe erweist sich auch sehr nützlich bei der Schwarzgalle, der Schlangen- und Fuchskrankheit ⟨und Herzkrankheiten⟩ [Ergänzung F.K.].

DIETERICI (1861): 125

Zum Begriff *mīl* vergleiche man Freytag (1830–1837), 4:225b *Stilus, quo collyrium oculo inditur* … Der Kontext, in dem das Wort bei al-Qazwīnī steht, ist in Wüstenfelds Ausgabe verderbt (*ʿAǧāʾib al-maḫlūqāt*, 1:206,8: وان اتخذ منه ميل وادیم الكحل به وادخله في العين), was Ethés widersinnige Übersetzung erklärt. Er lässt sich, wie oben durchgeführt, anhand des Münchner Manuskripts und des Zitates bei al-ʿUmarī eindeutig rekonstruieren. Gemeint ist also, dass das Augenpulver über längere Zeit mit einem goldenen Stift appliziert wird.

Das hier als „Wahnvorstellungen" übersetzte ungewöhnliche *ḥadīṯ al-nafs* steht auch bei Ibn al-Bayṭār, 2:126,24 und wurde von Leclerc (1877–1883), nr. 1007, mit *gêne de la respiration* übersetzt; er hatte also *ḥadīṯ al-nafas* gelesen. Ethé (s. o.) hatte den Begriff bei al-Qazwīnī mit „ängstliche Gedanken" wiedergegeben. Nach einer von Dozy (1881), 1:259a, angeführten Definition Ibn al-Ḫaššāʾs (*Mufīd al-ʿulūm*, 37, nr. 347) verstehen die Ärzte unter *ḥadīṯ al-nafs* aber einen die Seele bedrückenden Wahn (*al-taḥadduṯ bi-l-waswās* Dozy, *al-taḥdīṯ bi-l-radīʾ* ed.), der im Anfangsstadium der Melancholie auftritt.

§ 26

Al-Qazwīnī, *ʿAǧāʾib al-maḫlūqāt*, 1:206,16–19 (Ms. München, fol. 99^{b},22–25):

الفضّة أقرب الفلزّات إلى الذهب، ولو لا البرد الذي أصابها قبل النضج لكاد أن يكون ذهبًا. وهي تحترق بالنار (M)، وتبلى في التراب بطول الزمان، قال أرسطاليس للفضّة وسخ بخلاف الذهب، وإذا أصابها (M) رائحة الرصاص والزئبق تكسّرت عند الطرق، وإن أصابها رائحة الكبريت اسودّت.

2) Das Silber (elfiḍḍa). Es ist das von allen Metallen dem Gold am nächsten kommende. Und sollte dasselbe von keiner Kälte getroffen werden, bevor es garkocht, so würde es beinahe zu Gold werden. Es verbrennt übrigens im Feuer, [wenn man es immerwährend darauf liegen lässt] (*om.*

> M, *del.*, Anm. F.K.), und vergeht in der Erde in der Länge der Zeit. Aristoteles nennt das Silber garstig und unrein im Unterschiede vom Gold; und wird dasselbe vom Geruch des Bleis und Quecksilbers getroffen, so zerbricht es in lauter kleine Stücke beim Hämmern; trifft der Geruch des Schwefels dasselbe, so wird es schwarz; ...
>
> ETHÉ (1868): 423

Al-ʿUmarī (*Masālik al-abṣār*, 22:81,5–7) gab die Stelle ohne nennenswerte Varianten weiter. Der Ausfall des Namens von Aristoteles, sowie ein Zusatz – وتنتن بالمكث في الحمأة – gehen also auf al-Maqrīzī selbst zurück. Interessanterweise betrifft dieser Zusatz wie in einem parallelen Fall (s.o. §23) eine Geruchsveränderung beim Kontakt mit Kot. Hingegen beruht das Fehlen des Absatzes von al-Qazwīnī, *ʿAǧāʾib al-maḫlūqāt*, 1:206,20–22, nicht auf einem Eingriff unseres Autors. Dieser Passus fehlt nämlich schon im Münchner *ʿAǧāʾib al-maḫlūqāt*-Codex und bei al-ʿUmarī. Ein direkter Bezug zu al-Qazwīnī ist auch bei al-Ibšīhī nachzuweisen (al-Ibšīhī, *al-Mustaṭraf*, 379,24sq.):

> الفضّة قريبة منه، وتصدأ، وتحترق وتبلى بالتراب وإذا أصابتها رائحة الرصاص والزئبق تكسّرت ‹عند الطرق، وإن أصابها› رائحة الكبريت اسودّت.

> L'argent est le métal qui vient immédiatement après l'or; il s'oxyde, est combustible et, en terre, s'effrite. Soumis à l'action de la vapeur du plomb et du mercure, il se désagrège, ou, à l'action de la vapeur du soufre, il noircit.
>
> RAT (1899), 2:364

Inhaltlich geht der Passus von al-Maqrīzī tatsächlich weitgehend auf ps.-Aristoteles zurück, dessen *K. al-Aḥǧār* (nr. 58, p. 121,paen.; Ms. P, fol. 118[a],1) ausführt:

> نعت حجر الفضّة: والفضّة باردة يابسة معتدلة فيها لطيفة، قليلة الغلظ ولها وسخ وزنجار، وإذا طرقت امتدّت فإذا دخلت النار لانت ... وإن أصاب (P) الفضّة الرصاص والزئبق انفسدت، والتراب يغيّرها والسبك ينقصها والكبريت يسودّها.

> Beschreibung des Steines Silber. Das Silber ist kalt (und) trocken im gleichen Verhältnis. Es ist Feinheit in ihm mit etwas Grobheit verbunden, und es enthält Schmutz und Grünspan; wenn es gehämmert wird, streckt es sich, und wenn es ins Feuer kommt, wird es weich; … und wenn das Silber mit Blei und Quecksilber zusammenkommt, so verdirbt es, und die Erde verändert es; das Gießen vermindert es und der Schwefel schwärzt es.
>
> RUSKA (1912): 178

Eine deutliche Parallele liefern auch die Iḫwān, die jedoch nicht al-Qazwīnīs einzige Quelle gewesen sein können, da bei ihnen der Name von Aristoteles nicht erwähnt wird, der dennoch ihre Vorlage gewesen sein wird. Iḫwān al-ṣafāʾ, *Rasāʾil*, 2:101,6–12:

وأمّا الفضّة فإنّها أقرب الجواهر الذائبة ألى الذهب، وهي باردة ليّنة معتدلة حتّى تكاد تكون ذهبًا لو لا انه غلب عليها البرد في معدنها قبل النضج، وهي في قسمة القمر، فإذا طرح عليها المِس أو الرصاص عند السبك امتزجت بهما وإذا خلّصت منها تخلّصت، ويسوّدها الكبريت وتكسّرها الزئبق ويحسّن لونها البورق ويعين على سبكها ويدفع عنها إحراق النار… وهي تحترق بالنار إذا ألحّت عليها، وتبلى في التراب بطول الزمان.

> Das Silber ist dasjenige schmelzbare Mineral, welches dem Golde am nächsten steht; es ist ein kalter trockener Körper, doch stehen diese beiden Eigenschaften zu einander im Verhältniss. Es wäre Gold geworden, wenn ihm nicht in der Grube, noch bevor es gar war, Kälte zugestossen wäre; es wird dem Monde zugetheilt. Wirft man beim Guss desselben Kupfer oder Blei hinein, so vermischt es sich mit beiden; es lässt sich aber auch leicht wieder von beiden reinigen. Der Schwefel schwärzt das Silber und das Quecksilber zerbricht es; das Natron aber verschönt die Farbe desselben und hilft es in Guss zu bringen; auch wehrt es, dass jenes vom Feuer verzehrt werde … [sc. Das Silber] verbrennt im Feuer, wenn dasselbe es hart bedrängt; auch verwest es mit der Länge der Zeit im Staube.
>
> DIETERICI (1861): 127

In einigen Punkten gibt es auch Parallelen zu ps.-Apollonios (*Sirr al-ḫalīqah*, III,4.9 [264sq.]), der in derselben Weise die Kälte bei der Bildung des Metalls als Hinderungsgrund einer Goldwerdung bestimmt hat. Dem ähnelt eine auf Valens (?, Wālīs, cf. *GAS*, 4:257) zurückgeführte Aussage in Ǧābirs *K. al-Fiḍḍah* (Ǧābir, *al-Aǧsād*, fol. 10ª,17–10ᵇ,3). In den folgenden Abschnitten des *Sirr al-ḫalīqah* (III,5 [266–269]) wird dann auch die Möglichkeit der alchemistischen Metalltransmutation beschrieben.

> Wie der Mond der Sonne, so steht das Silber dem Gold am nächsten. Es ist das zweitedelste Metall und unterscheidet sich vom Gold dadurch, daß es, weil es unter dem Einfluß von Kälte und Trockenheit entsteht, nur innerlich rot, äußerlich aber weiß ist. Sein Salzgeschmack beruht auf der Verbindung der Feuchtigkeit seines Körpers mit der Trockenheit seines Geistes, wegen seiner Kälte enthält es etwas Schwärze. Wenn durch Erwärmung die äußere Kälte des Silbers vertrieben wird, verwandelt es sich in Gold.
>
> WEISSER (1980): 108

Balīnās, *Sirr al-ḫalīqah*, III,4.9 (264,2–265,4):

والآن أقول على الفضّة التي هي من قسم القمر. أقول: إنّ الفضّة هي أقرب الأجساد إلى الذهب كما أنّ القمر أقرب الكواكب إلى الشمس لأنّه إنّما ابتدأ من الشمس وإلى الشمس يرجع. وهي أتمّ الأجساد كلّها غير الذهب، وإنّ الفضّة إنّما ابتدأت لتكون ذهبًا، وذلك أنّ الزئبق لمّا تمّ خلقه وبلغ غايته في طبائعه وطبخته الحرارة بقوّتها، استمدّ من الكبريت الذي في باطن الزئبق من حرارة الطباخ إلى نفسه بقوّته وشدّة يبسه، فاستمدّ اليبس من يبس النار على قدر قوّته. فلمّا بلغ غايته من اجتذابه اليبسَ وألحّ عليه حرّ النار بقوّته واعتداله عليه، جمد ذلك الزئبق فصار جسدًا أبيض ذائبًا فصار ظاهره أبيض وباطنه أحمر. وإنّما ابيضّ لونه لِما عرض فيه من البرد والرطوبة، فصار الغالب على لونه البياض لمكان

البرد والرطوبة، وذهبت الحمرة الذهبية التي كانت ابتدأت لكثرة رطوبته وبرده.

In der kosmographischen Literatur bietet auch al-Waṭwāṭ (*Manāhiǧ al-fikar*, 1:245,2–8) eine weitgehend analoge Darstellung der Bildung des Silbers. Diese wurde von al-Dimašqī (*Nuḫbat al-dahr*, 51,15–19) übernommen, der aber noch zusätzliches Material hat, wofür er etwa Ibn al-ʿArabī (cf. Ullmann [1972]: 124) zitiert.

§ 27

Al-Qazwīnī, *ʿAǧāʾib al-maḫlūqāt*, 1:206,22-25 (Ms. München, fol. 99^{b},22–paen.):

ومن خواصّها تقطيع الرطوبات اللزجة إذا خُلِطت سحالتها بالأدوية المشروبة، وتنفع أيضًا من البخر وهي نافعة جدًّا للحكّة والجرب وعسر البول، وتدخل في أدوية الخفقان، وتنفع مع الزئبق طلاءً لدفع البواسير (M)،

> Zu seinen speciellen Eigenthümlichkeiten gehört, dass es alle zähen Feuchtigkeiten gänzlich wegschneidet, wenn man seine Feilspäne mit den einzunehmenden Medikamenten vermischt. Auch hilft es gegen den üblen Geruch des Mundes und bringt der Räude, Krätze und der Verstopfung des Urins sehr grossen Nutzen. – Auch wird es als Ingredienz in das Heilmittel für das Herzklopfen gethan und bringt sehr bedeutenden Nutzen. Und mit Quecksilber zusammen hilft es, als Salbe aufgeschmiert, gegen die Hämorrhoiden.
>
> ETHÉ (1868): 423

Die Stelle wurde von al-ʿUmarī (*Masālik al-abṣār*, 22:81,7–10) vollständig übernommen. Als zweite Quelle verwendete er (81,11–13) wieder Ibn al-Bayṭār (*al-Ǧāmiʿ*, 3:163paen.–164,1). Dort findet sich auch eine weitere Indikation, die dann auch in die *Maqāṣid* aufgenommen wurde.

غيره: والشراب في آنية الفضّة يسرع بالسكر.

Al-Qazwīnī dürfte von Ibn Sīnās *Qānūn* abhängen, den er in ähnlichen Fällen (§§ 25, 35) ausdrücklich anführt (Ibn Sīnā, *al-Qānūn* ed. Rom, 1:235,35–37; ed. Būlāq, 1:405,14–17):

وإذا خلطت سحالتها بالأدوية الأخرى نفعت من الرطوبات اللزجة، الأورام والبثور: جيّدة جدًّا للجرب والحكّة، أعضاء الرأس: سحالتها نافعة من البخر إذا خلط بأخلاط أخرى ... أعضاء الصدر: سحالتها مع الأخلاط نافع من الخفقان.

Al-Qazwīnīs Angabe, dass Silberspäne gegen verdickte Säfte helfen, findet sich auch bei den Iḫwān al-ṣafāʾ (*Rasāʾil*, 2:101,10–11; cf. Dieterici [1861]: 127):

وإذا سحقت وأدخلت في الأدوية المشروبة نفعت من الرطوبات اللزجة.

Teile der medizinischen Indikationen des Silbers wurden auch von al-Ibšīhī übernommen, der wohl direkt von al-Qazwīnī abhängt. Al-Ibšīhī, *al-Mustaṭraf*, 379,25 sq.:

ومن خواصّها أنّها تزيل البخر من الفم إذا وضعت فيه. وإذا أذيبت مع الزئبق وطلي بها البدن نفع ذلك من الحكّة والجرب وعسر البول.

> Il possède, entre autres vertus, celle de faire disparaître la mauvaise haleine de la bouche, quand on en met dedans. Mélangé par la fusion avec du mercure et employé en friction sur le corps, il constitue un bon remède contre les démangeaisons, la gale et la rétention d'urine.
>
> RAT (1899), 2:364

§ 28

Al-Qazwīnī *ʿAǧāʾib al-maḫlūqāt*, 1:206,26–ult. (Ms. München, fol. 99[b],ult.–100[a],2):

النحاس قريب من الفضّة ليس بينهما تباين إلّا بالحمرة واليبس وكثرة الوسخ، أمّا حمرته فمن كثرة حرارة كبريته، وأمّا يبسه ووسخه لغلظ مادّته،

فمن قدر على تبييضه وتليينه (M) فقد ظفر بحاجته. قال أرسطو النحاس أصناف كثيرة أجودها الشديد الحمرة وأردؤها المشوب بالسواد، وإذا أدنى من الحموضات أخرجت زنجاره.

> Das Kupfer (enuḥâs). Es kommt dem Silber sehr nahe, da zwischen beiden nur eine Verschiedenheit in der rothen Farbe, Trockenheit und sehr grossen Unreinheit besteht. Die rothe Farbe desselben rührt von der zahlreichen Hitze seines Schwefels her, seine Trockenheit und Unreinheit aber von der Grobheit seiner Materie. Wer daher es weiss und rein zu machen versteht, hat damit erreicht, was er begehrt (d.h. macht Silber daraus). Aristoteles sagt: Das Kupfer hat zahlreiche verschiedene Arten, deren trefflichste das mit stärksten Roth, deren schlechteste aber das mit Schwarz gemischte ist. – Nähert man es Sachen von scharfem, säuerlichen Geschmack, so bringen diese seinen Grünspahn heraus.
>
> ETHÉ (1868): 423 sq.

Nur der erste Satz dieser Aussage wurde auch von al-Ibšīhī für seinen *Mustaṭraf* (379,27; Rat [1899], 2:364) verwendet.

Das anonyme Zitat der *ʿAǧāʾib al-maḫlūqāt*-Stelle bei al-ʿUmarī (*Masālik al-abṣār*, 22:81,13–18) wurde zur Vorlage al-Maqrīzīs. Erst letzterer war es, der den Namen von Aristoteles wegließ. In Ruskas Ausgabe von dessen *Aḥǧār* (p. 122,4–6; dt. p. 178, nr. 59) ist die Aussage durch Textausfall ins Gegenteil verkehrt. Daher sei hier der Anfang des *nuḥās*-Kapitels nach der Handschrift St. Petersburg (fol. 118b,8–ult.) zitiert:

نعت حجر النحاس: النحاس ألوان كثيرة، منها أحمر شديد الحمرة ومنها أحمر مشوب بسواد، والأحمر أجودها والمشوب بسواد أشرّ(sic) أجناس النحاس ... إذا أدنيت منه الحموضات أجرجت زنجاره (leg.).

Der überwiegende Teil von al-Qazwīnīs Eintrag hängt jedoch von den Lauteren Brüdern ab, deren Wortlaut er noch um das Aristoteles-Zitat zu den Farbvarietäten des Metalls erweiterte. Iḫwān al-ṣafāʾ, *Rasāʾil*, 2:101,13–17:

وأمّا النحاس فهو جرم حارّ يابس مفرط فيه، وهو قريب من الفضّة ليس بينهما تباين إلّا في الحمرة واليبس، وذلك أنّ الفضّة بيضاء ليّنة والنحاس

أحمر يابس كثير الوسخ، فحمرته من شدّة حرارة كبريته ويبسه ووسخه لغلظه، فمن قدر على تبييضه وتليينه أو تصفير (leg.) الفضّة وتليينها فقد ظفر بحاجته، والنحاس إذا أدنى من الحموضات أخرج زنجارًا، والزنجار سمّ.

> Das Kupfer ist ein überaus warmer und trockener Körper, es steht dem Silber sehr nahe, und beide sind nur in der Farbe und Trockenheit von einander verschieden, denn das Silber ist weiss und zart, das Kupfer aber roth, trocken und sehr schmutzig. Die Röthe desselben rührt von der gewaltigen Hitze des Schwefels, seine Trockenheit aber von der Schmutzigkeit und Dicke desselben her. Wer das Kupfer weiss und zart, das Silber aber gelb und trocken machen könnte, der hätte, was er braucht. Wird das Kupfer der Säure nahe gebracht, so erzeugt es Grünspan, welcher ein Gift ist.
>
> DIETERICI (1861): 127

Zu den Ausführungen der Iḫwān al-ṣafā' gibt es eine deutliche Parallele bei ps.-Apollonios (*Sirr al-ḫalīqah*, III,4.7):

> Kupfer wird durch Akzidenzien daran gehindert, Gold zu werden. Es ist auch mit dem kalt-feuchten, unter schwacher Kochungshitze gebildeten Silber verwandt und läßt sich daher in Gold und Silber umwandeln, so wie der Mond sein Licht von Sonne und Venus erhält, welche ihrerseits von der Sonne erleuchtet wird. Kupfer bildet sich durch Wärme und starke Trockenheit, ist äußerlich feucht und innerlich trocken. Sein scharfer Geschmack ist eine Mischung der inneren Bitterkeit mit der Süße des Körpers, seine rote Farbe entsteht aus äußerer Wärme und innerer Trockenheit. Da es sehr trocken und spröde ist, bildet es Hammerschlag; Grünspan ist eine Mischung der gelben Farbe des Körpers mit der schwarzen des Geistes.
>
> WEISSER (1980): 108

Balīnās, *Sirr al-ḫalīqah*, III,4.7 (260,3–261,10):

أقول: إنّ النحاس إنّما ابتدأت خلقته ليكون ذهبًا، فعرضت فيه الأعراض فصار نحاسًا، فلو سلم من الآفات لَصار ذهبًا، وربّما عرض له العارض وهو البرد والرطوبة لضعف الطباخ وقلّة الحرارة، فيكون

فضّةً، فلذلك قلتُ: إنّ النحاس يكون منه فضّة وذهب، كما أنّ النحاس كان من الذهب والفضّة لأنّه إنّما ابتدأت خلقته على الذهبية، فعرض لها العارض فصار نحاسًا بالعارض. وربّما ابتدأ ليكون فضّة، فإذا تصوّرت الصورة عرض له اليبس، فأقعده عن الفضّة فصار نحاسًا، وكذلك القمر في خلق الكواكب، قد كان جرمه من نور الشمس والزهرة، وكذلك النحاس إنّما ابتدأ ليكون ذهبًا كما أنّ الزهرة إنّما كانت من الشمس، ونورها من نورها، وذلك أنّ الزئبق في معدنه، لمّا اجتذب كبريتَ المعدن بقوّته وأجنّه في جوفه وألحّ عليه حرّ النار الطابخ له في معدنه، انعقد بحرّ النار وشدّة اليبس، فصار لينه ظاهرًا عليه ويبسه باطنًا، وصار طعمه الحرافة لتولّدها من مرارة اليبس الذي في روحه ومن حلاوة جسده، وصار الغالب على لونه الحمرة من بين حرارة جسده ويبس روحه. وصار له توبال لشدّة يبسه وتفتّته، وصار زنجاره متولّدًا من بين صفرة جسده وسواد روحه،

Die Entstehung des Kupfers wird auch von al-Dimašqī auf recht ähnliche Weise beschrieben, wobei er über die Angaben z. B. al-Qazwīnīs hinausgeht. In seinem Eintrag zum Kupfer (*Nuḫbat al-dahr*, 54,7–15; Mehren [1874]: 59 sq.) bespricht dieser auch die Herstellung einer goldfarbenen Kupferart (*šabah*), sowie die des Kupferbrandes (*rūsaḫtaǧ*, cf. Käs [2010], 1:594–598) und des Hammerschlags (*tūbāl*, ibid., 1:350–361). Speziell der Kupferbildung im Rahmen der Quecksilber-Schwefel-Theorie ist der folgende Absatz gewidmet (al-Dimašqī, *Nuḫbat al-dahr*, 54,8–11):

وعلّة تكوينه أنّ الزئبق في معدنه لمّا اجتذب الكبريت وأجنّه في جوفه ألحّت عليه حرارة المعدن الطابخة، فساعدت الكبريت على الزئبق فقهره

بما فيه من الحرارة وعلا عليه فانعقد حجرًا أحمر، وطعمه حرّيف وجسده حارّ وروحه باردة يابسة لتولّدها من الحرارة واليبس. وربّما صار توبالاً قشورًا.

> Il se forme de cette manière: quand le vif-argent de la mine a attiré le souffre et l'a absorbé, la chaleur de la mine fait que le soufre domine le vif-argent; lorsqu'il a gagné la prépondérance par sa chaleur, la masse se forme en pierre rouge d'un goût âpre; son extérieur est chaud, tandis que son intérieur est froid et sec, conservant les deux qualités de son origine. Quelquefois il devient schisteux ...
>
> MEHREN (1874): 59

Die Quelle für diesen Absatz war al-Waṭwāṭ (*Manāhiǧ al-fikar*, 1:246,2–6), der Rest des Lemmas ist Zusatz al-Dimašqīs.

Die noch bei al-Maqrīzī erscheinende Angabe, dass es die übermäßige Hitze ist, die die Bildung des Kupfers auslöst, begegnet schon in Ǧābir b. Ḥayyāns *K. al-Nuḥās* (Ǧābir, *al-Aǧsād*, fol. 18^{b},14).

Der Satz „wenn es nun jemand weiß und weich machen könnte, würde er keine materiellen Sorgen mehr haben" dürfte dahingehend zu verstehen sein, dass, wenn Grobheit und Rotfärbung des Kupfers weggenommen werden könnten, Silber zurück bliebe. Die Stelle war schon Ethé (s. o.) zu Recht erklärungsbedürftig vorgekommen. Seine Übersetzung beruht auf dem Wortlaut der Wüstenfeld'schen al-Qazwīnī-Ausgabe, dort steht ein *taṣfiyah* statt des *talyīn* der Münchner *ʿAǧāʾib al-maḫlūqāt*-Handschrift, al-ʿUmarīs und al-Maqrīzīs. *Talyīn* ist auch der Befund der Iḫwān, al-Qazwīnīs Quelle. Bei ihnen findet sich noch der Zusatz von der weiteren „Gelbfärbung" des Silbers (*taṣfīr al-fiḍḍah*), bei der dann Gold entstünde.

§ 28* (Glosse *šabah*)

Die hier vorgetragene vollständige Gleichsetzung von *nuḥās* (Kupfer) und *šabah* bzw. *šibh* muss relativiert werden. Üblicherweise ist *šabah* nämlich eine Art Messing, das eine dem Golde ähnliche Farbe hat (Käs [2010], 2:743–745). Diesem Umstand verdankt es auch seinen Namen „Ebenbild." Es wird aus Kupfer selbst unter Zugabe weiterer Substanzen (sc. Zinkoxid) hergestellt, wie dies auch in der Lexikographie nachweisbar ist: cf. Ibn Manẓūr, *Lisān al-ʿArab*, 17:400,6 (s. r. *šbh*):

... والشِّبْهُ والشَّبَهُ النُّحاس يُصْبَغُ فيُصَفَّرُ، وفي التهذيب: ضَرْبٌ من النحاس يُلْقى عليه دواءٌ فيَصْفَرُّ، قال ابن سيده: سُمّي به لأنّه إذا فُعِلَ ذلك به أَشْبَهَ الذهبَ بلونه ...

§ 29

Al-Qazwīnī, *ʿAǧāʾib al-maḫlūqāt*, 1:207,1–4 (Ms. München, fol. 100ª,2–5):

ومن اتّخذ منه آنية لطعامه أو شرابه تتولّد فيه أمراض مزمنة صعبة لا دواء لها كداء (M) الفيل والسرطان ووجع الكبد والطحال وفساد المزاج، لا سيّما إن (M) **أكل فيها الحموضات** ... وإن ترك المأكول فيها يومًا وليلةً (M) كان أسرع للقتل.

> (sc. Aristoteles sagt:) Wer sich aber daraus ein Gefäss für seine Speise oder seinen Trank bereitet, in dem erzeugen sich lähmende, schlagflussartige Krankheiten, gegen die kein Heilmittel hilft, unter Anderem die Elephantiasis und der Krebs, Schmerz an Leber und Milz und schlechte Constitution, besonders wenn Einer aus demselben scharfe, bittre Sachen isst ... Lässt man eine Speise eine Nacht und einen Tag darin, und isst sie dann, so bringt es noch schneller den Tod.
>
> ETHÉ (1868): 424; cf. AL-IBŠĪHĪ, *al-Mustaṭraf*, 379,27; RAT (1899), 2:364

In diesem Abschnitt hat al-Maqrīzī vergleichsweise stark in den Wortlaut seiner Vorlage eingegriffen. Al-ʿUmarī (*Masālik al-abṣār*, 22:81,18–22) hatte sich ziemlich eng an den Text von al-Qazwīnī gehalten. Unmittelbar (22:81ult.–82,4) danach zitierte er Ibn al-Bayṭār (*al-Ǧāmiʿ*, 4:178,3–7) mit einer inhaltlich beinahe identischen Angabe. Anscheinend war dies der Grund für al-Maqrīzī, hier mehr zu paraphrasieren. Beispielsweise nimmt er die in der al-Qazwīnī-Überlieferung fehlende Aussage, dass neben sauren Speisen auch fette gefährlich sind, aus al-ʿUmarīs Ibn al-Bayṭār-Zitat. Die Quelle für Ibn al-Bayṭār war al-Ġāfiqī (*al-Adwiyah al-mufradah*, fol. 293ᵇ,ult.–294ª,4, s.v. *nuḥās*) gewesen, der sich ohne konkrete Namensnennung auf *al-ḥukamāʾ* gestützt hatte. Tatsächlich dürfte auch er von ps.-Aristoteles abhängen. Dieser war ausdrücklich auch Vorlage von al-Qazwīnī gewesen (cf. § 28). Daher erklärt es sich, dass eine weitgehend gleichlautende Angabe bei al-ʿUmarī zweimal zu finden ist.

Der Wortlaut von ps.-Aristoteles (*al-Aḥǧār*, 122,8–9, dt. p. 179), der in Ruskas Edition stark verkürzt ist, lässt sich anhand von Ms. St. Petersburg (Ms. P, fol. 119ª,11–b,8) folgendermaßen rekonstruieren:

ومن اتّخذ من النحاس آنيةً لطعامه وشرابه أضرّ به ذلك مضرّةً شديدةً في طبيعته، وربّما اعترض (اعترا P) من ذلك من يتّخذ †منها الآنية ويديم فيها الأكل والشرب أسقام لا دواء لها ولا شفاء، من ذلك داء ‹الفيل و›السرطان ووجع الكبد والطحال وفساد المزاج، ولا سيّما من أكل فيها الحموضات ... ومن أكل وشرب ممّا يثبت في أواني النحاس ليلةً أو أكثر كان أشرّ وأضرّ على من يأكله وأسرع لقتله.

Die abschließende Angabe über den Schaden von Kupfergeschirr findet man auch bei Ibn Sīnā (*al-Qānūn* ed. Rom, 1:216paen.; ed. Būlāq, 1:377,17 sqq.) und den Iḫwān, von denen eine parallele Aussage bei al-Tawḥīdī (*al-Imtāʿ*, 2:111,3–6) abhängen dürfte. Iḫwān al-ṣafāʾ, *Rasāʾil*, 2:101,20–21 (cf. Dieterici [1861]: 128):

ومن أدمن الأكل والشرب في أواني النحاس أفسد مزاجه وعرضت له أعراض كثيرة شديدة.

§ 30

Al-Qazwīnī, *ʿAǧāʾib al-maḫlūqāt*, 1:207,6–12 (Ms. München, fol. 100ª,5–9):

الحديد تولّده كتولّد الأجساد المذكورة إلّا أنّه بعيد عن الاعتدال لكدورة مادّته الكبريتية والزئبقية، وسواد لونه لإفراط حرارته، وهو أكثر فائدةً من سائر الفلزّات وإن كان أقلّ ثمنًا، ... حتّى قيل ما من صنعة إلّا وللحديد

فيها في أدواتها مدخل. وهو ثلاثة أصناف: السابورقان والأنيث والذكر (M)، والسابورقان هو الفولاذ المعدني.

Das Eisen (elḥadîd). Seine Erzeugung ist gerade so wie die der erwähnten Metallkörper, nur dass es sehr weit von Gleichmässigkeit entfernt ist wegen seiner trüben Schwefel- und Quecksilbermaterie. Seine schwarze Farbe kommt von seiner übermässigen Hitze. Es liefert nun zahlreicheren Nutzen, als alle übrigen Metalle, obwohl es an Preis geringer (als diese) ist … so dass man sagen kann: ‚es giebt kein Kunstwerk, in welches nicht das Eisen in den dazu angewendeten Instrumenten einen Eingang fände.' Es besteht nun das Eisen aus drei verschiedenen Gattungen: essâbûreḳân, elanît′ (das weibliche, weiche Eisen) und ed′d′ukûr (das männliche, harte Eisen, der Stahl). Das essâbûreḳân genannte ist der rohe, in den Fundgruben gefundene Stahl …

ETHÉ (1868): 424 sq.

Der Absatz wurde von al-ʿUmarī vollständig in seine *Masālik al-abṣār* (22:82,8–14) übernommen. Eine nicht unerhebliche Kürzung geht also zulasten von al-Maqrīzī. Beide älteren Quellen bieten hier nämlich noch einen Koranvers mit kurzer Erklärung. Diese schließt mit dem Nutzen, den das Eisen bei Instrumenten und Werkzeugen hat, woran sich das geflügelte Wort anschließt, das al-Maqrīzī hier nur isoliert bietet.

Für die vorangehenden Paragraphen hing al-Qazwīnī weitgehend von den Iḫwān ab. Deren Angaben zum Eisen sind hier jedoch wesentlich knapper, als es bei den übrigen Metallen der Fall war. Vielleicht ist hier sogar deren überlieferter Text gestört. Iḫwān al-ṣafāʾ, *Rasāʾil*, 2:102,17–19:

وأمّا الحديد فهو أجناس، فمنه ليّن رخو ومنه ما إذا أسقى الماء ازداد صلابةً وحدّةً، ولا يستغني عنه الصانع، ومنافعه بيّنة ظاهرة لا يستغني الناس عنه كما لا يستغني عن الماء والنار والملح،

Das Eisen zerfällt in verschiedene Arten, es ist zum Theil zart und weich; wirft man es aber ins Wasser, so wird es härter und fester. Der Nutzen desselben ist offenbar, der Mensch kann seiner nicht entbehren, eben so wenig, als er des Wassers, des Feuers und des Salzes entrathen kann.

DIETERICI (1861): 129

Ps.-Apollonios war weit ausführlicher auf das Eisen eingegangen. Anders als in den späteren Enzyklopädien, die meist nur noch kurze Stichworte zu Entstehung und Natur des Eisens bewahrt haben, sind diese im *Sirr al-ḫalīqah* (III,4.5) noch umfassend dargelegt worden.

> Eisen ist wie sein Planet Mars warm und trocken, weil das von starker Wärme gekochte Quecksilber viel trockenen Schwefel aus seiner Grube aufnimmt. Wenn sich die Feuchtigkeit vor der Wärme ins Innere zurückzieht, nimmt sie die Kälte mit, weil diese nicht durch sekundäre Abkühlung unterstützt wird. Das dichte Eisen schmilzt langsam, weil seine Poren von Trockenheit zusammengezogen sind, so daß das Feuer nur schwer eindringen kann. Im Feuer verbrennen seine äußeren Schichten, weil keine Feuchtigkeit die Wärme abhält, und bilden Rinden. Sein saurer Geschmack ist eine Mischung aus Süßem (aus der Wärme des Körpers und der Feuchtigkeit des Geistes) und Salzigem (aus der bitteren Trockenheit des Körpers und der neutralen Feuchtigkeit des Geistes). Das übermäßig trockene Eisen besitzt einen lauten Klang; es ist übelriechend. Wenn es in der Erde mit Salzigem in Berührung kommt, zerfällt es, weil das warm-trockene Salz seine eigene Trockenheit verstärkt, bis seine Partikel den Zusammenhalt verlieren.
>
> WEISSER (1980): 107 sq.

Die direkt der Eisenentstehung gewidmete Passage lautet: Balīnās, *Sirr al-ḫalīqah*, III,4.5 (253,5–254,7):

أقول: إنّ الحديد طبيعته حارّة يابسة كطبيعة المرّيخ، وإنّ الحديد شديد اليبس كثير الحرارة، وذلك أنّ الزئبق الذي تولّد منه الحديد لمّا أصابته حرارة التعفين وهو الحرّ الذي ألّف بينه وبين الكبريت فالتحما، طال عليه الطباخ لشدّة الحرارة فقوي لكثرة الحرّ فيه، فنشف من الكبريت الذي كان في المعدن شيئًا كثيرًا لموضع حرّه ويبسه ولأنّ الزئبق قد كان لطف، فقوي على التحليل، فكلّما حلّ من الكبريت شيئًا أجنّه في جوفه وألحّت عليه الحرارة، فبطنت رطوبته عند ظهور يبسه على

أعلاه وقامت الحرارة مع اليبس لأنّه لم يعرض له البرد فتبطن الحرارة كما عرض للأبار لكنّ كانت السخونة دائمةً عليه، فلمّا ظهرت الحرارة واليبس على أعلاه بطن البرد مع الرطوبة في باطنه واستتمّت حينئذٍ صورته، فصار جسدًا يابسًا قابضًا، فسمّي ذلك الجسد حديدًا وإنّما لم يُذب في النار لشدّة يبسه، ولشدّة يبسه ضاقت منافذه، ولأنّه حصرها بشدّة اليبس فضاقت منافذه، فلم تدخل إليه النار من تلك المنافذ إلّا بطيئًا.

Bei ps.-Apollonios wird hier auch die Lehre von den Poren angeschnitten, die bei ihm öfters vorkommt (cf. zu § 38). Bei al-Maqrīzī hat sie jedoch keine Spuren hinterlassen, weshalb hier nur am Rande darauf eingegangen werden soll. Die These, dass die Körper feine Poren haben, durch die etwa Feuchtigkeit oder Feuer in sie eindringen können, oder die ihre Spaltbarkeit verursachen bzw. verhindern ist bereits im 4. Buch der Meteorologie ständig anzutreffen (z.B. *Meteo.* 387a19 Bekker; 386a14; 385a29; 385b20).

Unter den Kosmographen gehen hauptsächlich al-Waṭwāṭ (*Manāhiǧ al-fikar*, 1:246,7–10) und der von ihm abhängige al-Dimašqī vertieft auf die Bildung des Eisens ein, wobei ihre Ausführungen denen von Balīnās nahe kommen und u.a. Angaben zu den Poren des Metalls enthalten, die seine schlechte Schmelzbarkeit erklären (al-Dimašqī, *Nuḫbat al-dahr*, 54paen.–55,2):

وعلّة تكوينه أنّ الزئبق لمّا أصابته حرارة المعدن التي ألفت بينه وبين الكبريت وألحّت عليه ظهر يبسه وبطنت رطوبته، فانعقد حجرًا جسده يابس لاستيلاء الحرارة وروحه رطبة، وإنّما لم يذب في النار لما فيه من اليبس المفرط ولهذا ضاقت منافذه فلا يصل إليه ولا يذيبه.

Ce métal se forme ainsi: quand le vif-argent a été atteint dans la mine par la chaleur qui se trouve entre lui et le soufre, et que celle-ci est arrivée à une certaine intensité, la sécheresse de la masse apparaît, et l'humidité se cache; alors une pierre se forme, dont l'extérieur est sec, à cause de la

> prépondérance de la chaleur, mais l'intérieur humide. Il ne fond pas au feu à cause de sa sécheresse; aussi ses pores sont serrés et imperméables, ne laissant pas entrer le feu.
>
> MEHREN (1874): 60

Der Satz, wonach kein Handwerk ohne Eisen auskommt, entspricht formal einem Sprichwort. Ein solches war für mich aber in den klassischen Sammlungen nicht aufzufinden. Da sich bei ps.-Aristoteles (cf. Iḫwān al-ṣafā', s. o.) ein ganz ähnlicher Gedanke findet, kann es sich auch um eine spätere Bildung, etwa seitens al-Qazwīnīs, handeln. Ps.-Aristoteles (*al-Aḥǧār*, Ms. P, fol. 122[a],9, om. ed. Ruska):

إنّ أهل الصناعات كلّها يحتاجون إلى الحديد ولا يستغنى عن الحديد، وبعضه يعمل ببعض ويستعان عليه بالنار حتّى يعمل الصنّاعون منه كلّ ما يريدون، ولا غنى بالناس عن الحديد كما لا غنى عن النار وعن الملح.

> Alle Arten von Handwerkern bedürfen des Eisens und können seiner nicht entbehren. Das eine Eisenstück wird mit dem anderen bearbeitet, wobei das Feuer hilft, sodass die Handwerker aus ihm alles herstellen können, was sie möchten. Der Mensch kann des Eisens ebenso wenig entbehren, wie des Feuers oder des Salzes.

Auch in Ǧābirs *K. al-Ḥadīd* wird der große Nutzen des Eisens hervorgehoben (Ǧābir, *al-Aǧsād*, fol. 34[b],paen.).

Offenbar von al-Qazwīnī abhängend, findet sich eine Parallele auch bei al-Ibšīhī (*al-Mustaṭraf*, 379,28; cf. Rat [1899], 2:364):

الحديد كثير الفائدة إذ ما من صنعة إلّا وله فيها مدخل.

Die hier gebotene Unterscheidung des Eisens in männliches, weibliches und „natürlichen Stahl" (*sābūrqān* bzw. *šāburqān*) ist vielfach belegt (cf. Käs [2010], 2:715–718; 1:576 sq.; 2:1081 sq.). Zu *anīṯ* als *terminus technicus* für Weicheisen cf. Freytag (1830–1838), 1:63a – „Femininum ferrum, molle ferrum." Die Form *ḏakar* findet sich schon in al-Maqrīzīs Quellen (s. o.). Bei al-ʿUmarī ist sie ebenso belegt, wie in der Münchner Handschrift von al-Qazwīnī – nur Wüstenfelds Ausgabe liest irrtümlich *al-ḏukūr*.

§ 30*

In der lexikographischen Literatur sind sehr wohl Pluralformen zu *ḥadīd* belegt. Man vergleiche etwa Ibn Manẓūr, *Lisān al-ʿArab*, 4:116,10 (s. r. *ḥdd*):

والحديد هذا الجوهر المعروف لأنّه منيع، القطعة منه حديدة والجمع حدائد وحَدائدات جمع الجمع ...

§ 31

Alleinige Quelle für diesen Abschnitt bei al-Maqrīzī ist wiederum al-ʿUmarī. Der erste Teil von dessen Angaben (*Masālik al-abṣār*, 22:82,14–21) ist anonym von al-Qazwīnī entlehnt. Aristoteles und der ungenannte Gewährsmann wurden von al-ʿUmarī noch erwähnt. Übrigens fehlt die Angabe über das Schnarchen bei ps.-Aristoteles (*al-Aḥǧār*, 123,12 = Ms. P, fol. 122[a],5). Erstmals greifbar ist sie anonym in al-Rāzīs *K. al-Ḫawāṣṣ* (fol. 124[a],14), von dem sie Ibn Samaǧūn (*Ǧāmiʿ al-adwiyah*, 1:222,10) und Ibn al-Bayṭār (*al-Ǧāmiʿ*, 2:13,28) übernahmen (cf. Käs [2010], 1:533).

Al-Qazwīnī, *ʿAǧāʾib al-maḫlūqāt*, 1:207,12–19 (Ms. München, fol. 100[a],9–14):

ومن خواصّه العجيبة ما ذكره أرسطاليس أنّ برادة الحديد إذا علِّقت على إنسان يغطّ (M) في نومه يزول عنه ذلك، **وقال غيره من استصحب شيئًا من** الحديد يقوّي قلبه **ويدفع عنه** المخاوف والأفكار الرديئة ويسرّ (M) نفسه ويطرد عنه الأحلام الرديئة، وتزيد هيبته في أعين الناس. وصدأه يأكل أوساخ **العيون** اكتحالًا، وينزع **الرمد** وجرب الأجفان والسَبَل (sic M)، ... وينفع للنقرس، **وإذا احتمل من** صدأه ينفع للبواسير. والماء **المطفأ فيه** الحديد ينفع من أورام الطحال وضعف المعدة. ومن أخذ مسمارًا ويحميه حتّى يحمرّ ثمّ يدلك به النصل فإنّه لا يصدّئ.

Aristoteles berichtete, dass, wenn man die Eisenfeilspähne einem Menschen umhängt, der im Schlafe †erschrickt (*yafzaʿu* ed. Wüstenfeld, *yaġiṭṭu* M etc., Anm. F.K.), diess Übel von ihm weicht. Ein Anderer sagt: wer ein Stück Eisen bei sich hat, dessen Verstand wird durch dasselbe gekräftigt, alle gefährliche Ideen und verwerflichen Gedanken werden von ihm abgehalten, er selbst wird froh gestimmt, alle schlechten Eigenschaften werden von ihm entfernt, und sein Ansehen steigt in den Augen der Leute. Sein Rost frisst, als Augenpulver benutzt, den Schmutz in den Augen fort, entfernt Triefäugigkeit und Krätze der Augenlider und den †Fluss (*†sayl* statt *sabal*, F.K.), erleichtert auch die Schwere der Augenlider und hilft für die Gicht. Trägt man irgend etwas von seinem Rost mit sich fort, so hilft es für die Hämorrhoiden. Das Wasser, in dem das Eisen ausgelöscht ist, hilft gegen Milzgeschwulste und Schwäche des Magens; und wenn Einer einen eisernen Nagel nimmt, ihn erwärmt, bis er roth wird, und dann damit die Lanzenspitze reibt, so rostet diese nicht …

ETHÉ (1868): 425

Dies war im Übrigen auch Vorlage für al-Ibšīhīs *Mustaṭraf* (379,28 sq.; Rat [1899], 2:364). Einige der Indikationen haben eine Parallele in Ibn Sīnās *Qānūn* (ed. Rom, 1:179,33 sqq.; ed. Būlāq, 1:323,7–11), der aber nicht al-Qazwīnīs direkte Quelle gewesen sein dürfte.

Der zweite Teil des Paragraphen bei al-Maqrīzī besteht aus einem etwas gekürzten Zitat von al-ʿUmarī, *Masālik al-abṣār*, 22:83,3–12. In der Handschrift der *Masālik al-abṣār* ist hier ein Fehler eingetreten; die zu rekonstruierende Autorenzuschreibung an Ibn al-Bayṭār von 22:82,21 ist nämlich ausgefallen. Bereits al-ʿUmarī hatte die Namen von al-Kindī (cf. Käs [2010], 1:533) und Dioskurides (*Mat. med.*, V, 80, ed. Dubler, 408,3–8) weggelassen. Die Stelle findet sich bei Ibn al-Bayṭār (*al-Ǧāmiʿ*, 2:13,23–24; 28–paen.) mit folgendem Wortlaut:

الكندي إذا أُلقيت برادة الحديد في شراب مسموم مصّت كلّ ما فيه من السمّ ولم يضرّ ذلك الشراب أحدًا ... ديسقوريدوس زنجار الحديد قابض إذا احتملته المرأة قطع نزف الدم، وإذا شرب منع الحبل وإذا خلط بالخلّ ولُطِخ على الحمرة المنتشرة والبثور أبرأها سريعًا وقد ينفع من الداحس والظفرة وخشونة الجفون والنواسير النابتة في المقعدة، ويشدّ

اللثة وإذا لطخ على النقرس نفع منه، وينبت الشعر في المواضع التي استولى عليها داء الثعلب.

Man vergleiche die Übersetzungen von Leclerc und Berendes:

> El-Kindy. Si l'on jette de la limaille de fer dans un liquide empoisonné, ce fer absorbe toute la substance vénéneuse et le liquide devient innocent.
>
> LECLERC (1877–1883), 2:422, nr. 645

> Der Eisenrost adstringirt, im Zäpfchen eingelegt stellt er den Fluss der Frauen, innerlich genommen verhindert er die Empfängniss. Mit Essig aufgestrichen heilt er Rose und Ausschlag; er ist ferner sehr heilsam bei Nebennägeln, übergewachsenen Nägeln, rauhen Augenlidern und Geschwülsten, macht das Zahnfleisch fest, hilft als Salbe bei Podagra und bewirkt nach der Fuchskrankheit dichtes Haar.
>
> BERENDES (1902): 513 sq.

Dem entspricht im Original Dioskurides V, 80:

> ἰὸς δὲ σιδήρου στύφει, ῥοῦν τε γυναικεῖον προστεθεὶς ἴσχει, πινόμενός τε ἀσυλληψίαν ποιεῖ. ἐπιχριόμενος δὲ σὺν ὄξει ἐρυσιπέλατα καὶ ἐξανθήματα ἐνεργῶς ἰᾶται, πρός τε παρωνυχίας καὶ πτερύγια καὶ τραχέα βλέφαρα εὔχρηστος καὶ κονδυλώματα, καὶ οὖλα κρατύνει, ποδαγρικούς τε ὠφελεῖ περιχριόμενος καὶ ἀλωπεκίας δασύνει.
>
> ed. WELLMANN, 3:52,17–53,1

Einige der bei al-Maqrīzī genannten Indikationen finden sich sogar im *K. al-Ḥadīd* von Ǧābir (Ǧābir, *al-Aǧsād*, fol. 35[a],14).

Zu *sabal* als Bezeichnung der Augenkrankheit Pannus – einer gefäßreichen, bindegewebigen Wucherung der Hornhaut – cf. Freytag (1830–1838), 2:281; Lane (1863–1893), 4:1302a; Dozy (1881), 1:629b; Ibn al-Ḥaššāʾ, *Mufīd al-ʿulūm*, 115, nr. 1066. Die Emendation zu *sayl* von al-Badrī/Qāsim ist somit unbegründet. Dies gilt ebenfalls für das *sayl* von Wüstenfelds al-Qazwīnī-Edition (207,16), das durch das deutlich lesbare *sabal* der Handschrift M und al-ʿUmarīs (22:82,19) widerlegt wird.

Am Ende des Paragraphen bieten die Handschriften sämtlich ein *bawāsīr* (Hämorrhoiden), richtig ist aber *nawāsīr* (Geschwülste). Der ganze Absatz stammt ursprünglich aus der arabischen Übersetzung von Dioskurides, V, 80.

Dessen κονδυλώματα wurde von Stephanos (ed. Dubler, 408,6 [†]) mit *nawāsīr* wiedergegeben und findet sich so auch bei Ibn al-Bayṭār (*al-Ǧāmiʿ*, 2:13,31).

§ 32

Al-Qazwīnī, *ʿAǧāʾib al-maḫlūqāt*, 1:207,20–22 (Ms. München, fol. 100ª,14–16):

الرصاص قال أرسطو إنّه ضدّ (M) الفضّة دخلت في مادّته ثلاث آفات، نتن الرائحة والرخاوة والصرير، فدخلت عليه هذه الآفات في بطن الأرض كما تدخل الآفة على الجنين في بطن أمّه.

> Das Blei (raṣâṣ). Aristoteles sagt: das ist eine Unterart des Silbers, aber an seine Materie sind drei Schäden herangetreten: stinkender Geruch, Laxheit und knarrendes Geräusch. Und zwar sind diese Schäden an dasselbe gekommen im Bauch der Erde, gerade wie sie dem Fötus im Mutterleib zustossen; und diese verderben das Blei.
>
> ETHÉ (1868): 425

Ein Satz daraus begegnet, wohl nach al-Qazwīnī, auch bei al-Ibšīhī (*al-Mustaṭraf*, 379,30; Rat [1899], 2:364). Die *Nuḫbat al-dahr* von al-Dimašqī (54,1–6; Mehren [1874]: 59) bietet ebenso eine Beschreibung der Entstehung des Zinns (*qaṣdīr, ānuk, qalaʿī*), die über al-Qazwīnīs Angaben hinausgeht. Das Lemma der *Nuḫbat al-dahr* geht fast vollständig auf al-Waṭwāṭ (*Manāhiǧ al-fikar*, 1:245,18–246,2) zurück.

Der Text von al-Qazwīnī liegt hier in zwei Rezensionen vor. Derjenige der Wüstenfeld'schen Ausgabe bietet ein vollständigeres Zitat von ps.-Aristoteles (*al-Aḥǧār*, 123,1–3, dt. 179, nr. 60), das noch eine Angabe enthält, wie die „Schäden" des Zinns wieder beseitigt werden können (cf. Iḫwān al-ṣafāʾ, *Rasāʾil*, 2:102,12–13). Dies fehlt bereits in der Rezension der Münchner Handschrift und im Zitat bei al-ʿUmarī (*Masālik al-abṣār*, 22:83,12–15), von dem allein al-Maqrīzī abhängt. Ebenfalls schon in Ms. M findet sich die Lesart *ḍidd al-fiḍḍah* statt des korrekten *ṣinf min al-fiḍḍah*. Auch al-Qazwīnīs mittelbare Quelle, das pseudepigraphische Steinbuch, liegt in verschiedenen Varianten vor. In Ruskas Ausgabe lautet der Anfang der Stelle:

نعت حجر الرصاص ... وهو جنس من الفضّة لكنّه فسد في الأرض كما يفسد الجنين في بطن أمّه، فإذا زال عنه الصرير واللين والنتن فهو فضّة إلخ

Es ist eine Art von Silber, aber es ist in der Erde verdorben, wie das Kind im Mutterleib verdirbt. Sobald von ihm das Geschrei und die Weichheit und der Gestank weggeht, so ist es Silber …

RUSKA (1912): 179

Dem Wortlaut al-Qazwīnīs und seiner Epigonen steht jedoch die *K. al-Aḥǧār*-Rezension von Ms. St. Petersburg (fol. 120ᵇ,8–paen.) näher:

نعت حجر الرصاص ... إنّ الرصاص ‹جنس› من الفضّة لكنّه دخل عليه في معدنه ثلثة آفات نتن رائحة ورخاوة وصرير إذا غُمز صرّ وكذلك دخلت عليه هذه الثلثة آفات وهو في بطن الأرض كما تدخل على الجنين الآفات وهو في بطن أمّه ...

Die Iḫwān al-ṣafāʾ, die al-Qazwīnīs Zwischenquelle gewesen sein dürften, behandeln das Zinn unter dem Namen *al-qalaʿī*. Bei ihnen lautet der Absatz folgendermaßen (*Rasāʾil*, 2:102,8–12):

وأمّا القلعي فهو قريب من الفضّة في لونه ولكن يباينها بثلاث صفات الرائحة والرخاوة والصرير، وهذه الآفات دخلت عليه وهو في معدنه كما تدخل الآفات على الجنين وهو في بطن أمّه، فالرخاوة لكثر هوائيته وصريره لغلظ كبريته وقلّة مزاجه بزئبقه، وهو ساف فوق ساف، فلذلك يصرّ، وتنتن رائحته لقلّة نضجه.

Das Zinn steht dem Silber in der Farbe nahe, doch unterscheidet es sich von ihm durch drei Eigenschaften, durch seinen Geruch, seine Weichheit und seinen kreischenden Ton; dies rührt von widrigen Zufällen her,

> die dasselbe, während es noch in der Grube war, betrafen, wie ja auch Unglücksfälle dem Embryo im Mutterleibe zustossen können. Das Zinn ist so weich wegen der Menge des darin enthaltenen Quecksilbers, und der kreischende Ton rührt daher, dass sein Schwefel so dick und dieser so wenig mit dem Quecksilber vermischt ist. Es besteht aus Lage über Lage, und deshalb hat es einen kreischenden Ton. Sein Geruch ist stinkend, weil es so unvollkommen gar geworden ist.
>
> DIETERICI (1861): 128 sq.

Hiervon dürfte übrigens al-Tawḥīdī (*al-Imtāʿ*, 2:111,7–10) abhängen.

Weitgehend dieselbe Beschreibung des Zinns, das hier als *ānuk* bezeichnet wird, kennt auch ps.-Apollonios, III,4.4.

> Bei der Zinnentstehung wird das Quecksilber von sanfter, mäßiger Wärme gleichmäßig gekocht, so daß es durch die Trockenheit des Feuers äußerlich trocken wird. Die sanfte Kochung und der feinere Schwefel machen das Zinn feiner, weißer und reiner als Blei. Es kreischt wegen seiner starken Feuchtigkeit und riecht faulig. Mit Hilfe seiner Feuchtigkeit verleiht es anderen Metallen eine weiße Färbung, zerbricht sie mit seiner Trockenheit und schmilzt sie durch seinen hohen Schwefelgehalt …
>
> WEISSER (1980): 107

Balīnās, *Sirr al-ḫalīqah*, III,4.4 (251,1–252,6):

كذلك أقول على الآنك الذي هو من قسم المشتري. أقول إنّ الزئبق لمّا تكوّن في معدنه وتمّ خلقه واعتدل عليه الحرّ، فابيضّ ونضج وكان الطباخ يطبخه دائمًا بحرارة ليّنة حتّى سخن، فلمّا سخن الزئبق قوي اليبس الذي في باطنه بحرارة النار ويبسها، وهي الطابخة له والمربّية له في معدنه، فاستدعى اليبس الذي هو روح الزئبق من يبس النار وحرّها واجتذبها إلى نفسه ليقوى بها فاتّصلت به، ولأنّا قلنا في كتابنا: إنّ الأشياء تتّصل بأشكالها. فلمّا استمدّ من حرّ النار ويبسها يبسًا قوي اليبس فيه فظهر على أعلاه بلين النار الطابخة له ودوامها عليه، فانعقد الآنك بلين النار على

الاعتدال لا بالإفراط، وبقوّة يبس النار الذي استفاده اليبس الذي في باطن الزئبق لا بجسد الكبريت الغليظ الذي انعقد به الأبار. فانعقد الآنك عقدًا لطيفًا ألطف من عقد الأبار، ولذلك صار جسده ألطف من جسد الأبار وأشدّ بياضًا وأنقى جسدًا لأنّه انعقد بلطيف الكباريت لا بغليظها. وصار فيه صرير لرطوبته، وإنّما صارت فيه الرطوبة لقلّة إفراط اليبس عليه لأنّه انعقد بلين النار. فصارت فيه رطوبة وصار سهكًا لكثرة رطوبة كبريته.

Nach Ǧābir b. Ḥayyāns *K. al-Raṣāṣ al-qalaʿī* würde sich bei der Entstehung des Metalls Gold bilden, wenn nicht ein Übermaß an Feuchtigkeit und zu wenig Hitze akzidentiell hinzukommen und so Zinn hervorbringen würden (Ǧābir, *al-Aǧsād*, fol. 40[a],7).

§ 32* (Glosse *raṣāṣ*)

Nach den Lexika ist die Vokalisierung als *riṣāṣ* ein unzulässiger Vulgarismus. Ibn Manẓūr, *Lisān al-ʿArab*, 8:307,9 (s. r. *rṣṣ*):

... والرَّصَاصُ والرِّصاصُ معروف من المَعْدِنِيّات ... والرَّصَاصُ أكثر من الرِّصَاصِ والعامّةُ تقوله بكسر الراء وشاهد الرَّصَاص بالفتح قول الراجز إلخ

Al-Fīrūzābādī, *al-Qāmūs*, 2:304ult.:

الرَصاص كسَحاب ... ولا يكسر ضربان أسود وهو الأُسربّ والآبار وأبيض وهو القلْعي والقصدير.

§ 33

Al-Qazwīnī, *ʿAǧāʾib al-maḫlūqāt*, 1:207,24–ult. (Ms. München, fol. 100ᵃ,16–19):

ومن خواصّه ما ذكره أرسطو أنّ من اتّخذ منه طوقًا وطوّق به شجرةً عند أصلها من الأرض لم يسقط من ثمرتها شيء ويزيد فيها، ومن شدّ صفيحةً منه على القطن والظهر سكن عنه الإنعاظ والاحتلام، وإن أُلقِي منه شيء في القدر لم (M) ينضج اللحم، ... ويدلك الرصاص بالملح والدهن دلكًا قويًّا ثمّ يؤخذ السواد الحاصل منه ويطلى (M) به السيف أو شيء من الحديد فإنّه لا يصدأ،

> Zu seinen speciellen Eigenschaften gehört folgendes vom Aristoteles Berichtete, dass, wenn Jemand eine Kette daraus fertigt und diese um einen Baum legt, dicht neben der Stelle, wo sein Stamm aus der Erde hervorkommt, so fällt keine einzige seiner Früchte ab, und er hat sogar noch Zuwachs an Früchten. – Wer ferner ein Bleiplättchen sich auf den Steiss und den Rücken bindet, bei dem hören die Steifheit des Gliedes und die nächtlichen Pollutionen auf. Wirft man ein Stück davon in den Kochtopf, so kocht das Fleisch nicht gar. – … Reibt man sehr stark das Blei mit Salz und Öl, nimmt dann die daraus resultirende Schwärze und beschmiert das Schwert oder irgend ein eisernes Ding damit, so rostet es nicht.
>
> ETHÉ (1868): 426

Die Angabe, dass Zinn das Kochen eines Topfes verhindert, hat auch al-Ibšīhī übernommen (*al-Mustaṭraf*, 379,30; Rat [1899], 2:364).

Al-Qazwīnīs Zuweisung dieses Passus' an Aristoteles ist falsch, zumindest ist in den bekannten Rezensionen des Steinbuchs derartiges nicht zu finden (cf. aber auch § 31). Seine Quelle hierfür ist vielmehr im Bereich der *ḫawāṣṣ*-Literatur zu suchen (cf. Käs [2010], 1:166). Unabhängig von den *ʿAǧāʾib al-maḫlūqāt* hat auch Ibn al-Bayṭār ähnliche Quellen benutzt, weshalb sich im *Ǧāmiʿ* Parallelen zu den meisten dieser Aussagen finden. Für die erstere Angabe zum Schutz von Obstbäumen beruft er sich auf eine landwirtschaftliche Schrift. Andere Angaben stammen aus dem einschlägigen Buch von Zuhr, das seinerseits auf zahlreichen älteren Büchern dieses Genres basiert (Ibn al-

Bayṭār, *al-Ǧāmiʿ*, 2:140,16–18 = Zuhr, *Ǧamʿ al-fawāʾid*, p. 308,16–17; 19–20). Bei Ibn al-Bayṭār lautet der Absatz:

خواصّ ابن زهر: إن دُلِك الرصاص بدهن حتّى يصدأ ثمّ أخذ ذلك الدهن وطلي به حديد لم يصدأ، ... وإن طرح في القدر قطعة رصاص لم ينضج اللحم ولو أوقد عليه مدّة. ومن الفلاحة: إن اتّخذ منه طوق وطوّقت به شجرة مثمرة فإنّها لا يسقط من ثمرها شيء ويزداد بذلك ثمرها.

Al-ʿUmarī (*Masālik al-abṣār*, 22:83,15–84,10), der wie gewöhnlich al-Qazwīnī und Ibn al-Bayṭār ausschreibt, hatte die hieraus entstandenen Doubletten nicht ausgesondert, sondern wiederholt diese drei Angaben auch in seinem Ibn al-Bayṭār-Zitat (84,8–10). Wegen der Unterschiede im Wortlaut ist klar, dass al-Maqrīzī aber das al-Qazwīnī-Zitat der *Masālik al-abṣār* kopiert hat. Ansonsten hat al-ʿUmarī das Lemma des *Ǧāmiʿ* radikal verkürzt. Von jenem Zitat hat al-Maqrīzī also nur noch die Stellen *Masālik al-abṣār*, 22:83ult.–84,1 und 84,4–5 übernommen. Sie entsprechen bei Ibn al-Bayṭār einem Dioskurides-Zitat zu *raṣāṣ maġsūl* (*al-Ǧāmiʿ*, 2:139,29 = *Mat. med.*, V, 81 = ed. Dubler, 409,2–5) und einem Zitat von al-Ġāfiqī (Ibn al-Bayṭār, *al-Ǧāmiʿ*, 2:140,13 = Anonymus ap. al-Ġāfiqī, *al-Adwiyah al-mufradah*, fol. 378ᵃ,21). Bei Ibn al-Bayṭār lauten die beiden Stellen:

ديسقوريدوس في الخامسة ... وإذا خُلِط (sc. الرصاص المغسول) بدهن الورد كان صالحاً للقروح العارضة في المقعدة والبواسير التي يخرج منها الدم والقروح التي يعسر اندمالها ...

الغافقي ... فإذا لطخ الإصبع بدهن أو شحم ودُلِك به رصاص ولُطِخ به الحاجبان قوّى شعرهما وكثّره.

§ 34

Al-Qazwīnī, *ʿAǧāʾib al-maḫlūqāt*, 1:208,1–4 (Ms. München, fol. 100ᵃ,19–21):

الأسرب يتولّد كالرصاص، وهو صنف رديء منه لأنّ مادّته أكثر وسخًا. ومن خاصّيته تكليس الذهب وتكسير الماس، ولو وضع الماس على السندان ويضرب عليه المطرقة لا ينكسر ويدخل إمّا في السندان أو في المطرقة، ولو وُضع على الأسرب ويضرب عليه ينكسر بأدنى (M) ضربة.

> Das †Zinn† (elusrub). Es entsteht wie das Blei, und zwar ist es eine schlechte Unterart desselben, weil seine Materie noch unreiner ist. Und eine seiner speciellen Eigenthümlichkeiten besteht darin, dass es das Gold überkalkt und den Diamant in kleine Stücke zerbricht. – Würde der Diamant auf den Ambos gelegt und der Hammer darauf geschlagen, so würde er nicht zerbrechen, sondern entweder in den Ambos oder in den Hammer hineingehen; sollte man ihn aber auf Zinn legen und nun darauf schlagen, so würde er beim geringsten Schlag zerbrechen, …
>
> ETHÉ (1868): 426

Die Stelle bei al-Qazwīnī war Vorlage für al-ʿUmarī (*Masālik al-abṣār*, 22:84,11–14), der seinerseits von al-Maqrīzī ausgeschrieben wurde. Der Teil des al-Qazwīnī-Lemmas, der vom Diamanten handelt, wurde auch von al-Ibšīhī rezipiert (*al-Mustaṭraf*, 379,31; Rat [1899], 2:364). Unter den Enzyklopädisten erwähnt auch al-Dimašqī die Bleientstehung (*Nuḫbat al-dahr*, 52,16–ult., 53,5–9; Mehren [1874]: 57 sq.). Seine Quelle war al-Waṭwāṭ (*Manāhiǧ al-fikar*, 1:245,9), wobei in beiden Texten irrig Galen statt Aristoteles als Autorität angeführt wird (cf. Käs [2010], 1:225).

Die Angabe, dass *usrubb* die schlechteste Bleisorte ist, hat al-Qazwīnī wohl von ps.-Aristoteles übernommen. Ruskas Ausgabe (*al-Aḥǧār*, 123,4, nr. 60) liest hier irrig *aǧwad anwāʿihī*, handschriftlich ist aber auch *ašarr* (sic) *aǧnās al-raṣāṣ* belegt (Ms. I, fol. 44ᵇ,14). An anderer Stelle erwähnt ps.-Aristoteles auch, dass das Blei den Diamanten zerbricht (siehe unten Kommentar zu § 45). Auffälligerweise hatte offenbar auch die Vorlage von Dietericis Übersetzung der Lauteren Brüder jenes *aǧwad* von Arisṭū übernommen, was aber in al-Ziriklīs Edition fehlt. Iḫwān al-ṣafāʾ, *Rasāʾil*, 2:102,15–16:

وأمّا الأسرب فهو جنس من الرصاص ولكنّه كثير الكبريت غير نضج ومنافعه معروفة بين الناس.

> Das Schwarzblei ist das beste Blei, doch enthält es viel Schwefel, ist nicht gar geworden und ist sein Nutzen unter den Leuten bekannt.
>
> DIETERICI (1861): 129

Die Bildung des Bleis (hier: *abār*), wurde auch von ps.-Apollonios ausführlich thematisiert. Von seinen Ausführungen sind bei den späteren Enzyklopädisten kaum mehr Spuren anzutreffen. Bei den Iḫwān ist immerhin noch von dem Überwiegen des Schwefels die Rede, bei al-Qazwīnī und seinen Nachfolgern heißt es nur noch, dass es schlechter sei als das Zinn.

> Im Blei dominieren Kälte und Trockenheit, weil das Quecksilber reichlich Schwefel aufnimmt, dessen Trockenheit außen manifest wird und die Zufuhr weiterer Kochungswärme verhindert. Wegen seiner starken inneren Feuchtigkeit schmilzt Blei rasch, wegen seiner geringen Trockenheit fehlt ihm der Metallklang. Mit seinem hohen Schwefelgehalt kann es Metalle und Steine schmelzen und mischt sich aufgrund seiner Trockenheit mit Steinen, deren Körper ebenfalls trocken und kalt ist. Blei ist empfänglich für Färbungen.
>
> WEISSER (1980): 107

Balīnās, *Sirr al-ḫalīqah*, III,4.3 (249,6–250,5):

وأقول أيضًا: إنّ الأبار إنّما ابتدأ في أوّل نشوئه بكثرة الحرارة واليبس، وذلك أنّ الزئبق في معدنه وافق كبريتًا كثيرًا، فحلّه الزئبق فأجنّه في جوفه بلين الطبخ، فلمّا أفرط الكبريت على الزئبق واشتدّت سخونة الزئبق لكثرة الكبريت الذي أجنّه في جوفه استعلى اليبس على الزئبق، فحصر رطوبته وانقطعت عنه مادّة حرّ الطباخ، فلم يستمدّ إلى حرّه من حرّ الطباخ، فبرد فصار ظاهره باردًا يابسًا لتباعده الحرّ عن جرمه وصار باطنه حارًّا ليّنًا وهو روحه، وإنّما صار ليّنًا في الإذابة لكثرة لين روحه ولم

يستمّ في روحه اليبس كاستمامه في جسده، فيصير له صوت. وصارت مرارته في سواده، وسواده في برده، وبرده في جرمه، ودهنه في حرّه ونتنه في سواده، وهو يذيب الأجساد والحجارة لشدّة حرارة كبريته …

§34* (Glosse *usrub*)

Zur Vokalisierung und Lesung ohne *tašdīd* siehe Ibn Manẓūr, *Lisān al-ʿArab*, 1:449,18; al-Fīrūzābādī, *al-Qāmūs*, 1:82,5 (s. r. *srb*):

والأُسْرُبُ كقُنْفُذ وأُسْقُف الآنك.

§35

Al-Qazwīnī, *ʿAǧāʾib al-maḫlūqāt*, 1:208,5–7 (Ms. München, fol. 100[a],21–23):

وقال الشيخ الرئيس … تتّخذ منه صفيحة وتشدّ على الخنازير والغدد وقروح المفاصل يذوبها، وإذا شُدّت صفيحة منه على القطن يمنع الاحتلام المتواتر ويسكن شهوة الباه.

> Avicenna sagt: wenn man aus †dem schwarzen Blei, das man elusrub nennt,† (fehlt M, al-ʿUmarī, al-Maqrīzī, Anm. F.K.) sich eine Platte verfertigt, und diese auf die Kröpfe, Bubonen und Gelenkgeschwulste bindet, so vertreibt es diese; und bindet man eine daraus verfertigte Platte auf den Bauch, so hindert es den wiederholten nächtlichen Samenerguss, und beruhigt die Begierde nach dem Beischlaf.
>
> ETHÉ (1868): 427

Bereits die Vorlage von al-Maqrīzī, al-ʿUmarī, *Masālik al-abṣār*, 22:84,15–17, weicht in einigen Punkten vom Wortlaut al-Qazwīnīs ab (z. B. *baṭn* statt *qaṭan*). Bei al-ʿUmarī war dennoch der Name von Ibn Sīnā zu finden, den erst al-Maqrīzī tilgte.

Quelle für al-Qazwīnī war, wie ausdrücklich angegeben, Ibn Sīnā. Die medizinischen Indikationen stammen aus dem Lemma *abār* des *K. al-Qānūn* (ed. Rom, 1:131,24, 131,29; ed. Būlāq, 1:254,6 sq.; 254,12 sq.):

ويشدّ منه صفيحة على الخنازير والغدد وقروح المفاصل وغددها فإنّها تذوب جدًّا، ... وتشدّ صفيحة منه على القطن فتمنع الأحلام المتواترة وتسكن شهوة الباه.

Al-Qazwīnīs Angabe war offenbar auch Vorlage für al-Ibšīhī, der Teile der Indikationen wiederholt (al-Ibšīhī *al-Mustaṭraf*, 379,31 sq.):

وإذا شدّ من الرصاص قطعة على الخنازير والغدد أبرأتها.

> … si on attache un morceau de plomb sur les écrouelles et les scrofules, il constitue un bon spécifique qui les guérit.
>
> RAT (1899), 2:364

§ 36

In allen Handschriften der *Maqāṣid* ist statt des korrekten *ḫārṣīnī* (cf. Käs [2010], 1:537–539) die Punktierung *ǧārṣīnī* anzutreffen. Diese ist zwar unsinnig, findet sich aber fortwährend in derselben Weise in al-ʿUmarīs *Masālik al-abṣār* (s. o. § 14).

Al-Qazwīnī, *ʿAǧāʾib al-maḫlūqāt*, 1:208,13–16 (Ms. München, fol. 100[a],23–25):

الخارصيني تولّده أيضًا كتولّد الأجساد المذكورة ومعدنه بأرض الصين ولونه أسود يضرب إلى الحمرة، وكلّ نصل يؤخذ منه تكون مضرّته عظيمةً، وتتّخذ منه كلاليب يصاد بها الحوت الكبير لأنّها إذا تشبّثت بشيء لا ينفصل عنه إلّا بالشدّة.

> Ḫârṣîni (Art Zink). Es bildet sich auf eben dieselbe Weise, wie die übrigen genannten Metallkörper. Die Fundgrube desselben befindet sich im chinesischen Land, und seine Farbe ist schwarz, in's Röthliche spielend. Jede daraus gefertigte Lanzenspitze bringt gewaltigen Schaden; und fertigt man daraus Harpunen, so erjagt man damit die grossen Fische, weil diese, wenn sie sich fest in etwas heften, nur mit Gewalt wieder davon sich trennen lassen.
>
> ETHÉ (1868): 427

Die Varianten von al-Maqrīzī sind zumeist schon bei seiner unmittelbaren Quelle, al-ʿUmarīs *Masālik al-abṣār* (22:84,17–21), anzutreffen. Dazu gehört auch der Zusatz لا سيّما إذا سقيت السم. Allein die Lesart نشبت statt تشبّث geht nicht auf al-ʿUmarī zurück, der noch al-Qazwīnī folgte. Auch al-Ibšīhī hängt offenbar von al-Qazwīnī ab. In seinem *Mustaṭraf* (379,32; Rat [1899], 2:364) findet sich jedoch nur mehr eine Angabe zur Farbe des Metalls.

Das *ḫārṣīnī* ist eigentlich als eine Legierung zu verstehen, die verschiedentlich beschrieben wurde (cf. Käs [2010], 1:537 sqq.). Seit Ǧābir wird es aber auch unter die sieben klassischen Metalle gezählt (cf. Takahashi [2004]: 298 sq.). Hier vertritt es vielfach das Quecksilber, das im Rahmen der Schwefel-Quecksilber-Theorie als Grundlage der Metalle gewertet wurde und somit nicht mehr als Metall im eigentlichen Sinne gelten konnte. Diese Definition ist bei den Enzyklopädisten am gebräuchlichsten; die Iḫwān nennen jedoch Antimon (§ 22) als siebtes Metall und ps.-Apollonios hielt am Quecksilber fest (§ 48). Al-Dimašqī (*Nuḫbat al-dahr*, 48,17; Mehren [1874]: 53) zählt *ḫārṣīnī* zu den sieben Metallen, erwähnt aber, dass auch das Quecksilber bisweilen hierzu gerechnet wird.

Der überwiegende Teil der hier und im folgenden Paragraphen beschriebenen Wirkungen geht auf das aristotelische Steinbuch zurück. Dort werden sie im Kapitel *nuḥās* aber nicht dem *ḫārṣīnī*, sondern einer Legierung namens *ṭālīqūn* zugeschrieben (cf. Käs [2010], 2:763–765). Möglicherweise könnte diese bereits in einigen der Handschriften des *K. al-Aḥǧār* mit dem *ḫārṣīnī* gleichgesetzt worden sein. Hierauf deutet zumindest eine korrupte Glosse bei Ibn Biklāriš (*al-Mustaʿīnī*, 138,17: *ḥaǧar al-ṭāliqūn Ar.*[*isṭāṭālīs*]: *huwa l-ṣīnī* [ms., fort. *nuḥās ṣīnī/ḫārṣīnī* leg.]) hin. Während die Aussage über das Angeln mit einem Haken aus dem Metall auch in Ruskas Edition des Steinbuchs steht (ps.-Aristoteles, *al-Aḥǧār*, 122,11, nr. 59; dt. 179), ist der Anfang des Eintrags nur im St. Petersburger Manuskript zu finden (Ms. P, fol. 120ª,1–4). Dort heißt es, dass *ṭālīqūn* eine Art Kupfer ist, das mit Drogen versetzt wird und dadurch giftig wird. Wenn damit eine Wunde geschlagen wird, wirkt es großen Schaden.

Auch die Iḫwān al-ṣafāʾ, die unter Umständen die eigentliche Quelle al-Qazwīnīs gewesen sein könnten, benennen das Metall noch *ṭālīqūn* (leg.) und führen es in der Liste mit den sieben Metallen auf. Ihre Angaben entsprechen weitgehend denen von ps.-Aristoteles. Iḫwān al-ṣafāʾ, *Rasāʾil*, 2:102,1–4:

وأمّا الطاليقون (.leg) فهو جنس من النحاس طرحت عليه أدوية حتّى

صار صلباً، فإن اتّخذ منه سكّين أو سلاح وجرح به حيوان أضرّ به مضرّة

مفرطة، وإن اتّخذ منه شصّ لصيد السمك وتعلّق لم يمكنه الخلاص، وإن صغر الشصّ وعظم الحوت.

Der Talqun (das Giftkupfer) ist eine Art Kupfer; durch Mittel, die man ihm zusetzt, wird dasselbe fest. Macht man sich daraus ein Messer oder eine Waffe und verwundet damit ein Geschöpf, so fügt man demselben gewaltigen Schaden zu. Macht man sich daraus einen Fischhaken, um Fische zu fangen, und es hängt sich ein Fisch daran, so kann er nicht loskommen, wenn auch der Haken nur klein und der Fisch groß ist.

DIETERICI (1861): 128

Relativ ausführlich geht al-Dimašqī auf das *ḫārṣīnī* ein. Er beruft sich hierfür auch auf Ǧābir b. Ḥayyān, der tatsächlich eines seiner sieben Bücher über die Metalle diesem gewidmet hatte. Der entsprechende Absatz ist nun aber von al-Waṭwāṭ (*Manāhiǧ al-fikar*, 1:246,10–13) entlehnt. Dieses *K. al-Ḫārṣīnī* (z. B. Ms. Rabat, Ḥasaniyyah 6923, fol. 50^a–53^b) war offenbar Quelle für al-Waṭwāṭ, da der Satz über die Herkunft aus chinesischen Minen wörtlich dort erscheint (ibid., fol. 50^a,15). Al-Dimašqī erwähnt unabhängig von al-Waṭwāṭ auch Spiegel aus dem Metall, die gegen die Gesichtslähmung helfen (s. u. § 37), was seit ps.-Aristoteles gängige Vorstellung ist. Zum Vergleich mit dem Metall *isfīd-rūyah* siehe Käs (2010), 1:249 sq. Al-Dimašqī, *Nuḫbat al-dahr*, 55,3–7:

وخارصيني معدن مخصوص بأرض الصين شبيه †بالاسفهدروه وقيل اسباداريه† والأوّل أصحّ في لونه وصوته وصلابته، ولكنّه تشوب صفرته سواد وبياض، والمرايات (leg.) المجلوبة من الصين وتسمّى مرايات اللقوة من معدنه، ولا يكون هذا المعدن إلّا ببلاد الصين يستخرج من معدنه كما يستخرج سائر المعادن، ذكر ذلك جابر بن حيّان في كتبه ولم أجد أحدًا غيره ذكر تكوينه، وليس بمعدن من المعادن صوت كصوته ولا أصفى منه وسيّما إذا اتّخذوا منه أجراسًا للطير أو جرسًا كبيرًا كذلك.

Le zinc est un métal de la Chine, remarquable par la couleur, le son et la dureté, ressemblant au Séfîd-roû [à l'airain]; la couleur jaune de ce métal est mêlée de noir et de blanc. Les miroirs, tirés de la Chine et connus sous le nom de miroirs de „liqwet“ c. à. d. „contre les mouvements convulsifs du visage“, sont faits de ce métal. Il ne se trouve qu' en Chine, et on le tire des mines comme les autres minéraux. Djâber b. H'aijân en parle ainsi dans ses écrits, mais je n' ai trouvé aucun autre auteur faisant mention de la manière de sa formation. Il n'y a pas de métal, qui ait un son semblable, et qui soit plus propre à en faire des cloches; grandes ou petites.

MEHREN (1874): 60

§ 37

Al-Qazwīnī, *ʿAǧāʾib al-maḫlūqāt*, 1:208,16–18 (Ms. München, fol. 100ª,25–26):

وتتّخذ منه مرآة ينتفع بها صاحب اللقوة إذا جلس في بيت مظلم ويديم النظر إليه فإنّه أنفع معالجة للقوة، ويتّخذ منه منقاش ينتف به الشعر ويدهن موضعه ويفعل مرارًا فإنّه لا ينبت الشعر.

Auch macht man einen Spiegel daraus, aus dem der mit Gesichtszuckungen Behaftete grossen Vortheil zieht, wenn er sich in ein finsteres Gemach setzt und lange darauf hinschaut. Und zwar ist das von allen ärztlichen Heilmitteln für das Gesichtszucken dasjenige, das am meisten Nutzen bringt. Auch verfertigt man daraus Kneipzangen, mit denen man die Haare ausreisst; und fettet man nun die Stelle derselben und zwar mehrere Male mit Öl ein, so wachsen die Haare dort nicht wieder.

ETHÉ (1868): 427

Wie anhand kleinerer Umstellungen des Wortlauts erkennbar ist, war al-Maqrīzīs direkte Quelle al-ʿUmarī, *Masālik al-abṣār*, 22:84,21–85,1. Vorlage hierfür war letztlich ps.-Aristoteles, *al-Aḥǧār*, 122,12–16 (nr. 59, = Ms. P, fol. 120ª,8–ᵇ,1):

ومن أصابه في وجهه لقوة ودخل بيتًا مظلمًا ونظر إلى وجهه في تلك المرآة (P) برئ من اللقوة ... وإذا نتف الشعر بالطاليقون ثلاث مرّات لم يخرج أبدًا ...

> Wenn jemanden im Gesicht Lähmung trifft, er in ein verdunkeltes Haus geht und sein Gesicht in einen Ṭāliḳūnspiegel blicken läßt, so wird er von der Lähmung geheilt … und wenn man das Haar dreimal mit (einer Pinzette aus) Ṭāliḳūn ausreißt, so kommt es niemals wieder hervor …
>
> RUSKA (1912): 179

Im Stichwort *ṭāliqūn* wird diese Stelle von Ibn al-Bayṭār zitiert (*al-Ǧāmiʿ*, 3:96,2–8). Möglicherweise hängt al-Qazwīnī hier von der Vermittlung der Lauteren Brüder ab, die ihrerseits ps.-Aristoteles verwendet haben. Iḫwān al-ṣafāʾ, *Rasāʾil*, 2:102,4–7:

ومن أصابه وجع اللقوة فدخل بيتاً لا يرى فيه الضوء ونظر إلى مرآة طاليقون برأ من اللقوة بإذن الله تعالى، وإن أحمى الطاليقون وغمس في الماء لم يقرب ذلك الماء ذباب، وإن عمل منه منقاش ونتف به الشعر من الجسد ودهن الموضع لم ينبت الشعر بعد ذلك …

> Leidet jemand am Gesichtskrampf und betritt dann ein Haus, worin kein Lichtstrahl ist und schaut in einen Talqunspiegel, so wird er mit der Hülfe Gottes davon genesen. Wird aber der Talqun heiss gemacht und ins Wasser geworfen, so naht keine Fliege diesem Wasser. Macht man davon eine Zange, rupft damit das Haar aus dem Körper und bestreicht darauf die Stelle mit Oel, so wächst dort kein Haar wieder.
>
> DIETERICI (1861): 128

Eine Parallele bei al-Ibšīhī (*al-Mustaṭraf*, 379,32 sq.; Rat [1899], 2:364 sq.) ist wohl auf dessen Rezeption von al-Qazwīnī zurückzuführen.

Zu *minqāš* im Sinne „Pinzette" siehe Freytag (1830–1838), 4:323 sq.: *minqaš* – Instrumentum, cuius ope extrahitur spina; … *minqāš* i. q. *minqaš*.

§§ 38–45

Dieser Hauptabschnitt der *Maqāṣid* geht vollständig auf die Einleitung al-Qazwīnīs (*ʿAǧāʾib al-maḫlūqāt*, 1:208,19–210,17) zu seiner alphabetischen Auflistung von Steinen im eigentlichen Sinne zurück. Bei al-Qazwīnī stellt der Absatz den Beginn des zweiten Teils (*al-nawʿ al-ṯānī fī l-aḥǧār*) seiner Mineralienkapitel dar. Dieser steht zwischen den Metallen und den „öligen Substanzen."

Diese Einteilung bleibt noch bei al-Maqrīzī erkennbar, der aber die alphabetische Steinliste fast vollständig weggelassen hat. Al-ʿUmarī, der die eigentliche Quelle für die *Maqāṣid* war, hatte nicht nur die Einleitung (*Masālik al-abṣār*, 22:85,2–87,11) al-Qazwīnīs kopiert, sondern auch die komplette Steinliste (*Masālik al-abṣār*, 22:87–203). Diese hat er zudem um Zitate aus Ibn al-Bayṭār vermehrt (cf. Käs [2010], 1:186 sq.), wovon bei al-Maqrīzī aber nichts mehr zu finden ist.

Der Abschnitt §§ 38–45 geht im Kern zu Teilen auf Ibn Sīnās *K. al-Šifāʾ* zurück, das ja auch explizit zitiert wird. Dort war die Entstehung von Steinen aus Lehm oder Wasser beschrieben worden. Avicenna ging es jedoch hier hauptsächlich um die geologischen Prozesse, die die Erdoberfläche bestimmen. Interessanterweise fehlt die letztlich auf Aristoteles (*Meteo.* 378a15 sqq., s. o. § 6) zurückgehende Theorie von der Bildung der (Edel-) Steine aus erdigen und wässrigen Ausdünstungen, die sich im Erdinneren verfestigen, in Ibn Sīnās *K. al-Šifāʾ* (cf. Takahashi [2004]: 281). Sie ist hingegen in den *Rasāʾil* der Iḫwān al-ṣafāʾ präsent. Der Anfang des Abschnittes §§ 38–45, dürfte daher eher jener Enzyklopädie entlehnt sein. Sie war gewissermaßen das Grundgerüst für al-Qazwīnī. Der Anfang seines Metall-Abschnittes (§§ 21–22) stammte ebenfalls von den Lauteren Brüdern, wo er den Ausführungen zu den Edelsteinen von §§ 38–40 unmittelbar vorausgeht.

§ 38

Al-Qazwīnī, *ʿAǧāʾib al-maḫlūqāt*, 1:208,19–26 (Ms. München, fol. 100[a],paen.-[b],6):

النوع الثاني في الأحجار. وهي أجسام متولّدة (M) من مياه الأمطار والأنداء التي أحتبست في جوف الأرض، إن كانت شفّافةً، أو من امتزاج الماء بالأرض، إذا كان في الأرض لزوجة وأثّرت فيها حرارة الشمس تأثيرًا شديدًا. أمّا القسم الأوّل فنقول إذا احتبست مياه الأمطار والأنداء في المغارات والكهوف والأهوية، ولا يخالطها شيء من الأجزاء الأرضية، وأثّرت فيها حرارة المعدن وطال وقوفها هناك ازدادت المياه صفاءً وثقلاً وغلظًا، فتنعقد منها الأحجار الصلبة التي لا تتأثّر من النار والماء كأنواع

اليواقيت وما شاكلها. فذهب قوم إلى أنّ اختلاف ألوانها بسبب حرارة المعدن وقلّتها وكثرتها.

> II. Über die Steine. Dies sind Körper, welche aus den Regenwassern und den im Schoss der Erde eingeschlossenen Flüssigkeiten entstehen, falls sie durchsichtig sind, oder aus der Mischung des Wassers mit der Erde, wenn Zähigkeit in der Erde vorhanden ist und die Hitze der Sonne in hohem Grade einwirkt. Was die erste Abteilung anlangt, so behaupten wir: Wenn die Regenwasser und die Flüssigkeiten in den Höhlen und Klüften und Schlünden festgehalten werden und nichts von erdigen Teilen sich mit ihnen vermengt, die Grubenhitze aber auf sie einwirkt und sie sich lange dort befinden, so nehmen die Wasser an Reinheit, Schwere und Dichte zu, so dass sich daraus die harten Steine verdichten, welche vom Feuer und Wasser nicht angegriffen werden, wie die Arten der Jâḳûte und was ihnen gleicht. Manche gehen so weit, zu behaupten, dass die Verschiedenheit ihrer Farben eine Folge der Grubenhitze und ihrer geringeren oder grösseren Intensität sei; …
>
> RUSKA (1896): 5

Die Stelle wurde von al-ʿUmarī (*Masālik al-abṣār*, 22:85,2–10) wörtlich übernommen. Derselbe tradiert auch noch eine weitere Angabe al-Qazwīnīs (*ʿAǧāʾib al-maḫlūqāt*, 1:208,26–10), die erst al-Maqrīzī weggelassen hat. Dieser zufolge soll das Licht der Planeten Einfluss auf die Entstehung der Farben der Edelsteine haben. Der ganze Abschnitt, der in Ibn Sīnās *K. al-Šifāʾ* keine Parallele hat, dürfte auf die Iḫwān al-ṣafāʾ zurückgehen, welche ebenfalls den Gestirnen Einfluss auf die Farben der Juwelen zugemessen hatten. Iḫwān al-ṣafāʾ, *Rasāʾil*, 2:92,10–16:

وأمّا الجواهر الحجرية مثل البلّور والياقوت والزبرجد والعقيق وما شاكلها من التي لا تذوب بالنار، فإنّها تنعقد من مياه الأمطار والأنداء التي ترشح في تلك المغارات والكهوف والأودية التي من الجبال الصلدة والأحجار الصلبة، ولا يخالطها شيء من الأجزاء الترابية والطين، بل بطول الزمان كلّما طال وقوفها هناك ازدادت المياه نقاءً (leg.) وثقلًا وغلظًا، وحرارة

المعدن دائمًا في نضجها وطبخها حتّى تنعقد وتصير حجارة صلبة صافية، وتكون ألوانها وصفاؤها ورزانتها بحسب أنوار تلك الكواكب المتولّية لذلك الجنس من الجواهر ومطارح شعاعاتها على تلك البقاع المختصّة ...

Die steinartigen Substanzen aber, wie der Krystall und Hyacinth, der Chrysolith, der Karneol und dergleichen, die durch Feuer nicht zu schmelzen sind, verhärten sich aus Regenwasser und aus dem Niederschlag, der in die Höhlen, Schachten und Tiefgründe, welche zwischen harten Gebirgen und festem Gestein sich finden, eindringt. Damit vermischen sich nicht Staubtheile oder Lehm, sondern je längere Zeit sie dort verweilen, desto reiner, schwerer und dicker werden die Wasser; die Grubenhitze trifft und kocht sie, bis dass sie sich verdichten und harter Stein werden. Ihre Farben, ihre Reinheit und ihr Gewicht stehen im Verhältnis zu dem Licht der Sterne, die fortwährend diese Art von Stoffen bescheinen und ihre Strahlen auf die ihnen besonders zugetheilten Erdstriche werfen, …

DIETERICI (1861): 115, cf. 126

Diese Stelle scheint auch al-Tawḥīdī (*al-Imtāʿ*, 2:111,11–16) zugrunde zu liegen, der Ähnliches über den Einfluss der Gestirne zu berichten weiß. Die Angabe, dass das Feuer nicht auf den Stein wirkt, steht auch bei al-Ibšīhī (*al-Mustaṭraf*, 380,9; Rat [1899], 2:366) oder Ibn al-Wardī (*Ḫarīdat al-ʿaǧāʾib*, fol. 60ᵃ,9) und geht letztlich auf Aristoteles zurück (s. u.).

Auch ps.-Apollonios bietet eine parallele Ansicht zur Entstehung der Edelsteine. Diese legt er nicht in einem eigenen Abschnitt (cf. § 39), sondern hauptsächlich im Zusammenhang mit dem Korund/*yāqūt* (*Sirr al-ḫalīqah*, III,8.1) und dem Bergkristall (III,9.1) dar. Der Grund dafür liegt in seiner Klassifikation der Edelsteine, die bei den Enzyklopädisten nicht in größerem Maße rezipiert wurde. Alle Steine sind ihm zufolge einem Metall zugeordnet. Diese Erkenntnis ist aber rein theoretischer Natur und hat nichts mit dem von alters her bekannten Phänomen zu tun, dass bestimmte Edelsteine in den Minen bestimmter Metalle vorkommen (cf. Eichholz [1965]: 34 sq.). Der Korund ist dabei der edelste „Goldstein" und der Kristall der edelste „Silberstein." Auch in den folgenden Abschnitten geht er immer wieder auf die Vorbedingungen der Entstehung der jeweiligen Steine ein. Es sind immer rational erklärte Umstände, die die Verschiedenheit der Edelsteine und ihre Farben (III,8.2–3) ausmachen. Astrologische Einflüsse, wie sie etwa die Iḫwān annehmen, sind bestenfalls indirekter

Art, insofern als die Metalle bei ps.-Apollonios ja immer auch Planeten zugeordnet sind. Zum Korund führte er nun aus (III,8.1):

> Wenn die Sonnenstrahlen die Erde erwärmen, verleihen sie dem Wasser der Grube die Fähigkeit, Trockenheit in sich aufzunehmen, bis diese die Oberhand gewinnt und nun ihrerseits Trockenheit und Wärme anzieht: Das Wasser erstarrt zum Yāqūt. Seine Poren ziehen sich wegen der starken Trockenheit zusammen; seine Teilchen greifen ineinander, so daß der Yāqūt schwer wird … Die Farben des Yāqūt werden von seinem Herkunftsort, das heißt der Verschiedenartigkeit der aufgenommenen Erde, beeinflußt. Bei starker Sonnenwärme wird der Stein rot, bei schwacher Hitze und reichlicher Feuchtigkeit gelb, …
>
> WEISSER (1980): 110

Balīnās, *Sirr al-ḫalīqah*, III,8.1 (273,7–275,2):

فأقول أوّل ذلك على حجارة الياقوت: إنّ الشمس لمّا طلعت على الأرض أسخنتها بقوّتها، فسخن من الأرض ما لم يحتجب عنها شيء، فاشتدّت سخونة المكان لظهور الشمس عليه، فطيّرت الشمس بحرّها كلّ رطوبة كانت في ذلك المكان الذي اشتدّت حرارة الشمس عليه. فلمّا اشتدّ يبسه لقلّة رطوبته اجتذب من يبس الشمس وحرّها حرًّا ويبسًا، فانقلب عن طباعه ولونه وطعمه على قدر الرطوبة التي كانت فيه من قلّتها وكثرتها، فلمّا حسّته الرطوبة وأقامت عليه اجتذب الماء الذي كان في ذلك المكان من حرّ الشمس ويبسها وطلعت الشمس على الماء، فأسخنته فحجبت الرطوبة عن ذلك اليبس الذي فيها حرّ الشمس وسخن الماء بحرّها، فلطف وقوي على تحليل اليبس الذي قبلته الأرض من يبس الشمس المتّصل بيبسها فعفن في الماء وانحلّ فيه واشتدّت السخونة عليه، فاجتذب اليبس المنحلّ في الرطوبة من اليبس والحرّ المسخن له حتّى

ظهرت قوّة اليبس على الماء فانعقد حجرًا بشدّة اليبس المفرط عليه فسمّي ذلك الحجر ياقوتًا. فلشدّة يبسه ضاقت منافذه لتقبيض اليبس له ولرقّة انحلاله وشدّة لطافته رجع منعقدًا يابسًا بأ يبس اليبس، فتكاثفت أجزاؤه بعضها في بعض وتداخلت، فثقل. فهذه علّة الياقوت.

Diese Stelle wurde von al-Tīfāšī für sein Steinbuch unter explizitem Bezug auf das *K. Sirr al-ḫalīqah* von Balīnūs übernommen (al-Tīfāšī, *Azhār al-afkār* ed. Raineri, 9,4–16; Schopen/Strauß [2014]: 19–20, cap. 2).

Die Bildung des Bergkristalls, die von ps.-Apollonios exemplarisch für die weiteren „Silbersteine" beschrieben wird, läuft weitgehend auf dieselbe Weise ab (Balīnās, *Sirr al-ḫalīqah*, III,9.1 → al-Tīfāšī, *Azhār al-afkār* ed. Raineri, 53,2; Schopen/Strauß [2014]: 143, cap. 24; Clément-Mullet [1868]: 231; cf. al-Waṭwāṭ, *Manāhiǧ al-fikar*, 1:254,17–255,1 → al-Dimašqī, *Nuḫbat al-dahr*, 71,5–11; Mehren [1874]: 81).

> Der Bergkristall ist ein klarer, weißer Silberstein. Seine Feuchtigkeit löst unter dem Einfluß der Grubenwärme die Trockenheit so gleichmäßig und langsam, daß sie zu einem ausgewogenen, weißen Stein erstarrt, weil die Feuchtigkeit und die mäßige Wärme die Röte nicht zum Durchbruch kommen lassen.
>
> WEISSER (1980): 111

Besonders zu bemerken ist hier die Analogie zur Entstehung der Metalle. So wie das Silber durch Akzidenzien daran gehindert wurde, Gold zu werden (cf. § 26), würde auch der Kristall zu einem *yāqūt*, wenn ihn nicht ähnliche Akzidenzien davon abhalten würden. Balīnās, *Sirr al-ḫalīqah*, III,9.1 (275,8–276,9):

وكما قلت على الأحجار الذهبية الصافية التي هي من قسم الشمس، كذلك أقول على الحجارة البيض التي هي من قسم القمر. فأقول أوّل ذلك في البلّور، وإنّ البلّور هو حجر صافٍ ورقي أبيض للأعراض التي عرضت فيه، وإنّ أصله ياقوت كما أنّ الفضّة ورقية اللون وأصلها ذهب، كذلك البلّور. أقول: إنّ المعدن الذي كان فيه البلّور كانت فيه رطوبة مزدوجة

باليبس، فلمّا أصابها حرّ التعفين الذي طبخها بحرّه كانت الرطوبة غالبةً على اليبس قاهرةً له، فلمّا أصاب الرطوبة حرّ التمشيّة سخنت الرطوبة فلطفت ودخلت في جسد اليبس فخلّلته بلين التدبير وطول المدّة. فلمّا انحلّ صار اليبس في الرطوبة ماءً صافيًا لقهر الرطوبة له واعتدال الطباخ عليه، فلمّا ظهر اليبس عليه أجمده ماءً منعقدًا، فصار حجرًا منعقدًا أبيض صافيًا. وإنّما أقعده عن الحمرة رطوبة المكان واعتدال الحرّ عليه في معدنه، فابيضّ ظاهره وصار باطنه أحمر.

Als Grundlage der Bildung der Edelsteine gelten in all diesen Quellen wiederum Feuchtigkeiten, die unter der Erde eingeschlossen sind und sich unter bestimmten Bedingungen verfestigen. Diese These ist aristotelischen Ursprungs und wird zuerst im authentischen Teil der Meteorologie greifbar (s. o. zu § 6). Eine interessante Parallele zu *Meteo.* IV gibt es auch hinsichtlich der noch bei al-Maqrīzī erwähnten Unbrennbarkeit des *yāqūt* (Korund/Hyacinth), die schon Aristoteles exemplarisch besprochen hatte. *Meteo.* IV,9 (387b13–18 Bekker):

> καυστὰ δὲ δοκεῖ εἶναι ὅσα εἰς τέφραν διαλύεται τῶν σωμάτων. πάσχει δὲ τοῦτο πάντα ὅσα πήγνυται ἢ ὑπὸ θερμοῦ ἢ ὑπ' ἀμφοῖν, ψυχροῦ καὶ θερμοῦ· ταῦτα γὰρ φαίνεται κρατούμενα ὑπὸ τοῦ πυρός. ἥκιστα δὲ τῶν λίθων ἡ σφραγίς, ὁ καλούμενος ἄνθραξ.
>
> Verbrennen kann man solche Körper, die in Asche zerfallen. So verhalten sich alle Stoffe, die entweder Hitze oder Kälte, oder beides, Heiß und Kalt, verfestigt hat; denn bei ihnen läßt sich die Überwältigung durch das Feuer beobachten. Unter den Steinen wirkt auf den Edelstein, der Rubin heißt, Feuer am wenigsten.
>
> STROHM (1970): 110 sq.

In der Paraphrase von Yaḥyá ibn al-Biṭrīq wird der *yāqūt aḥmar* im gleichen Zusammenhang angeführt (ed. Schoonheim [1970]: 166,1328). Bei Aristoteles ist hier übrigens nicht vom ὑάκινθος die Rede (Käs [2010], 2:1108), wie zu erwarten wäre, sondern vom Karfunkel (ἄνθραξ, ibid., 2:652). Eine Parallele dazu gibt es bei Theophrast (*De lapid.*, III 18–19), der zweierlei Arten von ἄνθραξ unterscheidet, die er ebenfalls als unbrennbar beschreibt.

In der Literatur der Naturenzyklopädien gibt es weitere Parallelen zu al-Qazwīnī und den von ihm abhängigen Quellen. Al-Dimašqī hat in seine *Nuḫbat al-dahr* eine umfangreiche Liste mit Steinen aufgenommen. Eine einleitende Bemerkung zur Entstehung der Steine fehlt zwar, jedoch führt er im Lemma *yāqūt* zu dessen Bildung Ähnliches aus. Seine Quelle darf in al-Waṭwāṭ gesehen werden, der zusätzlich dazu wie die Iḫwān einen Einfluss der Gestirne auf die Edelsteinfarben annimmt. Bei al-Dimašqī lautet die Stelle (*Nuḫbat al-dahr*, 63,13–18 [= al-Waṭwāṭ *Manāhiğ al-fikar*, 1:250,17; cf. 250,13]):

وسبب اختلاف الألوان فيه (.sc الياقوت) اختلاف بقاع الأرض التي يتكوّن فيها، وعلّة تكوينه أنّ الماء السماوي إذا وقع عليها وغاص في أعماقها ودام هناك انحلّ فيه من يبس الأرض بإسخان حرّ الشمس وحرّ المعدن شيء من جوهرها المخصوص بتلك البقعة، فيتغيّر بذلك ويتكوّن بحسبه وعلى قدر حرارته، فإن أفرطت الحرارة عرض له السواد وبطنت الحمرة التي هي الحرارة المعتدلة له في باطنه، فإن كانت الحرارة معتدلةً انعقد أحمر بهرمان، وإن قصرت انعقد أصفر، وإن أفرطت الرطوبة انعقد أبيض.

La diversité de ses couleurs dépend des mines, dont elle (sc. l'hyacinthe) provient. Lorsque les eaux pluviales tombées ont pénétré jusqu'aux profondeurs de la mine et y restent, elles s'amalgament, à cause de la chaleur du soleil et de la sécheresse de la terre échauffée, avec les particules du sol de la mine en une matière, qui s'y forme en qualité et en couleur, et qui varie d'après le degré de chaleur. Si la chaleur est très intense, la couleur noire apparaît, et la rouge, produite par la chaleur tempérée, se recèle dans l'intérieur. Si la chaleur est tempérée, la pierre rouge, nommée escarboucle, est produite; une moindre chaleur donne l'hyacinthe jaune, et si l'humidité domine, la pierre blanchit.

MEHREN (1874): 71

§ 39

Al-Qazwīnī, *ʿAǧāʾib al-maḫlūqāt*, 1:208,paen.–209,2 (Ms. München, fol. 100ᵇ,8–10):

وأمّا القسم الثاني فيتولّد من امتزاج الماء والأرض (M) إذا كان فيها لزوجة وأثّرت فيها حرارة الشمس مدّةً طويلةً كما ترى أنّ النار إذا أثّرت في اللبن فتصلبها وتصيرها آجرًّا، فإنّ الآجرّ أيضًا صنف من الحجر إلّا أنّه رخو، وكلّما كان تأثير النار فيه أكثر كان أصلب.

> Was die zweite Abteilung anlangt, so entsteht sie aus der Mischung des Wassers mit der Erde, wenn Zähigkeit in ihr vorhanden ist und die Sonnenhitze lange Zeit darauf einwirkt, wie man sieht, dass das Feuer auf die Ziegel einwirkt, so dass es sie härtet und in Backsteine umwandelt; denn der Backstein ist ebenfalls eine Art Stein, nur dass er weich ist, und je stärker die Einwirkung des Feuers auf ihn ist, desto härter wird er.
>
> RUSKA (1896): 5

Dem entspricht al-Maqrīzīs direkte Quelle, nämlich al-ʿUmarī *Masālik al-abṣār*, 22:85,14–18. Dieser hat übrigens schon die Lesart كيف تصلبه وتصيره, die eigentlich auch zu erwarten ist (s. u.).

In der Parallelstelle hierzu bei den Iḫwān wird ebenfalls die Entstehung von Gesteinen aus erdigen Bestandteilen beschrieben. Der Vergleich zum Ziegelstein, fehlt dort, wurde aber an anderer Stelle erwähnt (s. o. zu § 16). Iḫwān al-ṣafāʾ, *Rasāʾil*, 2:93,1–4:

وأمّا حكم الجواهر الترابية في كيفية تكوينها فهي ان تلك المياه إذا اختلطت بتربة البقاع، وعملت فيها حرارة المعدن تحلّ أكثر تلك الرطوبات وتصير بخارًا يرتفع في الهواء كما ذكرنا قبل، وما بقي منه يكون محبوسًا ملازمًا للأجزاء الأرضية متّحدًا بها عملت فيها الحرارة ونضجتها وطبختها حتّى تغلظ وتنعقد.

> Die erdartigen Minerale entstehen in der Weise, dass jene Wasser, wenn sie sich mit den Erden ihrer Landstriche vermischen und die Grubenhitze auf sie wirkt, sich zumeist auflösen, zu Dunst werden und sich in die Luft erheben, wie wir dies vordem dargethan. Der Rest dieser Feuchtigkeiten bleibt aber verschlossen *in* und haftend *an* den Erdtheilen und damit vereint; es wirkt die Wärme auf sie, noch bevor sie reifen und kochen, bis dass sie dick werden und sich verhärten.
>
> DIETERICI (1861): 115 sq.

Die Entstehung der Steine aus Erde und Wasser ist auch bei ps.-Apollonios (III 7.2) präsent. Dieser Stelle zufolge sollen aber auch die durchsichtigen Edelsteine aus beiden Grundstoffen entstehen und nicht nur aus dem Wasser, was der unmittelbar folgenden Angabe zur Korundentstehung widerspricht (cf. § 38).

> Alle Steine, Schwefel, Arsene, Alaune, Glasarten und Salze bilden sich aus Wasser und Erde. Ihre Unterschiede beruhen auf der Verschiedenheit der Quantitäten in der Mischung, der Entstehungsorte und der Dauer der Sonneneinstrahlung.
>
> WEISSER (1980): 109 sq.

Balīnās, *Sirr al-ḫalīqah*, III,7.2 (273,1–6):

فأقول: إنّ أصل الحجارة كلّها الصافية والكدرة والذائبة والتي لا تذوب والمتكلّس وما لا يتكلّس وجميع الكباريت والزرانيخ والشبوب والزاجات والأملاح كلّها إنّما كان أصلها الذي تولّدت منه الماء والتراب، وإنّما اختلفت بالزيادة فيها والنقصان وبقدر أماكنها التي تولّدت فيها وبقدر طلوع الشمس ودوامها عليها في مواضعها، وبقدر ما احتجبت عن الشمس، كذلك اعترضت فيها العوارض من الشدّة والرخاوة والطعوم المختلفة والرياح والألوان.

Der Ziegel kommt auch im 4. Buch der Meteorologie von Aristoteles mehrfach vor (s.o. zu § 6), wo er als Beispiel für die Verfestigung von Substanzen dient. *Meteo.* IV,6 (383a13–26 Bekker):

Ὅσα δὲ κοινὰ γῆς καὶ ὕδατος, καὶ ὑπὸ πυρὸς πήγνυται καὶ ὑπὸ τοῦ ψυχροῦ, παχύνεται δ' ὑπ' ἀμφοῖν ἔστι μὲν ὡς τὸν αὐτὸν τρόπον, ἔστι δ' ὡς ἄλλως, ὑπὸ μὲν θερμοῦ τὸ ὑγρὸν ἐξάγοντος (ἐξατμίζοντος γὰρ τοῦ ὑγροῦ παχύνεται τὸ ξηρὸν καὶ συνίσταται), ὑπὸ δὲ τοῦ ψυχροῦ τὸ θερμὸν ἐκθλίβοντος, μεθ' οὗ τὸ ὑγρὸν συναπέρχεται συνεξατμίζον, ὅσα μὲν οὖν μαλακὰ ἀλλὰ μὴ ὑγρά, οὐ παχύνεται ἀλλὰ πήγνυται ἐξιόντος τοῦ ὑγροῦ, οἷον ὁ ὀπτώμενος κέραμος· ὅσα δὲ ὑγρὰ τῶν μεικτῶν, καὶ παχύνεται, οἷον γάλα. πολλὰ δὲ καὶ ὑγραίνεται πρῶτον, ὅσα ἢ παχέα ἢ σκληρὰ ὑπὸ ψυχροῦ προϋπῆρχεν ὄντα, ὥσπερ καὶ ὁ κέραμος τὸ πρῶτον ὀπτώμενος ἀτμίζει καὶ μαλακώτερος γίνεται· διὸ καὶ διαστρέφεται ἐν ταῖς καμίνοις.

Stoffe, an denen Erde und Wasser gemeinsam teilhaben, lassen sich sowohl durch Feuer wie Kälte verfestigen, und durch beide Wirkungen auch verdicken. Die Wirkungen von Heiß und Kalt sind manchmal identisch, manchmal verschieden: ist Hitze wirksam, verflüchtigt sich das Feuchte, d.h. beim Verdampfen des Feuchten wird das Trockene fest und konzentriert sich; ist Kälte wirksam, wird das Warme verdrängt; gleichzeitig geht das Feuchte in Dampf auf und verflüchtigt sich. Also erfahren alle Stoffe, die weich, aber nicht feucht sind, keine Verdickung, sondern eine Härtung, wenn ihre Feuchtigkeit schwindet, z.B. gebrannter Ton; zusammengesetzte Stoffe dagegen, die Feuchtigkeit enthalten, verdicken sich, z.B. Milch. Oft werden auch Körper, die durch Kälte verdickt oder gehärtet waren, zunächst feucht (wenn man sie erhitzt); so läßt Ton beim Brennen zunächst Wasserdampf austreten und wird weicher; darum deformiert er sich auch manchmal in den Töpferöfen.

STROHM (1970): 101

In der Übersetzung von Ibn al-Biṭrīq lautet der Absatz (ed. Schoonheim [2000]: 155 sq., lin. 1175–1185):

ولكنّ الماء إذا خالط الأرض، جمد وغلظ من النار ويجمد أيضًا من البرد. فأمّا جموده من الحرّ فمن أجل إخراج ما فيه من الرطوبة، ويصيرها بخارًا متهيّئًا فيغلب عليه بعد ذلك اليبس فيجمد ذلك الكون. وأمّا جموده من البرد فمن أجل أنّ البرد إذا غلب، قوي على الحرارة فأولجها في العمق من الكون فجمع البرد عند ذلك أجزاء ذلك الشيء وأجمده في كلّ

الأشياء التي يقال فيها إنّها تيبس ولا يقال إنّها تخن كالطين الذي يصير نخارًا يابسًا ولا يقال إنّه قد ثخن وإنّما يبس إذا حلّت الحرارة التي فيه رطوبته، وأمّا اللبن وما أشبهه من الأشياء فإنّه يغلظ ويثخن إذا عملت فيه النار ثمّ يصلب وييبس بعد ذلك كالفخار، فإنّه إذا وضع في الأتّون، علا منه بخار فصار رطبًا. وذلك لأنّ الحرارة تبثّ ما به من الرطوبة المنسجنة فيه ثمّ يجفّ إذا تحلّلت تلك الرطوبة وعدمتها. ولهذه العلّة يصلب الفخّارون نخارهم في الأتّون لكيما يجفّ وييبس.

Der Satz ألا ترى أنّ النار إذا أثّرت في اللَبِن كيف تُصلِّبه وتُصيِّره آجُرًّا، ist von der Punktierung her problematisch und ließe sich auf mehrere Arten lesen. Die Handschrift A punktiert und vokalisiert eindeutig ein *labin* – das auch für al-Qazwīnī und al-ʿUmarī unzweifelhaft bezeugt ist. Gemeint ist somit der ungebrannte Lehmziegel, den das Feuer dann zu einem gebrannten Backstein (*āǧurr*) verhärtet (*tuṣallib*[u]). Der Kopist von L hat hingegen ein *layyin* punktiert. Demnach hieße der Satz: „Dir ist sicher geläufig, dass das Feuer, wenn es auf etwas Weiches einwirkt, dieses verhärtet und in Backstein verwandelt." Entgegen dem Befund aller Handschriften haben al-Badrī/Qāsim hier statt *tuṣallib*[u] ein *taṣlī* gelesen. Demnach könnte sogar übersetzt werden: „... dass das Feuer, wenn es auf einen ungebrannten Ziegel einwirkt, diesen röstet und in Backstein verwandelt."

§40

Al-Qazwīnī, *ʿAǧāʾib al-maḫlūqāt*, 1:209,2–6 (Ms. München, fol. 100[b],10–13):

ثمّ إنّ هذه الأحجار تختلف باختلاف بقاعها، فإن كانت في بقاع سبخةٍ تولّدت منها أنواع الأملاح والبوارق والشبوب، وإن كانت في بقاع عفصة تولّدت منها أنواع الزاجات الأحمر والأصفر والأخضر ونحوها، وإن كانت في بقاع ترابيةٍ وطينٍ حرٍّ انعقد حجرًا مطلقًا.

> Diese Steine nun unterscheiden sich noch durch die Verschiedenheit ihrer Fundorte; denn wenn sie sich in salzigen Gegenden befinden, so entstehen daraus die Arten der Salze, Boraxe und Alaune; wenn sie sich in Gegenden mit herbem Geschmack befinden, entstehen daraus die Arten der Vitriole, der rote, gelbe, grüne und dergleichen; wenn sie sich in erdigen Gegenden und in heissem [lies: „reinem"; *ṭīn ḥurr* statt *ṭīn ḥārr*, Anm. F.K.] Thon befinden, verdichten sie sich zu Stein schlechthin.
>
> RUSKA (1896): 5

Bei al-ʿUmarī findet sich der Passus in *Masālik al-abṣār*, 22:85,18–paen. Bereits hier ist die wenig überzeugende Lesart غضّة رطبة anzutreffen, statt der al-Qazwīnī عفصة bietet. Eine Parallele bietet auch al-Dimašqī, *Nuḫbat al-dahr*, 79,9 sqq. (s. o. zu § 7).

Wie schon in den vorherigen Paragraphen gibt es auch hier eine deutliche Parallele bei den Iḫwān al-ṣafāʾ, *Rasāʾil*, 2:93,4–10, die al-Qazwīnīs عفصة bestätigt:

فإن تكن تربة تلك البقاع مُشَوَرجة سبخة تكوّنت منها ضروب الأملاح والبوارق والشبوب، وإن تكن تربة البقاع عفصة انعقدت منها ضروب الزاجات الخضر والصفر والقلقطار وهو جنس من الزاج وما شاكلها. وإن تكن تربة البقاع حصاة وترابًا ورمالاً مختلطة انعقد منها الجصّ والإسفيذاج وما شاكلها، وإن تكن تربة البقاع تربة ليّنة وطينًا حرًا انعقدت منها الكمأة ونبتت منها ضروب العشب والحشائش والكلأ والأشجار والزروع.

> Ist nun die Erde dieser Landstriche salpetrig und salzig, so entstehen daraus alle Arten von Salzen, Natron und Alaun. Ist aber die Erde dieser Landstriche herbe, so verhärten sich daraus alle Arten von grünem und gelbem †Glas† [lies: „Vitriol", Anm. F.K.] und Chalcitis, die eine Art †Glas† ist, und Aehnliches. Besteht aber die Erde dieser Landstriche aus Kiesel und Sand vermischt, so verhärten sich daraus alle Arten Gyps, Bleiweiss und dergleichen. Ist aber die Erde dieser Landstriche zart und warmer Lehm, so verhärten sich daraus Erdschollen, und es entsprossen daraus alle Arten Gras und Kraut, Futter, Bäume und Saaten.
>
> DIETERICI (1861): 116

Ps.-Apollonios von Tyana hatte im Kapitel III,15 seines *Sirr al-ḫalīqah* ausführlich über die Entstehung der Salze berichtet. Einer der Gründe für die Unterschiede zwischen diesen Substanzen liegt schon für ihn in der Verschiedenheit der Orte, an denen sie sich bilden.

> Alaun, Salz, †Glas† [lies: „Vitriole", arab. *zāǧāt*, Anm. F.K.] und Borax gehören einer Klasse an; sie unterscheiden sich aufgrund ihrer verschiedenen Entstehungsorte und der unterschiedlichen Intensität der Wärme bei ihrer Bildung im Geschmack. Die Sonnenwärme mischt das Wasser mit feinen Erdpartikeln, welche sich erwärmen und weitere Wärme und Trockenheit anziehen, bis die Masse zu Steinen erstarrt, welche bei übermäßiger Trockenheit hart, bei geringer Trockenheit und Wärme weich werden.
>
> WEISSER (1980): 113

Balīnās, *Sirr al-ḫalīqah*, III,15.1 (296,1–297,4):

> وقد أخبرت بعلل المعادن وكيف تكوّنت، والآن أقول على الأملاح كيف انعقدت وتغيّرت ألوانها وطعومها. فأقول: إنّ الشبوب والأملاح والزاجات والبورقات كلّها جنس واحد، بعضها مالح وبعضها مرّ وبعضها حامض وبعضها قابض، وإنّما اختلفت بقدر بقاعها وأماكنها وبقدر الحرّ الذي طبخها، فانعقدت بقلّة اليبس وكثرته وتغيّرت ألوانها على قدر مزاجها، وذلك أنّ الماء لمّا سال على الأرض فاجتمع في معادنها أخذ الماء من لطيف الأرض فأجنّه في جوفه، وسخّنته الشمس بحرّها، فسخن الماء فلطف، فصار حارًّا ليّنًا فقوي على تحليل يبس الأرض بحرّه ولينه، فحلّ لين الماء يبس الأرض وسخنت برودة الأرض بالحرّ الذي استفاده من حرّ الشمس، فانقلب ماءً في الماء واستمدّ من حرّ الشمس ويبسها بحرّ ويبس الأرض المنحلّ فيه، فقوي اليبس

فيه فظهر على أعلاه بقوّته وبطنت الرطوبة في اليبس، فانعقد فصار حجرًا، فهذه علّة جميع الأملاح وانعقادها في معادنها.

Die bei al-Maqrīzī nur kurz gestreifte Tatsache, dass sich gewöhnlicher Stein aus Lehm verfestigt, wird in Ibn Sīnās *K. al-Šifāʾ* ausführlich am Beginn seines Kapitels zur Mineralentstehung dargestellt. Er bringt hier auch eine empirische Beobachtung über die Verfestigung derjenigen Erde, die zum Kopfwaschen verwendet werden kann und die in anderen Quellen als *ṭīn fārisī* erscheint (siehe zu dieser Käs [2010], 2:815 sq.).

Ibn Sīnā, *al-Šifāʾ* (*Maʿādin*) K, 3,10–ult. (= H/M, 71,11–72,7):

وإنّما تتكوّن الحجارة في الأكثر على وجهين من التكوّن: أحدهما على سبيل التفخير (H/M)، والثاني على سبيل الجمود. فإنّ كثيرًا من الأحجار يتكوّن من الجوهر الغالب فيه الأرضية، وكثير منها يتكوّن من الجوهر الغالب عليه المائية. فكثير من الطين يجفّ ويستحيل أوّلًا شيئًا بين الحجر والطين، وهو حجر رخو، ثمّ يستحيل حجرًا. وأوْلى الطينات بذلك ما كان لزجًا، فإن لم يكن لزجًا فإنّه يتفتّت في أكثر الأمر قبل أن يتحجّر. وقد شاهدنا في طفولتنا مواضع كان فيها الطين الذي يغسل به الرأس، وذلك في شطّ جيحون. ثمّ شاهدناه قد تحجّر حجرًا (M/H) رخوًا، والمدّة قريبة ثلاث وعشرين سنةً.

In general, stone is formed in two ways only (*a*) through the hardening of clay, and (*b*) by the congelation [of waters]. Many stones in fact, are formed from a substance in which earthiness predominates, and many of them are derived from a substance in which aquosity predominates. Often clay dries and is changed at first into something intermediate between stone and clay, viz. a soft stone, and afterwards is changed into stone [proper]. The clay which most readily lends itself to this is that which is agglutinative, for if it is not agglutinative it usually crumbles before it petrifies. In my childhood I saw, on the bank of the Oxus, deposits of the clay which people use for washing their heads; subsequently I observed that it had become converted into a soft stone, and that was in the space of approximately 23 years.

HOLMYARD/MANDEVILLE (1927): 18 sq.; cf. TAKAHASHI (2004): 210 sq., 212 sq.; FAḪR AL-DĪN, *al-Mabāḥiṯ*, 2:207,5

§ 41

Der Text von Wüstenfelds Ausgabe von al-Qazwīnī (*ʿAǧāʾib al-maḫlūqāt*, 1:209,6–15) unterscheidet sich erheblich von der Vorlage, die al-ʿUmarī (*Masālik al-abṣār, 22:*85,paen.–86,3) benutzt hat. Diese ist in der *ʿAǧāʾib al-maḫlūqāt*-Rezension der Münchner Handschrift (fol. 100b,13–15) weitgehend erhalten, nach der der Text hier wiedergegeben wird:

وقد ينعقد الحجر في بعض المواضع من الماء أو من خاصّية ذلك الموضع ونرى في بعض المواضع أنّ الماء يتقاطر من السقف، فإن أخذناه قبل أن يقع على الأرض يبقى ماءً، وإن تركناه حتّى وقع على الأرض صار حجراً، فعلمنا أنّ لذلك الموضع خاصّية في تعقيد ذلك الماء.

An manchen Orten verdichtet sich wohl auch ein Stein aus dem Wasser; in der That sehen wird, dass Wasser zu Stein wird, und zwar entweder infolge der Eigenart dieses Wassers, oder infolge der Eigenart dieses Ortes; ... Wir beobachten auch an einigen Orten, dass das Wasser von oben herabtropft; nehmen wir dann von diesem Wasser, bevor es auf die Erde fällt, so bleibt es Wasser, lassen wir es aber auf die Erde fallen, so wird es zu Stein; ... Darum behaupten wir, dass dieses Zusteinwerden vermöge einer wunderbaren Kraft stattfinden kann, die Gott in dieses Wasser hineingelegt hat ...

RUSKA (1896): 5 sq.

Wie im vorherigen Paragraphen liegen dieser Aussage wieder die Theorien Ibn Sīnās zugrunde. Ihm zufolge entstehen (unedle) Steine entweder aus Erde oder aus Wasser. Als Beweis dient ihm hierfür das Entstehen von Tropfsteinen oder Sinterablagerungen. Die bei Ibn Sīnā folgende theoretische Herleitung zur Steinentstehung aus Erde oder Wasser fehlt schon bei al-Qazwīnī und al-ʿUmarī.

Ibn Sīnā, *al-Šifāʾ* (*Maʿādin*) K, 4,1–7 (= ed. H/M, 72,7–73,2):

وقد تتكوّن الحجارة من الماء السيّال على وجهين: أحدهما أن يجمد الماء كما يقطر أو كما يسيل †برمته. والثاني إن (H/M) يرسب منه في سيلانه شيء يلزم وجه مسيله ويتحجّر. وقد شوهدت مياه تسيل، فما يقطر منها على موضع معلوم ينعقد حجرًا أو حصًى مختلفة الألوان. وقد شوهد ماء قاطر، إذا أخذ لم يجمد وإذا انصبّ على أرض حجرية تقرب من مسيله انعقد في الحال حجرًا. فعلمنا أيضًا أنّ لتلك الأرض قوّة معدنية مجمدة (H/M)، تحيل السيّال إلى الجمود.

Stone has also been formed from flowing water in two ways (*a*) by the congelation of the water as it falls drop by drop or as a whole during its flow, and (*b*) by the deposition from it, in its course, of something which adheres to the surface of its bed and [then] petrifies. Running waters have been observed, part of which, dripping upon a certain spot, solidifies into stone or pebbles of various colours, and dripping water has been seen which, though not congealing normally, yet immediately petrifies when it falls upon stony ground near its channel. We know therefore that in that ground there must be a congealing petrifying virtue which converts the liquid to the solid.

HOLMYARD/MANDEVILLE (1927): 19 sq.; cf. TAKAHASHI (2004): 211 sq.

§ 42

Al-Qazwīnī, *ʿAǧāʾib al-maḫlūqāt*, 1:209,15–19 (Ms. München, fol. 100[b],15–17):

وحكي أنّ في بعض المواضع مسخ الله تعالى الحيوان والنبات حجرًا صلدًا، فجاز أن يكون بهذا الطريق وهو **أنّ الله تعالى خلق** في تلك الأرض **مثل هذه** قوّة فعند غضبه عليهم تظهر تلك القوّة من جوف الأرض إلى **وجهها** فتلك القوّة تصيّر **كلّ شيء فيه مائية** حجرًا ...

> Man erzählt auch, dass Gott der Allerhöchste an einigen Orten die Tiere und Pflanzen in festen Stein verwandelte. Das ist sehr wohl in *der* Weise möglich, dass Gott der Allerhöchste jenem Land eine derartige Kraft einpflanzte, diese Kraft dann bei seinem Zorn über die Bewohner aus dem Schoss der Erde hervortrat und alles, worin wässerige Substanz ist, in Stein verwandelte …
>
> RUSKA (1896): 6

Wie unter § 41 ausgeführt, fehlt bereits in der handschriftlichen Tradition der *ʿAǧāʾib al-maḫlūqāt* sowie bei al-ʿUmarī ein längerer Abschnitt, in dem die Möglichkeit einer Verwandlung von Wasser in Erde untersucht wird. Daher erklärt es sich, dass in den *Maqāṣid* die wichtige Aussage ausfallen konnte, dass die besagte Kraft nur Dinge mit wässrigen Anteilen in Stein verwandelt. Dies ist bei al-ʿUmarī noch zu finden, dessen Wortlaut al-Maqrīzī sonst weitgehend gefolgt ist. Al-ʿUmarī, *Masālik al-abṣār*, 22:86,3–7:

وحكي أنّ في بعض المواضع مسخ الله الحيوان والنبات حجرًا صلدًا، … فجاز أن يكون بهذا الطريق وهو أنّ الله تعالى أفاض على تلك الأرض قوّةً عند †غضبها لغضبه عليهم سبحانه† فظهرت تلك القوّة من جوف الأرض إلى وجهها وصيّرت كلّ شيء فيه مائية حجرًا صلدًا …

Grundlage für al-Qazwīnī und seine Nachfolger war Ibn Sīnās *K. al-Šifāʾ*. Dieser hatte das Vorkommen von fossilen Pflanzen und Tieren in vollkommen rationaler Weise erklärt. Erst al-Qazwīnī macht hierfür das wundersame Eingreifen Gottes verantwortlich – was nun wieder typisch für sein Buch ist, das nicht umsonst „Wunder der Schöpfung" heißt. Ibn Sīnā hatte die Fossilisation hingegen mit der kurz zuvor beschriebenen Bildung von Sinter verglichen. Demnach soll bei Erdbeben oder Erdabsenkungen eine versteinernde Kraft frei werden, die im Zusammenhang mit dem nachfolgend beschriebenen Vulkanismus zu verstehen sein dürfte. Übrigens war das Phänomen von Versteinerungen schon Thema der antiken Naturforscher. Theophrast verfasste beispielsweise ein verlorenes Werk Περὶ τῶν ἀπολελιθωμένων (cf. Lettinck [1999]: 301).

Ibn Sīnā, *al-Šifāʾ* (*Maʿādin*) K, 5,1–4 (= H/M, 74,3–6):

وإن كان ما يحكى من تحجّر حيوانات ونبات صحيحًا، فالسبب فيه شدّة

قوّة معدنية محجّرة تحدث في بعض البقاع الحجرية، أو تنفصل دُفعةً من الأرض في الزلازل والخسوف، فتحجّر ما تلقاه. فإنّه ليس استحالة الأجسام النباتية والحيوانية إلى الحجرية، أبعد من استحالة المياه.

If what is said concerning the petrification of animals and plants is true, the cause of this [phenomenon] is a powerful mineralizing and petrifying virtue which arises in certain stony spots, or emanates suddenly from the earth during earthquakes and subsidences, and petrifies whatever comes into contact with it. As a matter of fact, the petrifaction of the bodies of animals and plants is not more extraordinary than the transformation of waters.

HOLMYARD/MANDEVILLE (1927): 22; cf. TAKAHASHI (2004): 213sq.; FAḪR AL-DĪN, *al-Mabāḥiṯ*, 2:207,13

Ibn Sīnā geht wenig später nochmals auf den Umstand ein, dass Fossilien von Seetieren, z.B. von Muscheln, in Felsen und in Gebirgen gefunden werden (*al-Šifāʾ* [*Maʿādin*] K, 7,14 = H/M, 28). Dies erklärt er aber mit der These, dass einstmals die ganze Erde von Wasser bedeckt gewesen sein könnte. Die heutigen Gesteine und Gebirge, hätten sich dann unter Umständen auf die oben beschriebene Weise (§41) als Sinter aus dem Wasser gebildet.

Al-Qazwīnī, *ʿAǧāʾib al-maḫlūqāt*, 1:209,19–23 (Ms. München, fol. 100^{b},18–20):

وحكى الشيخ الرئيس أنّه كان على (M) الجبل الذي بجاجرم، فرأى جردقةً من الخبز أطرافها ناتئة ووسطها مقعَّر كما يكون لجرادق (M) الخبز، وكان على ظهرها خطوط كما يكون على الخبز من آثار شقّ التنّور، فكان بواسطة هذه العلامات يغلب عليه (تغلب على M) الظنّ أنّه كان خبزًا، فصيّرت حجرًا.

Ibn Sînâ erzählt, dass er auf dem Gebirge bei Ǧâǧarm war und einen Brotlaib aus Stein sah mit gewölbten Seiten und hohler Mitte, wie es bei einem Laib Brot der Fall ist; auf der Aussenseite befanden sich Linien, wie solche auf dem Brot infolge der Spuren der Spalten im Ofen vorhanden

> sind, und gerade durch diese Merkmale wurde er zu der Überzeugung geführt, dass es ein Brot gewesen war, das dann in Stein verwandelt wurde.
>
> RUSKA (1896): 6

Zum Toponym Ǧāǧarm siehe Yāqūt, *Muʿǧam al-buldān*, 2:4,13.

Die Unterschiede zwischen dem Wortlaut al-Maqrīzīs und demjenigen al-Qazwīnīs erklären sich hauptsächlich aus der Vermittlung al-ʿUmarīs (*Masālik al-abṣār*, 22:86,9–11), der bereits entsprechend in den Text eingegriffen hatte.

Wie in allen Quellen explizit ausgeführt, geht dieser Absatz auf Ibn Sīnā zurück. Jener hatte vorher noch andere Beispiele für die Umwandlung von Elementen besprochen: etwa dass sich alles, was in Salzpfannen fällt, in Salz und alles, was ins Feuer fällt, in Feuer verwandelt. Im Land der Araber soll es ferner eine Gegend mit vulkanischer Erde (*ḥarrah*) geben, in der alles deren schwarze Farbe annimmt. Unter Umständen könnte das hier beschriebene versteinerte Brot auch im Zusammenhang mit vulkanischer Aktivität stehen. In Pompeji wurden interessanterweise auch verkohlte Brote gefunden, die ihre ursprüngliche Form bewahrt haben.

Ibn Sīnā, *al-Šifāʾ* (*Maʿādin*) K, 5,10–11 (= H/M, 74,13–75,2):

وقد رأيت رغيفًا على صورة الأرغفة المحرقة، المرقّقة الوسط، المرقومة بالسباع، قد تحجّر، ولونه باقٍ، وأحد وجهيه عليه أثر التخطيط الذي يكون في التنّور. وجدته ملقًى في جبل قريب من بلدة من بلاد خراسان تسمّى جاجرم، وحملته معي مدّةً. وهذه الأشياء إنّما تستغرب لقلّة وقوعها، وأمّا أسبابها في الطبيعة فظاهرة موجودة.

> I myself have seen a loaf of bread in the shape of a *raghîf* – baked, thin in the middle, and showing the marks of a bite – which had petrified but still retained its original colour, and on one of its sides was the impression of the lines in the oven. I found it thrown away on a mountain near Jâjarm, a town of K͟hurâsân, and I carried it about with me for a time. These things appear strange only on account of their infrequent occurrence; their natural causes, however, are manifest and well-known.
>
> HOLMYARD/MANDEVILLE (1927): 23; cf. TAKAHASHI (2004): 214; FAḪR AL-DĪN *al-Mabāḥiṯ*, 2:207,13

In Wüstenfelds Ausgabe von al-Qazwīnī folgt auf diesen Absatz ein längerer Abschnitt über die Steine, die in der Luft entstehen (*ʿAǧāʾib al-maḫlūqāt*, 1:209,23–210,1). Dieser fehlte bereits in der Münchner *ʿAǧāʾib al-maḫlūqāt*-Handschrift, die mit al-ʿUmarīs Textvorlage übereinstimmte. Daher ist er weder in den *Masālik al-abṣār* noch bei al-Maqrīzī zu finden. Al-Qazwīnī hatte hier übrigens im Anschluss an die vorigen Paragraphen fortlaufend Ibn Sīnās *K. al-Šifāʾ* ([*Maʿādin*] K, 5,15 sqq.) ausgeschrieben (cf. § 43).

§ 43

Al-Qazwīnī, *ʿAǧāʾib al-maḫlūqāt*, 1:210,2,5–10 (Ms. München, fol. 100b,20–25):

والجواهر المعدنية كثيرة ولا يعرف الإنسان منها إلّا القليل، ... إنّ من الأحجار ما هو صلب لا يذوب بالنار ولا تعمل فيه **الفأس** (M) **كأصناف** اليواقيت، ومنها ما هو تراب رخو يذوب في الماء كالأملاح والزاجات، ومنها ما هو نبات كالمرجان، ومنها ما هو من الحيوان كالدرّ واللآلئ، ومنها ما هو متولّد في الهواء كأحجار الصواعق (M)، ومنها ما ينعقد في **الماء أو الأرض للعلل التي ذكرناها**، ومنها ما هو مصنوع كإقليمياء الذهب والفضّة والزنجفر والزنجار ونحوها.

Die mineralischen Substanzen sind zahlreich, und der Mensch kennt von ihnen nur wenige ... Unter den Steinen giebt es solche, die hart sind und im Feuer durchaus nicht schmelzen, †dagegen sich mit dem Beil zerschlagen lassen† (s. u., F.K.), wie die Arten der Jâḳûte; andere von ihnen bestehen aus weicher Erde, die sich im Wasser auflöst, wie die Salze und Vitriole; manche sind Gewächse, wie die Korallen, und manche stammen von Tieren, wie die verschiedenen Perlen; einige entstehen in der Luft, wie die Blitzsteine, andere verdichten sich im Wasser oder in der Erde aus den oben erwähnten Ursachen, wieder andere werden künstlich dargestellt, wie Gold- und Silberkadmia, Zinnober, Grünspan und dergleichen.

RUSKA (1896): 6 sq.

Dem entspricht al-ʿUmarī, *Masālik al-abṣār*, 22:86,12–21. Die in der *ʿAǧāʾib al-maḫlūqāt*-Edition zu findende Zahl von 700 angeblich existierenden Mineralarten, fehlt schon in manchen Handschriften. Im Grunde liegt al-Qazwīnīs Angaben wiederum das Werk der Iḫwān al-ṣafāʾ zugrunde. Jedoch ist deren Wortlaut stark abgeändert. Die Blitzsteine fehlen in der Vorlage, die stattdessen „Steine" definiert, die aus Tau entstehen, wie Ambra, Bezoar oder die Perle. Die künstlich hergestellten Mineralien fehlen hingegen bei den Lauteren Brüdern. Iḫwān al-ṣafāʾ, *Rasāʾil*, 2:89,20–90,8:

واعلم أنّ الجواهر المعدنية كثيرة الأنواع لا يحصي عددها إلّا الله تعالى، ولكن منها ما يعرفه الناس ومنها ما لا يعرفونه، وقد ذكر بعض الحكماء ممّن كانت له عناية بالنظر في هذا العلم والبحث عن هذه الأشياء وإنّه قد عرف وعدّ منها نحو سبعمائة (leg.) نوع كلّها مختلفة الطباع والشكل واللون والطعم والرائحة والثقل والخفّة والمضرّة والنفع. ونريد أن نذكر منها طرفًا ليكون دلالةً على الباقية وقياسا عليها، فنقول إنّ من الجواهر المعدنية ما هو حجري صلب، لكن يذوب بالنار ويجمد إذا برد، مثل الذهب والفضّة والنحاس والحديد والأسرب والرصاص والزجاج وما شاكلها، ومنها ما هي صلبة حجرية لا تذوب إلّا بالنار الشديدة ولا تنكسر إلّا بالماس كالياقوت والعقيق، ومنها ترابي رخو لا يذوب ولكن ينفرك كالأملاح والزاجات والطلق. ومنها مائية رطبة تفر من النار كالزئبق، ومنها هوائي دهني تأكله النار كالكباريت والزرانيخ، ومنها نباتي كالمرجان الأبيض والأحمر، ومنها حيواني كالدرّ، ومنها طلّ منعقد كالعنبر والبازهرات.

Von den Mineralstoffen giebt es viele Arten, deren Zahl nur Gott kennt. Einige davon kennt der Mensch, andre nicht. Einige Gelehrten, die mit Sorgfalt die Wissenschaft hiervon ergründeten und erforschten, behaup-

> ten, sie kännten die Zahl; sie zählen etwa 700 Arten, alle verschieden von Natur in Form und Farbe, Geschmack, Geruch, in Schwere und Leichtigkeit, in Schädlichkeit und Nützlichkeit. Wir wollen hiervon Einiges erwähnen, damit dies einen Beweis und einen Anhalt für das Uebrige gebe. Wir sagen also: die Mineralstoffe sind zum Theil steinartig, fest; doch schmelzen sie im Feuer und gerinnen wieder, wenn sie kalt werden. Dies gilt von Gold, Silber, Kupfer, Eisen, Zinn und Blei, Glas u. dergl. Andre sind zwar auch steinartig, doch schmelzen sie †nicht selbst im heftigen Feuer, wie der Diamant†, der Hyacinth und Karneol. Andre Mineralstoffe sind staubartig, weich; sie schmelzen zwar nicht, doch lassen sie sich zerreiben, so die Salze, Vitriol und Talk. Einige sind wasserartig, feucht; die entgehen dem Feuer wie das Quecksilber; andre sind flüssig und ölicht, diese verzehrt das Feuer, wie den Schwefel und Arsenik. Andre sind pflanzenartig wie die Koralle, andre thierartig wie die Perle. Auch giebt es Minerale, die zusammengeronnener Thau sind, wie der †Bernstein† (lies: Ambra, Anm. F.K.) und der Bezoard.
>
> DIETERICI (1861): 111 sq.

Eine auffällige Parallele gibt es in al-Tawḥīdīs *K. al-Imtāʿ*. Besonders bemerkenswert ist, dass dessen Wortlaut mitunter dem jahrhunderte jüngeren von al-Qazwīnī näher steht als dem der Iḫwān selbst, was darauf hindeutet, dass deren Text in verschiedenen Varianten im Umlauf war (al-Tawḥīdī, *al-Imtāʿ*, 2:107,14–108,2):

> وقد أحصى بعض من عني بهذا الشأن هذه الأنواع المعدنية فوجدها سبعمائة نوع. وقالوا: من الجواهر المعدنية ما هو صلب لا يذوب ألّا بالنار الشديدة، ولا يكسر إلّا بالفأس كالياقوت والعقيق، ومنها ترابي رخو لا يذوب ولكن ينفرك، كالملح والزاج، والطلق، ومنها مائي رطب تفرّ من النار كالزئبق، ومنها هوائي دهني تأكله النار، كالكبريت والزرنيخ، ومنها نباتي كالمرجان، ومنها حيواني كالدرّ، ومنها طلّ منعقد كالعنبر والبادزهر.

Die in diesen Quellen – nicht aber bei al-Maqrīzī – genannte Zahl von etwa 700 Arten von Mineralien geht im Kern auf ps.-Aristoteles (*al-Aḥǧār*, 93,11 =

Ruska [1912], 126; cf. aber Seybold [1914]: 617) zurück und ist ab den Iḫwān regelmäßig bei den Enzyklopädisten anzutreffen (Ullmann [1972]: 107; al-Waṭwāṭ, *Manāhiǧ al-fikar*, 1:242,17; al-Dimašqī, *Nuḫbat al-dahr*, 48,7; Mehren [1874]: 52). Ps.-Apollonios hatte hingegen eine Analogie zu den Graden des Sphärenkreises hergestellt und kommt daher auf 360 Gesteinsarten. Die doppelte Zahl von 720 ist bei ihm auf die Pflanzen bezogen (Balīnās, *Sirr al-ḫalīqah*, III,1.14 [226 sq.]; cf. Weisser [1980]: 103, 197).

Die Angabe, dass die Steine dieser Art nicht mit Spaltinstrumenten, w. „Beilen" (*fu'ūs*), bearbeitet werden können, steht genauso bei al-ʿUmarī. Auch die Münchner Handschrift von al-Qazwīnī führt dasselbe aus (*lā yaʿmal*[u] *fīh*[i] *l-fa's*[u]). Nur in Wüstenfelds Ausgabe der *ʿAǧā'ib al-maḫlūqāt* steht das genaue Gegenteil (*bal yankasir*[u] *bi-l-fa's*[i]). Die Parallele bei den Iḫwān legt nahe, dass alle diese Ansätze verfehlt sind. Dort heisst es im arabischen Text – Dietericis Übersetzung ist falsch –, dass solche Steine nur vom Diamanten zerbrochen werden können (*lā tunkasir*[u] *illā bi-l-mās*[i]). Da dies von der Sache her richtig ist, mag das *fa's* al-Qazwīnīs einer Verlesung von *mās* geschuldet sein, was auch für al-Tawḥīdī gilt.

In dem bei al-Maqrīzī und Teilen der weiteren Tradition fehlenden Abschnitt über in der Luft entstehende Steine (cf. § 43) hatte al-Qazwīnī bereits über die *aḥǧār al-ṣawāʿiq* gehandelt. Dort heißt es, inmitten von Blitzen könnten Steine fallen, die bisweilen Eisen oder Kupfer gleichen. Hierfür zitierte er auch Ibn Sīnā. Wegen dieser Beschreibungen sind tatsächlich Meteoriten gemeint. Ansonsten wäre auch eine Deutung als Fulguriten in Frage gekommen, die im Boden durch die Hitze des Blitzschlages entstehen und Glasröhren gleichen. Die *aḥǧār al-ṣawāʿiq* finden ebenfalls bei al-Dimašqī, der sie auch als *ḥiǧārat al-ǧaww* bezeichnet, eine denkbar knappe Erwähnung (*Nuḫbat al-dahr*, 79,3; Mehren [1874]: 92).

Al-Qazwīnīs Vorlage war: Ibn Sīnā, *al-Šifā'* (*Maʿādin*) K, 5,15 sqq. (= H/M, 75,2 sqq.):

وكثيرًا ما يحدث في الصواعق أجسام حديدية وحجرية، بسبب ما يعرض للنارية إن تطفأ فتصير باردةً يابسةً. وقد يقع في بلاد الترك في الصواعق والبروق أجسام نحاسية على هيئة نصول السهام، لها زائدة منعطفة إلى فوق، ويقع مثلها في بلاد الجيل (H/M) والديلم وإذا وقعت غارت في

الأرض ويكون جوهر جميع ذلك جوهرًا نحاسيًا يابسًا وقد تكلّفتُ إذابة نصل من ذلك بخوارزم فلم يذب، ولم يزل يتحلّل منه دخان ملوّن يضرب إلى الخضرة حتّى بقي منه جوهر رمادي.

Certain varieties of stone are formed during the extinction of fire, and frequently ferreous and stony bodies originate during thunderstorms, by reason of the accidental qualities of coldness and dryness which fieriness acquires when it is extinguished. In the country of the Turks there fell, amid thunder and lightning, coppery bodies in the shape of arrowheads with a projection turned back towards the top. A similar one fell in Jîl and Dailam, and when it fell it penetrated into the earth. The substance of all these was coppery and dry. I myself undertook, in Khwarazm, the difficult task of fusing a head of that kind, but it would not melt; a greenish fume continued to come off from it until at length an ashy substance remained.

HOLMYARD/MANDEVILLE (1927): 23 sq.; cf. TAKAHASHI (2004): 215 sqq.; FAḪR AL-DĪN, *al-Mabāḥiṯ*, 2:208,1

Ibn Sīnā beschreibt an dieser Stelle noch weitere historische Beispiele für Meteoriten und Versuche, aus Eisenmeteoriten Schwerter zu schmieden. Auch ist ihm die kristalline Natur von Steinmeteoriten bekannt.

§44

Al-Qazwīnī, *ʿAǧāʾib al-maḫlūqāt*, 1:210,10–14 (Ms. München, fol. 100[b],20–101[a], 25):

ومنها ما بينهما ألفة كالذهب والماس، فإنّ الماس إذا قرب من الذهب التزق به ويقال إنّ الماس لا يوجد إلّا في معادن الذهب. ومنها ما بينهما مجاذبة شديدة كالحديد والمغناطيس، فإنّ بين هذين الحجرين ميلاً شديدًا فإذا شمّ الحديد رائحة المغناطيس يذهب حتّى يلتزق به ويمسكه كما يمسك العاشق المعشوق.

> … zwischen manchen (sc. Steinen) besteht ein Freundschaftsverhältnis, wie bei Gold und Diamant, denn wenn der Diamant dem Gold nahe kommt, so heftet er sich ihm an, auch soll der Diamant nur in Goldbergwerken gefunden werden; zwischen andern wirkt eine starke Anziehung wie zwischen Eisen und Magnet, denn zwischen diesen beiden Steinen besteht eine heftige Zuneigung: wenn das Eisen die Ausströmung des Magnetsteins wittert, so wandert es, bis es sich ihm anheftet und ihn festhält, wie der Liebende den Geliebten; …
>
> RUSKA (1896): 7

Der Abschnitt wurde von al-ʿUmarī in die *Masālik al-abṣār* (22:86,21–87,4) übernommen. Insbesondere der zweite Satz wurde dabei abgeändert und entspricht somit schon weitgehend dem Wortlaut al-Maqrīzīs:

ومنها (.leg) ما بينهما مجاذبة شديدة حتّى أنّ كلّ واحد منهما يجذب الآخر إليه كالعاشق والمعشوق، كالحديد والمغناطيس، فإنّ بين هذين المعدنين ميلاً شديدًا فإذا شمّ أحدهما رائحة الآخر سرى إليه وأمسكه إمساكًا شديدًا، ولم يفارقه إلّا بجاذب يجذبه.

Zur Metathesis *ǧabaḏ*ᵃ cf. Freytag (1830–1838), 2:239b: ǧabaḏᵃ … *Traxit* (*Firuzabadius contra Djeuharium aliosque, hanc vocem non ortam esse inversione litterarum e voce* ǧaḏabᵃ *contendit*). Die Verwendung der Form *ǧābiḏ* geht auf al-Maqrīzī selbst zurück, da seine Vorlage, al-ʿUmarī, noch das übliche *ǧāḏib* geboten hatte.

Der Gedanke, dass es Freundschaften und Feindschaften zwischen den Mineralien gibt ist bereits in der Einleitung des ps.-aristotelischen Steinbuchs greifbar. Dort wird auch die Sympathie von Gold und Diamant beschrieben (ps.-Aristoteles, *al-Aḥǧār*, 95,7–13, *om.* Ms. P):

ونجد ذلك في الأحجار مثلًا بمثل كلّ الطبيعة منها طبيعة تألف الطبيعة وطبيعة تعرض عن الطبيعة وطبيعة تلزق بطبيعة وأخرى تهرب من أخرى … وذلك مثل الذهب الذي يخرج من معدنه تبر فيصاب بحجر الماس حبّةً منه … إنّه يغوص في الذهب حيث كان من معادنه حتّى يلحق به فيمازجه.

> Ebendies finden wir auch bei den Steinen, Beispiel für Beispiel, entsprechend ihrer Natur. So gibt es unter ihnen Naturen, die mit anderen zusammen vorkommen, und Naturen, die die anderen meiden; Naturen, die sich anderen anheften, und Naturen, die andere fliehen … So zum Beispiel das Gold, das als Goldstaub aus der Grube kommt: wenn der Diamant ein Korn davon trifft …, so stürzt er sich auf das Gold, wo es auch in seiner Grube sein mag, bis er es erreicht hat und sich mit ihm vereinigt.
>
> RUSKA (1912): 129

Ps.-Apollonios hat die Analogie zwischen Gold und Diamant in den größeren Kontext seiner Theorie von Metallen (*aǧsād*) und Steinen (*aḥǧār*) eingebunden. Demnach ist jedem Metall eine Gruppe von Steinen zugeordnet (cf. zu § 38). Der Diamant gilt hierbei als ein „Goldstein“, der potentiell sogar zu Gold hätte werden können, wenn nicht bestimmte Vorbedingungen bei seiner Bildung in der Grube dies verhindert hätten (cf. § 45, Weisser [1980]: 111). Al-Tīfāšī zitiert für eine parallele Aussage explizit ps.-Apollonios (al-Tīfāšī, *Azhār al-afkār* ed. Raineri, 24,3; Schopen/Strauß [2014]: 57, cap. 8). Dieser Gedanke wird auch von al-Waṭwāṭ (*Manāhiǧ al-fikar*, 1:253,5–10) und dem von ihm abhängigen al-Dimašqī aufgegriffen (al-Dimašqī, *Nuḫbat al-dahr*, 66,5–9; Mehren [1874]: 74 sq.), wo ausführlich über die Entstehung des Steins berichtet wird. Die Stelle lautet bei Balīnās, *Sirr al-ḫalīqah*, III,8.8–9 (282,2–6; 283,7–9):

> وكذلك أقول على حجر الماس. أقول إنّه حجر ذهبي، وهو أشبه الأحجار بالأجساد المذابة لأنّه ليس شيء من الأحجار يسحقه كما تسحق الأحجار بعضها بعضًا، فلذلك شبّهتُه بالأجساد، ولم يفسده من الأحجار والأجساد شيء غير الأبار، فلذلك قلت: إنّه حجر ذهبي ... وإنّما أقعده عن أن يكون ذهبًا انعقاده بإفراط اليبس وفيه طعم الملوحة، ولو كان مكان الملوحة التي عقّدته حلاوة الكبريت ولم يفرط عليه اليبس لكان ذهبًا.

Direkte Quelle für al-Qazwīnī waren aber die Iḫwān (vgl. Ruska [1912]: 129 Anm. 1), bei denen die Parallele folgendermaßen lautet: Iḫwān al-ṣafāʾ, *Rasāʾil*, 2:95,1–7:

فأمّا الطبيعة التي تألف طبيعة أخرى فمثل الألماس والذهب، فإنّه إذا قرب من الذهب التصق به وأمسكه، ويقال إنّ الألماس لا يوجد إلّا في معدن الذهب وفي وادٍ من ناحية المشرق. ومثل طبيعة حجر المغناطيس في جذب الحديد، فإنّ هذين الحجرين يابسين صلبين بين طبيعتهما ألفة واشتياق، فإنّه إذا قرب الحديد من هذا الحجر حتّى يشمّ رائحته ذهب إليه والتصق به وجذبه الحجر إلى نفسه ومسكه كما يفعل العاشق بالمعشوق، وهكذا يفعل الحجر الجاذب للحم والحجر الجاذب للشعر والحجر الجاذب للظفر والحجر الجاذب للتبن.

> Eine Natur, die mit einer andern Gemeinschaft hat, ist z.B. der Diamant; wenn er dem Golde nahe kommt, so haftet er daran und hält es fest; man sagt, der Diamant werde nur in den Goldgruben gefunden in einem Thal der östlichen Gegend. Also ist auch die Natur des sogenannten Magnetsteins und des Eisens, denn dies sind beides zwei trockene feste Steine, und zwischen ihren Naturen herrscht eine Gemeinschaft und Sehnsucht, denn wenn das Eisen diesem Stein so nahe kommt, dass es den Geruch desselben spürt, so fliegt es ihm zu und bleibt an ihm haften, der Stein hingegen zieht es zu sich und hält es fest, wie solches der Liebende mit der Geliebten thut. Ebenso macht es der Stein, welcher das Fleisch, das Haar⟨, die Fingernägel⟩ [Ergänzung F.K.] oder das Stroh anzieht.
>
> DIETERICI (1861): 118; cf. *Rasāʾil*, 2:107,4 = DIETERICI (1861): 135

Zu den diversen weiteren „Magneten" der ps.-aristotelischen Überlieferung, auf die am Schluss dieses Eintrags angespielt wird, vgl. Käs (2010), 2:1021–1028. Al-Tawḥīdī überliefert beinahe exakt denselben Wortlaut in seinem *Imtāʿ* (2:109,4–11). Als Quelle kommen hauptsächlich die Iḫwān in Frage, wobei al-Tawḥīdī sich für diesen Absatz generell auf die „alten Weisen" berufen hatte (*al-ḥukamāʾ al-awwalūn; al-Imtāʿ*, 2:108paen.).

Arabische Berichte über den Eisenmagneten sind Legion – vgl. hierzu Käs (2010), 2:1017–1021, id. (2012): 69sq. Der auch hier präsente Vergleich zwischen Eisen und Magnet und Liebenden wird sogar in Ibn Ḥazms *adab*-Werk über die

Liebe erwähnt (*Ṭawq al-ḥamāmah*, 8,20 = Weisweiler [1942]: 22). Dem liegt antikes Gedankengut zugrunde, wie die Orpheus beigelegten Lithika bezeugen, in denen dieser Vergleich bereits greifbar ist (*Orphica*, ed. G. Hermanus [Leipzig, 1805], 394, vv. 302–306; cf. Ullmann [1972]: 396).

Dass es der Geruch ist, den Eisen und Magnet aneinander lieben und der sie zueinander hinzieht, spiegelt sich auch in der Legende, dass der Knoblauch die Kraft des Magneten bricht. Diese ist bereits bei ps.-Aristoteles nachweisbar (*al-Aḥǧār*, 108,16, nr. 15):

وإذا أنقع هذا الحجر في ماء الثوم والبصل بطل عمله ...

> Und wenn dieser Stein in Knoblauch- und Zwiebelwasser eingeweicht wird, so geht seine Kraft verloren ...
>
> RUSKA (1912): 155

Dass hier ältere, griechische Vorbilder zugrunde liegen, belegt eine parallele Stelle in den *Geoponica* XV 1,28 (435,17–20; cf. Ullmann [1972]: 101), wo es zudem heißt, dass Bocksblut den Effekt wieder abstellt: ἡ μαγνῆτις λίθος, ἤτοι σιδηρῖτις, ἐφέλκεται τὸν σίδηρον· ἐκπνεῖ δέ, σκορόδου προστριβέντος αὐτῇ· ἀναζῇ δὲ πάλιν τραγείου αἵματος ἐπιχυθέντος αὐτῇ. Auch al-Masʿūdī berichtet von einer solchen Wirkung des Knoblauchs, meint aber, dass der Magnet wieder Kraft bekommt, wenn er mit Essig oder Honig gewaschen wird (al-Masʿūdī, *Murūǧ al-ḏahab*, 2:407,2; cf. al-Ibšīhī, *al-Mustaṭraf*, 381,9; Rat [1899], 2:370 [†]; Ibn al-Wardī, *Ḫarīdat al-ʿaǧāʾib*, fol. 59ᵇ,paen.).

§ 45

Al-Qazwīnī, *ʿAǧāʾib al-maḫlūqāt*, 1:210,14–17 (Ms. München, fol. 101ᵃ, 1–3):

ومنها ما بينهما مخالفة كالسنباذج وسائر الأحجار فإنّه يحكّها ويجعلها ملساً،
وكالأسرب والماس فإنّ الماس يقهر سائر الأحجار والأسرب يقهره (M).
ومنها ما فيه قوّة منظّفة كالنوشادر، فإنّه ينظّف سائر الأحجار عن الوسخ.

> ... zwischen andern herrscht Feindschaft; wie zwischen dem Polierschiefer und den übrigen Steinen, denn er reibt sie ab und macht sie glatt, oder wie zwischen Schwarzblei und Diamant, denn der Diamant bewältigt die übrigen Steine, das Schwarzblei aber bewältigt den Diamant; in manchen

endlich ist eine reinigende Kraft enthalten, wie im Ammoniaksalz, denn es reinigt die übrigen Steine von Verunreinigung.

RUSKA (1896): 7

Dem entspricht al-ʿUmarī, *Masālik al-abṣār*, 22:87,4–7, die direkte Quelle von al-Maqrīzī. Der in den *Maqāṣid* auf diesen Passus folgende Satz (*wa-l-aḥǧār kaṯīrah ǧidd*[an]) stammt von al-Maqrīzī selbst. Letztlich vertritt er die komplette alphabetische Liste von Steinen von al-ʿUmarī, die mit Ausnahme des Rudiments von § 46 (q. v.) weggelassen wurde. Al-Qazwīnīs Quelle waren die Lauteren Brüder. Iḫwān al-ṣafāʾ, *Rasāʾil*, 2:95,22–96,2; 96,10–11:

وأمّا الطبيعة التي تقهر طبيعة أخرى فمثل طبيعة السنباذج التي تأكل الأحجار عند الحكّ أكلاً وتلينها وتجعلها ملساً، ومثل طبيعة الأسرب الوسخ الذي يفتّت الماس القاهر لسائر الأحجار الصلبة وذلك أنّ الماس لا يقهره شيء من الأحجار وهو قاهر لها كلّها، لو انه ترك على السندان وطرق بالمطرقة لدخل في أحدهما ولم ينكسر، وإن جعل بين صفحتين من أسرب وضغط عليها تفتّت ... وأمّا الطبيعة التي تزيّن طبيعة أخرى وتنوّرها فمثل النوشادر الذي يغوص في قعر الأحجار ويغسلها من الوسخ.

Eine Natur, welche eine andere überwindet, ist z. B. die des Schmirgel (Glättestein), denn der verzehrt beim Reiben den Stein und macht ihn eben und glatt; auch gehört hierher die Natur des schmutzigen Schwarzbleies, welches den Diamant, der doch alle harten Steine überwältigt, angreift, denn der Diamant ist überwindend und wird von keinem Stein übertroffen, sondern er überwindet sie alle. Legt man ihn auf einen Ambos und schlägt mit einem Hammer darauf, so dringt er in Eines von Beiden ein, ohne zu zerbrechen; legt man ihn aber zwischen zwei Blättchen Schwarzblei und bedeckt ihn damit, so zerbricht er … Eine Natur, welche einer andern sich anheftet, ist z. B. das Ammoniak, welches bis auf den Grund der Steine dringt und sie vom Schmutze reinigt.

DIETERICI (1861): 119 sq.

Einen hierzu identischen Wortlaut bietet auch das *K. al-Imtā*ʿ von al-Tawḥīdī (2:109,paen.–110,4; 110,13 sq.), der von den *Rasāʾil* abhängen dürfte. Die Iḫwān wiederholen die Legende von Diamant und Blei auch an anderer Stelle (*Rasāʾil*, 2:106,17–20 = Dieterici [1861]: 134). Diese findet sich auch bei al-Tīfāšī (*Azhār al-afkār* ed. Raineri, 25,7; Schopen/Strauß [2014]: 57–58, cap. 8); al-Tamīmī (*al-Muršid*, 113,21); al-Akfānī (*Nuḫab al-ḏaḫāʾir*, 757,4) oder Ibn al-Wardī (*Ḫarīdat al-ʿaǧāʾib*, fol. 59ᵇ,11).

Bei ps.-Aristoteles wird die Kraft des Schmirgels (*sunbāḏāǧ*), der die übrigen Steine angreift, ausführlich beschrieben. (ps.-Aristoteles, *al-Aḥǧār*, 106,13–16, nr. 10; cf. Ms. P, fol. 86ᵇ,8–87ᵃ,4):

وخاصّيته إذا سحق يسحق الحديد واللَبِن وغير ذلك من الأحجار وهو مسحوق أكثر من عمله صحيحًا وإذا سحق جُمع بصمغة تسمّى اللكّ تجمع جسمه فأيّ شيء دُلِك به سحله وأكله

… Seine Eigentümlichkeit ist, daß er pulverisiert Eisen und Backsteine und andere Steine dieser Art zu Pulver zerreibt. Er selbst ist zerrieben von stärkerer Wirkung, als wenn er ganz ist. Wenn er pulverisiert ist, wird er mit einem Lack genannten Harz gemengt, das seine Masse zusammenhält; was immer nun damit gerieben wird, das glättet er und nimmt es weg.

RUSKA (1912): 151

Ähnliches findet sich auch in dem Steinbuch von Ibn Māsawayh (*al-Ǧawāhir*, 48; Troupeau [1998]: 229). Das Polieren des *yāqūt* mit *sunbāḏaǧ* erwähnt al-Akfānī (*Nuḫab al-ḏaḫāʾir*, 754,6). Dass der Schmirgel diese Kraft erst in zerriebenem Zustand hat, galt Ibn al-Ǧazzār als ein Beweis für eine spezielle sympathetische Eigenschaft (Ibn al-Ǧazzār, *al-Ḫawāṣṣ*, 36,5–8, nr. XIV):

وقالوا السنباذج إنّه إذا أُدني من الحجارة كما يدنى الماس لم يكن له فعل حتّى يسحَق سحقًا ناعمًا، ثمّ تدلك الأحجار عليه فيأكلها ويكشف نورها ويفني أجسامها حتّى لا يبقى منها شيء إن أُزمن به عليها، ومن جرّب هذا وجده عيانًا.

Man hat behauptet, dass der Schmirgel keine Wirkung hat, wenn man ihn in derselben Weise wie den Diamanten an anderen Steinen anwenden will. Wenn man ihn aber fein zermahlt und Steine damit bereibt, schleift er sie ab und bringt er sie zum Glänzen. Falls sie längere Zeit berieben werden, zerstört er ihre Körper, bis schließlich nichts mehr von ihnen übrig bleibt. Wer dies versucht, kann es mit eigenen Augen nachprüfen.

KÄS (2012): 37, cf. p. 73

Interessant ist auch die Beschreibung bei al-Dimašqī, der näher auf die Technik eingeht, die beim Polieren von Edelsteinen angewendet wird (al-Dimašqī, *Nuḫbat al-dahr*, 71,ult.–72,4):

والسنبادج حجر حديدي خشن الجسد فيه قوّة وله سلطان على قطع الأحجار والمعادن كلّها إلّا الياقوت والجوهر، فإنّ مبرده الماس فإنّه مبرد الجميع ... وإذا سحق وأجيد سحقه وعجن باللكّ الذائب حتّى يكون هو الغالب على اللكّ يجعل من ذلك أقراصًا، وجميع الحكّاكين للجوهر يستعملونه في الحكّ والجلاء.

L'émeri, pierre ferrugineuse, âpre et dure, a la propriété de tailler toutes les pierres et les minéraux à l'exception de l'hyacinthe et de la perle, qu'on taille avec le diamant rayant toutes les pierres ... Bien pulvérisé et délayé dans la gomme laque, fondue au feu, ainsi que l'émeri en soit saturé, on en prépare des pains ronds, dont se servent tous les polisseurs et joailliers pour polir et façonner toutes espèces de pierres et de gemmes.

MEHREN (1874): 82

Der bereits in § 34 erwähnte Umstand, dass allein das Blei den Diamanten zerbrechen könne, ist auch bei ps.-Aristoteles präsent, wo er ebenfalls als Beispiel für eine Antipathie genannt wird. Die Angabe findet sich in der Einleitung des Werks, deren Authentizität jedoch fraglich ist, da sie beispielsweise in Ms. P fehlt. (ps.-Aristoteles, *al-Aḥǧār*, 95,ult.–96,1):

ومثل حجر الأسرب الذي هو أوسخ الأحجار وأنتنها وهو يهلك الماس ويكسّره ويسحقه ...

... so der Stein Usrub (Blei), der schmutzigste und stinkendste aller Steine: er zerstört und zerbricht den Diamant und verwandelt ihn in Pulver

RUSKA (1912): 129

Sicheren Boden betritt man erst bei ps.-Apollonios. In dessen *Sirr al-ḫalīqah* wird zweimal erwähnt (III,8.8–9), dass nur das Blei (*abār*) den Diamanten zerbrechen kann. Er versucht sich auch an einer rationalen Erklärung für dieses Phänomen:

> Weil der Diamant durch übermäßige Hitze erstarrt, wird er nicht zu süßem, mäßig trockenem Gold, sondern zu einem salzigen, extrem trockenen, harten Stein, der andere Steine verzehrt. Ihn selbst zerstört nur das Blei, das auch Gold angreift, weil sein Schwefelanteil mit der Salzigkeit des Diamanten eine Verbindung eingeht.
>
> WEISSER (1980): 111

Man vergleiche auch die parallele Darstellung bei al-Dimašqī (*Nuḫbat al-dahr*, 66,7–13; Mehren [1874]: 74 sq.) und m. E. al-Waṭwāṭ (*Manāhiğ al-fikar*, 1:260,1). Bei ps.-Apollonios hat der Absatz folgenden Wortlaut (Balīnās, *Sirr al-ḫalīqah*, III,8.9 [283,9–284,5]):

فلمّا انعقد وفيه ملوحة وشدّة يبس، نقص عن الذهب فصار حجراً صلباً يأكل الأحجار كلّها بملوحة طبيعته وشدّة يبسه، وإنّما صار ينكسر للملوحة التي في طبيعته، ففتّت الملوحة واليبس جسده وإنّما صار لا يفسده شيء غير الأبار لأنّه ذهبي كما قلنا: إنّ الأبار يفسد الذهب ويسحقه، وإنّما سحق الأبار الماس برائحته وكبريته، وذلك لاجتماع الكبريت الذي في الأبار مع ملوحة الماس، ولأنّ الملح الذي في الماس إذا اتّصل برائحة الكبريت الذي في الأبار تفتّت وانسحق.

Zum Salmiak, *nūšādir*, cf. Käs (2010), 2:1100–1105. Man vergleiche nach wie vor auch Ruska (1923).

§46

In den §§ 38–45 hatte al-Maqrīzī weite Teile der Einleitung zum Kapitel über die Steine (*aḥğār*) von al-ʿUmarī ausgeschrieben, die ihrerseits auf al-Qazwīnī basiert. In den *ʿAğāʾib al-maḫlūqāt* (1:208–242 = Ruska [1896]: 7–41) folgt hierauf eine lange, nach dem Alphabet geordnete Liste mit Steinen. Al-ʿUmarī (*Masālik al-abṣār*, 22:87–203) hatte sie weitgehend übernommen und um zahlreiche Zitate aus Ibn al-Bayṭār vermehrt. Letztlich ist es diese Auflistung, die den mineralogischen Hauptteil der beiden Enzyklopädien darstellt. Da selbst ein Exzerpieren aus dieser Liste den Rahmen der *Maqāṣid* gesprengt hätte, entschied sich al-Maqrīzī dazu, sie vollständig wegzulassen. Im Falle von § 46 hat er eine Ausnahme gemacht und bietet hier einen knappen Auszug aus dem Lemma über die Vitriole. Die Gründe für diese Ausnahme werden nicht ganz klar. Unter Umständen könnte hierfür Ibn Sīnā den Anlass gegeben haben, der in seinem *K. al-Šifāʾ* die Vitriole besonders hervorhob.

Al-Qazwīnī, *ʿAǧāʾib al-maḫlūqāt*, 1:225,25–226,7 (Ms. München, fol. 106[a],1–9):

زاجات تولّد جميع أصناف الزاجات من أجزاء مائية وأجزاء أرضية محرقة إذا اختلط بعضها بالبعض اختلاطًا شديدًا، وبسبب الحرارة الزائدة التي وجدت في دخانيتها إذا اختلطت بالأجزاء المائية تحدث فيها دهنية فتصير قابلة للذوبان، ... وأمّا اختلاف ألوان الزاجات بحسب اختلاف المعادن فما كان في معدنه قوّة الحديد أغلب فالحمرة والصفرة غلبتا عليه، وإن كان في معدنه قوّة النحاس فالغالب عليه الخضرة. ومنهم من قال تولّد الزاجات (M) من الزئبق الميّت والكبريت الأخضر، وألوانها الأحمر والأخضر والأصفر والأسود والأبيض، أمّا الأحمر فيسمّى السوري وهو أعزّ الأنواع يجلب من نواحي قبرس.

Vitriole (Zâǧât). Alle Arten der Vitriole entstehen aus wässerigen Teilen und verbrannten erdigen Teilen, wenn sie miteinander aufs Innigste vermischt werden. Infolge der überschüssigen Hitze, die in ihrem Dunstigen angetroffen wird, wenn es sich mit den wässerigen Teilen vermischt, entsteht darin etwas Öliges, sodass es für die Verflüssigung empfänglich wird; ... Was die Verschiedenheit der Farben der Vitriole entsprechend der Verschiedenheit der Gruben anlangt, so überwiegen, wenn in der Grube die Kraft des Eisens stärker ist, die gelbe und rote Farbe, und wenn in seiner Grube die Kraft des Kupfers vorherrscht, überwiegt die grüne Farbe.

> Manche behaupten, der Vitriol entstehe aus totem Quecksilber und grünem Schwefel, und seine Farben sind rot, grün, gelb, schwarz und weiss. Der rote wird Sûrî genannt, er ist die stärkste der Arten und wird aus den Gegenden von Cyprus eingeführt; …
>
> RUSKA (1896): 23 sq.

Der Wortlaut al-Qazwīnīs wurde von al-ʿUmarī weitgehend unverändert in seine (*Masālik al-abṣār*, 22:124,21–125,11) übernommen. Die teils erheblichen Abweichungen hinsichtlich Text und Inhalt gehen somit auf das kürzende Eingreifen al-Maqrīzīs zurück. Dieser hatte ja nur weniger als ein Viertel von al-ʿUmarīs *zāǧ*-Lemma in die *Maqāṣid* übernommen. Die dort aus Ibn al-Bayṭār entlehnten Stellen fehlen ganz.

Die auch hier präsente Vorstellung, dass die Farben der Vitriole von dem Vorherrschen der verschiedenen Metalle in ihnen herrühren, ist bei Ibn Sīnā zu finden, der jedoch die Entstehung der Vitriole auf eine andere Weise erklärt hatte: Ibn Sīnā, *al-Šifāʾ* (*Maʿādin*) K, 21,5–8 (= H/M, 83,8–13):

وأمّا الزاجات فإنّها مركّبة من ملحية وكبريتية وحجارة، وفيها قوّة بعض الأجساد الذائبة. وما كان منها مثل القلقند والقلقطار فكونها من جلالة (حلالة H/M) الزاجات، وإنّما تحلّ منها الملحية مع ما فيها من الكبريتية، ثمّ تنعقد وقد استفادت قوّة معدن أحد الأجساد، فما استفاد من قوّة الحديد احمرّ واصفرّ كالقلقطار وما استفاد من قوّة النحاس اخضرّ، …

> The vitriols are composed of a salty principle, a sulphureous principle and stone, and contain the virtue of some of the fusible bodies [metals]. Those of them which resemble *qalqand* and *qalqaṭâr* are formed from crude vitriols by partial solution, the salty constituent alone dissolving, together with whatever sulphureity there may be. Coagulation follows, after a virtue has been acquired from a metallic ore. Those that acquire the virtue of iron become red or yellow, *e. g. qalqaṭâr*, while those which acquire the virtue of copper become green.
>
> HOLMYARD/MANDEVILLE (1927): 36 sqq.; cf. TAKAHASHI (2004): 291; FAḪR AL-DĪN, *al-Mabāḥiṯ*, 2:214

Ps.-Apollonios war übrigens auch auf die Gründe für die verschiedenen Farben der Salzarten eingegangen, wozu für ihn auch das Vitriol gehört. Ihm zufolge ist hierfür aber keine Metallbeimengung verantwortlich, vielmehr liegen dem gewisse Bedingungen während der Mineralentstehung zugrunde (Balīnās, *Sirr al-ḫalīqah*, III,15.2; Weisser [1980]: 113).

Bei al-Maqrīzī wird eindeutig behauptet, dass das weiße Vitriol die beste Sorte sei. Bei al-Qazwīnī wurde dies hingegen vom roten *zāǧ* berichtet, das auch *sūrī* (i. e. σῶρι, cf. Käs [2010], 2:620–623, bes. 622) heißt. Der Fehler lag hier bereits bei al-ʿUmarī (22:125,10), bei dem die Stelle lautet:

... والأبيض، أمّا الأبيض فيسمّى السوري وهو أعزّ الأنواع يجلب من نواحي قبرس.

Das σῶρι wird übrigens doch auch in einer Sortenaufzählung bei ps.-Aristoteles erwähnt, die aber nur in der Petersburger Handschrift enthalten ist (*al-Aḥǧār*, Ms. P, fol. 113[a],2 [† ed. p. 119,2 nr. 48]):

نعت حجر الزاج. إنّ الزاج أجناس كثيرة ومعادنه غريز وكلّها قابضة حارّة، القلقطار والسوري والقلقديس كلّها من أجناس الزاج وهو يسوّد الأجسام ويزيد الأحمر حمرةً ويسوّد الأبيض، وألطفها القلقطار وأغلظها السوري ...

§§ 47–52

Der letzte Hauptabschnitt der *Maqāṣid* geht auf al-Qazwīnīs Ausführungen über die öligen Körper zurück, die den dritten Teil des Mineralienkapitels der *ʿAǧāʾib al-maḫlūqāt* (1:242–245) bilden (*al-qism al-ṯāliṯ fī l-aǧsām al-duhniyyah*). Wie gewöhnlich, hängt er dabei von al-ʿUmarīs (*Masālik al-abṣār*, 22:203–211) Vermittlung ab, der nicht nur große Teile des Textes von al-Qazwīnī übernommen hatte, sondern auch dessen Gliederung. Al-Maqrīzī kopierte neben der theoretischen Einleitung nur Teile der Lemmata zu Quecksilber und Schwefel. Die bei seinen Vorläufern auch hier behandelten Pech- und Ölarten – Teer/*qīr*, Erdöl/*nafṭ*, Pissasphalt/*mūmiyā* und Ambra/*ʿanbar* – ließ er hingegen weg.

§ 47

Al-Qazwīnī, *ʿAǧāʾib al-maḫlūqāt*, 1:242,12-18 (Ms. München, fol. 111^{b},20–ult.):

القسم الثالث في الأجسام الدهنية زعموا أنّ الرطوبات المحتقنة تحت الأرض تسخن في الشتاء وتبرد في الصيف، **بسبب أنّ الحرارة والبرودة ضدّان فلا يجتمعان في مكان واحد فإذا جاء الشتاء وبرد الجوّ فرّت** الحرارة وأسخنت باطن الأرض وكهوف الجبال [**فمنها مواضع دهنية**] فاكتسبت الرطوبات المنصبّة إلى تلك المواضع بواسطة الحرارة (M) دهنية، فإذا أصابها نسيم الهواء وبرودة الجوّ **غلظت** وربّما انعقدت (M) وربّما بقيت على ميعانها، فتصير كبريتًا أو زئبقًا أو قيرًا أو نفطًا أو ما **شاكل** (M) **ذلك** بحسب اختلاف البقاع وتغيّرات الأهوية ...

III. Über die öligen Körper. Man sagt, dass die unter der Erde zurückgehaltenen Feuchtigkeiten im Winter sich erhitzen und im Sommer sich abkühlen, weil Hitze und Kälte zwei Gegensätze sind, die nicht an einem Ort zugleich sein können. Wenn also der Winter kommt und die Luft kalt wird, so weicht die Hitze und erwärmt das Innere der Erde und die Klüfte der Berge. Darunter befinden sich aber ölige Orte, und die auf diese Orte herabtropfenden Feuchtigkeiten reichern sich mittelst der Hitze aus ihnen mit öliger Substanz an; wenn sie dann ein Lufthauch und die Kälte der Atmosphäre trifft, verdichten sie sich, wobei sie manchmal fest werden, manchmal aber auch flüssig bleiben, und so werden sie zu Schwefel oder Quecksilber, Bergtheer oder Naphtha, oder sonst etwas Beliebigem, alles dies nach Massgabe der Verschiedenheit der Länder und des Wechsels der Luft.

RUSKA (1896): 41

Al-Maqrīzīs direkte Quelle ist das anonyme Zitat der Stelle bei al-ʿUmarī (*Masālik al-abṣār*, 22:203,ult.–204,7). Bereits hier fehlt das inhaltlich problematische *fa-minhā mawāḍiʿ duhniyyah*, das eventuell auch für al-Qazwīnī zu streichen sein könnte.

Das Paradoxon, dass das Erdinnere im Winter warm wird, ist tatsächlich eine gängige Vorstellung der Zeit. Man glaubte an einen Antagonismus zwischen der Wärme der Oberfläche und des Inneren. Dies ist in der Enzyklopädie der Iḫwān al-ṣafā' (*Rasāʾil*, 2:85,4) anlässlich der Frage, warum manche Quellen im Winter wärmer sind, als im Sommer, deutlich ausgedrückt:

فإذا جاء الشتاء وبرد الجوّ، فرّت الحرارة فاستجنت باطن الأرض فسخنت تلك المياه التي في باطنها وعمقها، فإذا جاء الصيف وحمي الجوّ فرّت البرودة واستجنت في باطن الأرض وبردت تلك المياه التي في باطنها وعمقها.

> Kommt der Winter und wird die Luft kalt, so wird die Hitze begraben und ruht und verbirgt sich im Innern der Erde; davon werden auch die Wasser im Innern und in der Tiefe der Erde warm. Kommt aber der Sommer und wird die Luft warm, so wird die Kälte begraben und verbirgt sich im Schooss der Erde; davon werden auch die Wasser im Innern und in der Tiefe der Erde kalt.
>
> DIETERICI (1861): 106

Letztlich liegt dieser Vorstellung antikes Gedankengut zugrunde. Vom „Sonnenquell" (*fons solis*) in der libyschen Wüste wurde vielfach berichtet, dass sein Wasser am Tage kalt und in der Nacht warm wäre (Plinius, *Nat. hist.*, II 228, V 31; Herodot, IV 181). Lukrez (*Rer. nat.*, VI 840–878) ging auf diese Legende näher ein und versuchte sich in einer Verallgemeinerung dieses angeblich empirisch nachgewiesenen Phänomens. Er sieht hier „Feueratome" (*semina ignis*, bzw. *vaporis*) am Werk, die sich im Boden um die Quelle befinden. Durch die Kälte der Nacht, bzw. des Winters, wird der Boden zusammengezogen und gibt die Atome ins Wasser ab. In der Hitze des Tages, bzw. Sommers, lockert sich der Boden und kann die Feueratome aus dem Wasser wieder aufnehmen, wodurch sich dieses abkühlt. Diese Theorie ließe sich prinzipiell leicht auf die Erde insgesamt erweitern, wofür aber Belege fehlen. Demnach würde die Kälte des Winters solche Feueratome ins Erdinnere pressen, wodurch diese im Winter warm würde. Umgekehrt könnten im Sommer die Atome die Erde verlassen, was eine Abkühlung bewirken würde. Von Lukrez' Theorie bis zu unseren arabischen Quellen liegt somit nur ein kleiner Schritt. Es waren jedoch keine entsprechenden Zwischenquellen nachweisbar.

Offensichlich waren die Iḫwān hier Quelle für al-Qazwīnī, der ihren Worlaut jedoch gekürzt hat. Bei ihnen heißt es im Anschluss an die oben zitierte Stelle (Iḫwān al-ṣafā', *Rasāʾil*, 2:85,7–15):

وأمّا علّة حرارة بعض العيون في الشتاء والصيف على حالة واحدة فهي أنّ في باطن الأرض وكهوف الجبال مواضع، تربتها كبريتية فتصير تلك الرطوبات التي تنصب هناك دهنية، وتكون الحرارة فيها راسية دائمة بينها أو فوقها مياه في جداول وعروق نافذة، فتسخن تلك المياه بمرورها هناك وجوازها عليها، ثمّ تخرج وتجري على وجه الأرض، وهي حارّة حامية، فإذا أصابها نسيم الهواء وبرد الجوّ بردت، وربّما جمدت، إذا كانت غليظةً وانعقدت وصارت زئبقًا أو رصاصًا أو قيرًا أو نفطًا أو ملحًا أو كبريتًا أو بورقًا أو شبًّا (leg.) أو ما شاكل ذلك بحسب اختلاف ترب البقاع وتغيير الأهوية.

Der Grund ferner, weshalb manche Quellen Winter und Sommer hindurch in demselben Zustand, nämlich warm bleiben, ist der, dass es im Innern der Erde und in den Höhlungen der Berge Oerter gibt, deren Staub schwefelartig ist; es werden nun die Flüssigkeiten, welche dahin sich ergiessen, ölicht, und es bleibt die Hitze stets darin entzündet; dann laufen zwischen ihnen oder über sie hin Wasser in den Rinnsalen oder den Quellröhren, und es werden diese Wasser dadurch, dass sie dort vorbei oder darüber ziehen, warm; dann gehen sie heraus und laufen über die Erdoberfläche, während sie heiss und warm sind. Wenn dann der Hauch der Luft sie trifft und die Luft kalt wird, so kühlen sie sich ab. Sie gerinnen bisweilen, da sie dick sind, haften zusammen und werden zu Quecksilber, Blei, Erdpech, Naphtha, Salz, Schwefel, Natron, Alaun oder dergleichen. Dies je nach der Verschiedenheit sowohl des Staubes der Erdstriche als der Luftveränderungen.

DIETERICI (1861): 106 sq.

Der Umstand, dass sich das Erdinnere im Winter erwärmen soll, ist bei Ps.-Apollonios in diesem Zusammenhang nicht präsent. Hingegen findet sich auch bei ihm eine ansonsten weitgehend parallele Schilderung der Entstehung der öligen Stoffe.

Ölige Substanzen wie Naphtha, Pech und dergleichen entstehen in den Gruben aus öligem Wasser, wenn die Sonnenwärme seine Kälte vertreibt, so daß es warm-feucht wird und sich in zähes Öl umwandelt. Der Festigkeitsgrad dieser Stoffe ist abhängig von der Wärme in der Grube. Bei starker Hitze bilden sich dicke, bei geringer Hitze dünnflüssige ölige Substanzen.

WEISSER (1980): 114

Balīnās, *Sirr al-ḫalīqah*, III,16.1 (300,1–12):

قد أخبرت بعلل الأملاح وألوانها وطعومها وروائحها، والآن أقول على الأجساد الدهنية مثل النفط والقار وكلّ ذي جسد دهني يخرج من الأرض. فأقول: إنّما علّته الحرارة، وذلك أنّ الماء الذي كان في معادن الأرض لمّا جامعته الحرارة فسخن الماء قوي الدهن الذي على وجه الماء في أوّل الخلقة بإسخان الحرارة له، واستمدّ الدهن الذي على وجه الماء من حرّ الشمس حرًّا إلى نفسه، فقوي على البرودة. فلمّا قوي الدهن في الماء، بطن البرد فصار حارًّا ليّنًا، وقلّب رطوبة الماء إلى جوهره وكيانه، فحال الماء بالحرارة دهنًا لزجًا، فصار منه النفط والقار وجميع الأجساد الدهنية، وإنّما حالت هذه الأجساد في رطوبة الماء بالحرارة دهنًا، ولو تولّدت في غير الماء لأحرقت يبس النار مع حرّها.

Ausweislich eines Zitates bei al-Dimašqī hatte auch Ibn Waḥšiyyah in seinem *K. Asrār al-šams wa-l-qamar* (cf. § 48) die in der Erde eingeschlossenen Feuchtigkeiten als Grundlage der Mineralsubstanzen erklärt (al-Dimašqī, *Nuḫbat al-dahr*, 57,4–7):

وقال ابن وحشيّة الأحجار والأجساد المعدنية المتكوّنة في الأرض أصلها رطوبة تجتمع في باطن الأرض من بردها، فطبخها حرارة طبقات

الأرض والغمر الذي هي فيه، فتتعفّن وتتجسّم حتّى تصير جسدًا، إمّا من الأجساد الذائبة أو الزرانيخ أو الكباريت أو الزاجات أو الأملاح والبواريق وسائر الأحجار والأجساد المعدنية.

D'après l'opinion d'Ibn-Wah'shiah, le principe créateur de toutes les pierres et de tous les corps qui sont produits dans l'intérieur de la terre, est l'humidité qui s'y trouve à cause de sa froideur, et qui est mise en coction par la chaleur des couches de la terre; puis ces parties aqueuses prennent consistance et se condensent en divers corps, soit en métaux, qui se fondent, soit en arsenics, en soufres, en vitriols, en sels, en nitres, et en toutes espèces de pierres et de métaux.

MEHREN (1874): 63

Das Zitat wiederholt al-Dimašqī später noch einmal unter Nennung des Buchtitels von Ibn Waḥšiyyah (*Nuḫbat al-dahr*, 78,10–13; Mehren [1874]: 91).

§48

Al-Qazwīnī, *ʿAǧāʾib al-maḫlūqāt*, 1:242,19–ult. (Ms. München, fol. 112ª,1–9):

وزعموا أنّ أوّل **فعل** هذه القوى، أعني الحرارة والبرودة والرطوبة واليبوسة، في تكوين المعادن **صنعة** الزئبق، وذلك أنّ الرطوبات المحتقنة في باطن **الأجسام الأرضية** والبخارات المحتبسة فيها إذا تعاقب عليها حرّ الصيف وحرارة المعادن لطفت وخفّت وتصاعدت إلى سقوف **الأهوية** والمغارات وتعلّقت هناك زمانًا فإذا تعاقب عليها برد الشتاء غلظت وجمدت وتقاطرت **راجعة** إلى أسفل **تلك الأهوية** والمغارات، واختلطت بتربة تلك البقاع ومكثت **هناك** زمانًا، وحرارة المعدن تعمل دائمًا في إنضاجها وطبخها وتصفيتها، فتصير تلك الرطوبة المائية بما يختلط

بها من الأجزاء الترابية وما يكتسبه من ثقلها وغلظها بطول الوقوف
وإنضاج الحرارة لها زئبقًا رطبًا ثقيلاً، وتصير تلك الأجزاء الترابية التي
في أسفل المعادن بما يمازجها من الرطوبة الدهنية وإنضاج الحرارة لها
كبريتًا محرقًا. فإذا اختلط الكبريت والزئبق مرّةً ثانيةً وتمازجا والتدبير
بحاله تركب من مزاجهما الجواهر المعدنية بأنواعها كما ذكرناه ...

Man behauptet, dass die erste Wirkung dieser Kräfte, nämlich der Hitze und Kälte, der Feuchtigkeit und Trockenheit, hinsichtlich der Entstehung der Mineralien die Erzeugung des Quecksilbers ist. Wenn nämlich auf die im Innern der erdigen Körper zurückgehaltenen Feuchtigkeiten und die darin eingeschlossenen Dünste die Wärme des Sommers und die Grubenhitze nacheinander einwirken, so werden sie fein und leicht und steigen zu den Decken der Schlünde und Höhlen empor und werden dort eine Zeit lang festgehalten. Wenn dann die Kälte des Winters nachfolgt, verdichten sie sich, werden flüssig und kehren tropfenweise an die tiefsten Stellen dieser Schlünde und Höhlen zurück. Hier vermischen sie sich mit der Erde des betreffenden Landstrichs und verweilen eine Zeit lang, wobei die Grubenwärme dauernd einwirkt, sie zu reifen, zu kochen und zu läutern. So wird dann diese wässerige Feuchtigkeit vermöge dessen, was an erdigen Teilen mit ihr gemengt ist, und was sie von ihrer Schwere und Dichte im Verlauf des langen Stehens und des Ausreifens durch die Hitze an sich gezogen hat, zu flüssigem, schwerem Quecksilber, und jene erdigen Teile, welche sich an den tiefsten Stellen der Gruben befinden, werden vermöge dessen, was sich von den öligen Feuchtigkeiten mit ihnen gemischt hat, und durch die ausreifende Wirkung der Hitze zu brennbarem Schwefel. Wenn sich Schwefel und Quecksilber ein zweites Mal mengen und mischen, und dies in bestimmter Ordnung geschieht, so setzen sich aus ihrer Mischung die mineralischen Substanzen zusammen nach ihren Arten, wie wir sie früher erwähnt haben …

RUSKA (1896): 42 sq.

In al-Maqrīzīs Text liegt eine schwere Störung vor, die eine zentrale Aussage der Quecksilber-Schwefel-Theorie (cf. § 21) in ihr Gegenteil verkehrt. Hierfür ist ein simpler Textausfall durch *aberratio* in seiner direkten Quelle verantwortlich. Bereits bei al-ʿUmarī (*Masālik al-abṣār*, 22:204,7–19) fehlt nämlich der Absatz

زئبقًا رطبًا ثقيلاً، وتصير تلك الأجزاء الترابية التي في أسفل المعادن بما يمازجها من الرطوبة الدهنية وإنضاج الحرارة لها. Die Entstehungsbedingungen für das Quecksilber werden also in beiden von al-Qazwīnī abhängigen Quellen irrig auf den Schwefel übertragen. Die Voraussetzungen für dessen Bildung hingegen fehlen ganz.

Die Vorlage für al-Qazwīnī darf in der Enzyklopädie der Lauteren Brüder gesehen werden, die die Bildung des Quecksilbers, das dann Grundlage der weiteren Metalle ist, identisch beschrieben haben. Eine parallele Aussage findet sich dort im Zusammenhang mit der Gestalt des Erdinneren (Iḫwān al-ṣafāʾ, *Rasāʾil*, 2:84,8–85,2 = Dieterici [1861]: 105 sq.). Hier wurde aber folgende Stelle ausgeschrieben (Iḫwān al-ṣafāʾ, *Rasāʾil*, 2:91,7–20):

اعلم يا أخي أنّ تلك الرطوبات المختنقة في باطن الأرض والبخارات المحتبسة هناك إذا احتوت عليها حرارة المعدن تحلّت ولطفت وخفّت وتصاعدت علوًا إلى سقوف تلك الأهوية والمغارات ومكثت هناك زمانًا. وإذا برد باطن الأرض في الصيف جمدت وغلظت وتقاطرت راجعةً إلى أسفل تلك الأهوية والمغارات، واختلطت بتربة تلك البقاع وطينها ومكثت هناك زمانًا، وحرارة المعدن دائمًا في نضجها وطبخها، وهي تصفو بطول وقوفها وتزداد ثقلاً وغلظًا، وتصير تلك الرطوبات بما يخالطها من الأجزاء الترابية وما يأخذ من ثقلها وغلظها وإنضاج الحرارة وطبخها إيّاه زئبقًا رجراجًا، وتصير تلك الأجزاء الهوائية الدهنية وما يتعلّق بها من الأجزاء الترابية بطبخ الحرارة لها بطول الزمان كبريتًا محترقًا. فإذا اختلطت أجزاء الكبريت والزئبق مرّةً ثانيةً تمازجت واختلطت واتّحدت والحرارة دائمة في نضجها وطبخها، فتنعقد عند ذلك ضروب الجواهر المعدنية المختلفة.

Wir müssen dieses Kapitel näher erklären, denn dies ist die Wurzel bei der Kenntniss vom Wie der Entstehung der Metalle. – Jene verschiedenen Feuchtigkeiten im Innern der Erde so wie die dort verschlossenen

> Dünste lösen sich, wenn die Grubenhitze sie rings umgiebt, auf; sie verflüchtigen sich, werden leicht, steigen empor bis zum Oberrand der Tiefgründe und Höhlen und verweilen dort eine Zeit. Wird dann das Innere der Erde im Sommer kalt, so gerinnen sie, verdicken sich und kehren niedertröpfelnd in die Tiefgründe und Höhlen zurück; dabei vermischen sie sich mit dem Staube jener Landstriche und dem Lehm derselben; sie verweilen dort eine Zeit, während die Grubenhitze sie fortwährend reifen und kochen lässt. Sie werden geläutert durch ihr langes Stehenbleiben daselbst und nehmen zu an Schwere und Dicke. So verwandeln sich diese Feuchtigkeiten durch die Beimischung der Staubtheile so wie dadurch, dass sie Schwere und Dicke annehmen und die Hitze sie reifen und kochen macht, in zitterndes Quecksilber. Ebenso werden jene ölichten Lufttheile mittels der Staubtheile, die sich ihnen beimischen und dadurch, dass die Hitze sie kocht, in der Länge der Zeit zu Brennschwefel. Verbinden sich nun Schwefel und Quecksilber zum zweiten Mal, und geschieht ihre Verbindung, Vermischung und Vermengung, während die Hitze bleibt und beider Mengen bei der Reifung und Kochung im günstigsten Verhältniss stehen; so verhärten sich daraus die verschiedenen Mineralstoffe.
>
> DIETERICI (1861): 113 sq.; cf. 130

Die Bildung des Quecksilbers ist selbstverständlich auch bei ps.-Apollonios präsent (siehe auch §49), in dessen *Sirr al-ḫalīqah* die später kanonische Quecksilber-Schwefel-Theorie bekanntlich zuerst greifbar wird. Balīnās, *Sirr al-ḫalīqah*, III,3.2 (243,3–244,3):

> أقول: إنّ أصل الأجساد المذابة كلّها الزئبق، وإنّ أصل الزئبق إنّما كان ماءً محصورًا في معدنه، فلمّا سخّنه الحرّ بقوّته، رقي إلى فوق صعدًا هاربًا من الحرارة، فصار بخارًا لطيفًا روحانيًا. فلمّا بلغ غايته في صعوده وحصره المعدن، فلم يجد مخلصًا ينفذ فيه، ثبت مكانه بخارًا وعدم الحرّ، فبرد. فلمّا برد، غلظ واجتمعت أجزاؤه فتكاثفت كما كان بديئًا، فانقلب ماءً فرجع إلى سوسه كما كان، فلمّا انقلب ماءً ثقل، فرجع منحدرًا إلى أسفل لثقله وغلظه، ولأنّا قلنا في كتابنا: إنّ سوس الثقل هو الهبوط، فلمّا صار في قرار

الوعاء، حرّكته النار كعادتها فرقي إلى فوق خفيفًا لأنّه صار بخارًا لطيفًا، ثمّ عرض له البرد كما عرض له أوّلاً، فرجع ماءً غليظًا، فكان في كلّ مرّة من صعوده يلطف ويرقّ لأنّه صار هوائيًا خفيفًا ...

Weisser (1980): 106, cf. 199 sq., paraphrasierte die Stelle folgendermaßen: „Quecksilber, ein Grundstoff aller Metalle, entsteht aus Wasser, das unter Wärmeeinfluß verdampft; da es nicht aus der Grube entweichen kann, kondensiert es unter Abkühlung und schlägt sich nieder. Dieser Vorgang wiederholt sich so lange, bis es subtil genug ist, feste Stoffe zu lösen." Ps.-Apollonios kommt bei der Aufzählung der Metalle noch einmal auf das Quecksilber zu sprechen (Balīnās, *Sirr al-ḫalīqah*, III,4.8 [262 sqq.]; cf. Weisser [1980]: 108). Anders als in den meisten Quellen, die als siebtes Metall das *ḫārṣīnī* nennen (cf. § 36), ist für ihn *zi'baq* das dem Merkur zugeordnete Metall, das Grundlage der Bildung der übrigen schmelzbaren Körper ist. Seine eigene Entstehung wird mit der der Sphären und Gestirne verglichen. Balīnās, *Sirr al-ḫalīqah*, III,4.8 (263,4–264,1):

إنّ الأجساد المذابة إنّما تكوّنت منه وهو أوّلها وقوامها، ولو لا الزئبق ما كانت الأجساد ولا تمّت كما أنّ الأفلاك في بدء خلقها إنّما تكوّنت من الحرارة واللين، وهو البخار والدخان، وكان الدخان في جوف البخار الرطب محصورًا، فلمّا بلغ البخار نهايته في علوّه من صعوده تباعد عنه الحرّ، فقوي اليبس عليه فحصره، فكانت منه الأفلاك السبعة وكواكبها، فكذلك الزئبق ظاهره حارّ ليّن يشبه البخار الأوّل وروحه يابس يشبه الدخان الذي اتّسجنّ في ذلك البخار، فلذلك تمّت منه الأجساد وصارت خلقة الأجساد إنّما إبتدأت منه لأنّه أوّلها وبدؤها.

Ein weiterer Beleg für die enzyklopädische Literatur ist bei al-Waṭwāṭ enthalten, der u.a. von den Alchemisten sagt, sie hätten den Schwefel als Vater und das Quecksilber als Mutter der Mineralien bezeichnet (al-Waṭwāṭ, *Manāhiǧ al-fikar*, 1:243,8). Diese Definition kannte auch schon al-Bīrūnī, der sie auf die

Naturkundler (*ṭabīʿiyyūn*) zurückführt (al-Bīrūnī, *al-Ğawāhir*, 229,17 sq.). Auch die *Nuḫbat al-dahr* von al-Dimašqī beinhaltet vergleichbare Angaben zur Bildung des Quecksilbers (55,10–17; Mehren [1874]: 61). Besonders interessant ist dieses Werk, weil hier auch ein umfangreicheres Zitat aus dem *K. Asrār al-šams wa-l-qamar* von Ibn Waḥšiyyah steht, das eine gleichlautende Beschreibung geboten hatte. Bei al-Waṭwāṭ (*Manāhiğ al-fikar*, 1:244,3–7), einer Hauptquelle von al-Dimašqī, steht im Lemma *ziʾbaq* ein identischer Wortlaut. Dass Ibn Waḥšiyyah hier nicht genannt wird, mag an der schlechten handschriftlichen Überlieferung der *Manāhiğ al-fikar* liegen (cf. Käs [2010], 1:176). Bei al-Dimašqī lautet die Stelle folgendermaßen (al-Dimašqī, *Nuḫbat al-dahr*, 56,1–5):

قال ابن وحشيّة في كتاب التعافين الذي سمّاه أسرار الشمس والقمر في الزئبق وعلّة تكوينه، إنّ البخارات متى كثرت وتكاثفت واجتمعت أجزاؤها صارت ماءً وجرت إلى قرار الكهوف والنفخات التي بأعماق بطون الأرض فحصرها المعدن، فلم تجد مخلصًا فبقيت في مكانها، ثمّ اجتمعت بذلك أجزاؤها وبما فيها من الرطوبة والبرد فصارت متكاثفةً واعتدلت عليها حرارة المعدن، فطبختها طبخًا ليّنًا فابيضّت وصارت جسدًا محلولاً يسمّى زئبقًا.

Ibn-Wah'shiah, auteur de l'ouvrage d'alchimie, intitulé: „Secrets du soleil et de la lune", décrit ainsi la formation du vif-argent: Lorsque les vapeurs se sont accumulées, rassemblées et condensées, elles se forment en eaux qui pénètrent jusqu'aux fonds des cavernes, où elles se réunissent, avec les exhalaisons renfermées au sein de la terre, dans l'intérieur de la mine; elles restent là sans trouver d'écoulement et, réunies aux parties humides et froides de la mine, elles se condensent, puis assujéties à la chaleur de la mine, elles subissent une faible coction, qui les blanchit et les transforme en un corps peu consistant, appelé vif-argent.

MEHREN (1874): 61 sq.

Auch wenn die Quecksilber-Schwefel-Theorie der Antike wohl fremd war, liegt diesen Angaben zur Metallbildung dennoch aristotelisches Gedankengut zugrunde. Am Schluss des dritten Buches der Meteorologie (378a25) hatte Aristoteles wasserdampfartige Ausscheidungen, die in der Erde eingeschlossen sind, als Grundlage für die Metalle definiert (s.o. zu § 6).

§ 49

Al-Qazwīnī, *ʿAǧāʾib al-maḫlūqāt*, 1:243,2–7 (Ms. München, fol. 112ᵃ,10–14):

أمّا الزئبق فإنّه يتولّد من أجزاء مائية اختلطت بأجزاء أرضية لطيفة كبريتية اختلاطًا شديدًا، بحيث لا يتميّز أحدهما من الآخر، وعليه غشاء ترابية، فإذا اتّصلت إحدى القطعتين بالأخرى انفتحت (M) الغشاء وصارت القطعتان واحدةً، والغشاء محيط بها كقطرة الماء إذا وقعت على التراب، فإنّها قد تبقى مدوّرةً وتحيط بها الأجزاء الترابية، وربّما أصاب (M) تلك القطرةَ قطرةٌ أخرى وانشقّ ذلك الغلاف، وصارت القطرتان واحدةً ويحيط بهما الغلاف الترابي.

> Was das Quecksilber (Alzîbaḳ) anlangt, so entsteht es aus wässerigen Teilen, welche sich mit feinen, schwefelhaltigen, erdigen Teilen aufs innigste mischen, so dass man das eine nicht vom andern unterscheiden kann. Darüber legt sich ein erdiges Häutchen, und wenn sich eines von zwei Stücken mit dem andern vereinigt, öffnet sich das Häutchen und beide Stücke werden zu einem, indem das Häutchen sie umschliesst; gerade so wie ein Wassertropfen, der in den Staub fällt, rund bleibt, indem ihn Staubteilchen einhüllen, und wenn manchmal ein anderer Tropfen mit ihm zusammentrifft, diese Hülle sich spaltet und die beiden Tropfen zu einem werden, indem sie die Staubhülle umgiebt.
>
> RUSKA (1896): 42

Die meisten Handschriften von al-Maqrīzī lesen am Schluss *ġilāf barrānī* („äußere Hülle"). Nur N hat ein *turābī* punktiert. Dies passt zwar zu der kurz zuvor erfolgten Erwähnung einer „staubigen Hülle" (*ġišāʾ turābī*), wird aber durch den Befund der besseren Handschriften widerlegt. Interessanterweise punktiert auch die Handschrift von al-ʿUmarīs *Masālik al-abṣār*, die ja al-Maqrīzīs Vorlage waren, ein *barrānī*. Für al-Qazwīnī ist hingegen ein *turābī* gesichert.

Unmittelbare Quelle al-Maqrīzīs war das Zitat dieser Stelle bei al-ʿUmarī (*Masālik al-abṣār*, 22:204,19–205,3). Al-Qazwīnī seinerseits mag teils auf Ibn Sīnā rekurriert haben, der eine deutliche Parallele liefert. Ibn Sīnā, *al-Šifāʾ* (*Maʿādin*) K, 21,10–12 (= H/M, 83,13–84,2):

وأمّا الزئبق فكأنّه ماء خالطته أرضية لطيفة جدًّا كبريتية مخالطة شديدة، حتّى أنّه لا ينفرد منه سطح لا يغشاه من تلك اليبوسة شيء. فلذلك لا يعلق باليد، ولا ينحصر أيضًا انحصارًا شديدًا بشكل ما يحويه، بل يثبت على شكل ما، اللهمّ إلّا أن يغلب.

> Mercury seems to be water with which a very tenuous and sulphureous earth has become so intimately mixed that no surface can be separated from it without something of that dryness covering it. Consequently it does not cling to the hand or confine itself closely to the shape of the vessel which contains it, but remains in no particular shape unless it is subdued.
>
> HOLMYARD/MANDEVILLE (1927): 38

Schon bei ps.-Apollonios heißt es, dass durch die beständige Kochung in den Gruben (§ 48) nicht unmittelbar das Quecksilber entsteht. Vielmehr kann dieses „Wasser" erst nach Kontakt mit Schwefel zu Quecksilber werden. Weisser (1980): 200, bemerkte hierzu: „Eigenartigerweise entsteht Quecksilber, der eine Grundstoff der Metalle, selbst erst aus der Verbindung mit dem anderen Grundstoff, dem Schwefel. Als verborgener, roter *Geist* bewirkt dieser durch seine Trockenheit die Kohäsion des flüssigen Metalls." Offenbar bezieht sich nun die bei al-Qazwīnī usw. zu findende Analogie zum Wassertropfen, der von Staub umgeben ist, eben auf die hier beschriebene Zusammensetzung des Quecksilbers aus einer weissen Hülle (dem wässrigen Anteil des Quecksilbers, hier als Körper bezeichnet) und dem Inneren aus rotem Schwefel (hier als Geist bezeichnet). Balīnās, *Sirr al-ḫalīqah*, III,3.3 (244,9–245,7):

فلمّا لطف الزئبق في معدنه ونقي فصار هوائيًا قوي علي حلّ الكبريت بلطافته، فلمّا انحلّ الكبريت أجنّه الزئبق في جوفه بطول الطبخ ولين التدبير وتحلّل يبس الكبريت، فصار في باطن الزئبق وصار يبس

الكبريت مستجنًّا في باطن الزئبق، فصار يبس الكبريت للزئبق روحًا أحمر، وصارت رطوبة الزئبق لليبس جسدًا أبيض يحمله، وحصر يبس الكبريت رطوبة الزئبق أن يفترق كافتراق الماء أو يبلّ كلّ الرطوبات، فصار جسدًا أبيض ذائبًا محلولًا، واعتدل عليه الحرّ فطبخه طبخًا ليّنًا، فابيضّ فصار جسدًا محلولاً، فيسمّى ذلك الجسد المحلول زئبقًا، فظاهره ليّن وباطنه يابس، وظاهره أبيض وباطنه أحمر. فهذه علّة الزئبق الذي هو أصل الأجساد المذابة.

§ 50

Al-Qazwīnī, *ʿAǧāʾib al-maḫlūqāt*, 1:243,8–10 (Ms. München, fol. 112[a],14–16):

وأمّا بياضه فبسبب صفاء ذلك الماء ونقاء التراب الكبريتي **الذي ذكرناه**. قال أرسطو الزئبق من (M) جنس الفضّة إلّا أنّ الآفات ذخلت عليه في معدنه، والآفات ما ذكرنا في الرصاص (M)،

Was seine Weisse betrifft, so kommt sie ihm auf Grund der Lauterkeit jenes Wassers und der Reinheit der schwefeligen Erde zu, die wir erwähnt haben. – Aristoteles sagt: Das Quecksilber ist eine Art des Silbers, nur dass in seiner Grube Schäden in dasselbe eindringen; wir haben die Schäden des Quecksilbers beim Blei erwähnt.

RUSKA (1896): 42

Bei al-ʿUmarī, *Masālik al-abṣār*, 22:205,3–11 lautet die Parallelstelle:

وأمّا بياضه فبسبب صفاء ذلك الماء ونقاء التراب الكبريتي الذي ذكرناه. قال أرسطو الزئبق من جنس الفضّة إلّا أنّ الآفات ذخلت عليه في معدنه، والآفات ما **ذكرناه في الرصاص، وقال في بعض كتبه حجر الزئبق**

حجر ينحلّ في تركيبه ويكون في معدنه كما تكون سائر الأحجار، وهو جنس من الفضّة لو لا آفات دخلت عليه في أصل تكوينه، منها تخلخُله، وإنّه شبيه بالمفلوج وله أيضًا صرير ورائحة ورعدة، وهو يحلّ أجسام الأحجار كلّها إلّا الذهب فإنّه يغوص فيه. وقال الطبري الزئبق من أذربيجان من كورة تدعى الشيز (.leg)، وقال المسعودي وبالأندلس معدن للزئبق ليس بالجيّد.

> Die Ursache für die weiße Farbe des Quecksilbers liegt in der Reinheit des Wassers und der Lauterkeit des oben beschriebenen schwefligen Staubes. Aristoteles sagte: das Quecksilber ist eine Art Silber, das aber in seiner Mine Schäden erlitten hat. Die Schäden sind diejenigen, die wir oben beim Zinn (*raṣāṣ*) beschrieben haben. In einem seiner Bücher sagte er: der Stein Quecksilber: er ist ein Stein, der hinsichtlich seiner Zusammensetzung aufgelöst ist. Es entsteht in seiner Mine auf dieselbe Weise wie die übrigen Steine. Es ist eine Art Silber, dem jedoch zu Beginn seiner Entstehung Schäden zugestoßen sind. Hierzu gehört seine Weichheit, dann ähnelt es einem Gelähmten, es hat auch einen Schrei, einen Geruch und das Zittern. Es †löst† die Körper aller anderen Steine auf, nur das Gold nicht, denn dieses versinkt in ihm. Al-Ṭabarī sagte: Quecksilber stammt aus Aserbaidschan aus einer Gegend namens al-Šīz (leg., cf. Yāqūt, *Muʿǧam al-buldān*, 3:353,ult., al-Syn ms.). Al-Masʿūdī sagte: auch in Spanien gibt es eine Quecksilbermine; dieses ist aber nicht hochwertig.

Bei al-ʿUmarī finden sich zwei Versionen des Aristoteles-Zitates. Die erste entstammt al-Qazwīnī. Die zweite hat er von Ibn al-Bayṭār (*al-Ǧāmiʿ*, 2:177,28–31) entlehnt. Aufgrund der Unterschiede mag er sich nicht klar gewesen sein, dass es sich um eine Doublette handelt, worauf die Einleitung mit *fī baʿḍ kutubihī* spricht. Al-Maqrīzī hat dann beide Versionen wieder zusammengezogen. Im Petersburger Ms. von ps.-Aristoteles' *K. al-Aḥǧār* (Ms. P, fol. 121ᵃ,7–12; 122ᵃ,1–3; cf. ed. Ruska, 123, nr. 61) lautet der Text:

نعت حجر الزئبق إنّ الزئبق يكون في معادن كما يكون [في] سائر الأحجار

وإن كان منحلّ في تركيبه، وهو جنس من الفضّة لو لا الآفات التي أنا ذاكرها تحلّله، إنّه شبيه بالمفلوج (leg.) وله أيضًا رائحة وصرير ورعدة ... والزئبق يحمل أجسام الأحجار كلّها إلّا الذهب فإنه يغوص فيه ...

> ... Das Quecksilber ist Silber, aber es ist ein Schaden darauf eingedrungen, der es verflüssigte; es ist wie ein halbseitig gelähmter Mann. Es zeigt Geruch, Knirschen und Zittern ... Das Quecksilber trägt die Körper der Steine, nur nicht das Gold, denn es sinkt darin unter.
>
> Soweit die Übersetzung des unvollständigen Textes bei RUSKA (1912): 180

Die Aussage, dass das Gold in ihm versinkt, steht auch am Ende der Einleitung desselben Werks (ps.-Aristoteles, *al-Aḥǧār*, 96,2–3):

ومثل حجر الزئبق الذي يحمل أجسام الحجارة كلّها †وثُقلها وإذا ألقي حبّة شعير من ذهب كَلَّ عن حمله حتّى يغوص ذلك فيه.

> ... so das Mineral Quecksilber: es trägt alle mineralischen Körper, †auch die schweren;† wenn aber ein Stückchen Gold in der Größe eines Gerstenkornes darauf geworfen wird, so ist es zu schwach, um dies zu tragen, so daß dies darin untersinkt.
>
> RUSKA (1912): 129

Seybold ([1914]: 618), schlug übrigens berechtigterweise eine Emendation von *ṯuqluhā* zu *yaqilluhā* bzw. *yuqilluhā* vor und kommt so zur Übersetzung „und hebt sie auf."

Al-Maqrīzīs Angaben über die Herkunft des Quecksilbers stammen auch aus al-ʿUmarī, der ebenso von Ibn al-Bayṭār abhängt (*al-Ǧāmiʿ*, 2:177,31 sq.):

الطبري أصل الزئبق من أذربيجان من كورة تدعى †الشير†، المسعودي وبالأندلس معدن الزئبق وليس بالجيّد.

Die einleitende Aussage über die weiße Farbe des Quecksilbers, dürfte letztlich aus Ibn Sīnā stammen, von dem sie bereits al-Qazwīnī kopiert hatte. Ibn Sīnā, *al-Šifāʾ* (*Maʿādin*) K, 21,13–14 (= H/M, 84,2–3):

وبياضه من صفاء تلك المائية، وبياض الأرضية اللطيفة التي فيه وبممازجة الهوائية إيّاه.

Its whiteness is derived from the purity of that aquosity, from the whiteness of the subtle earthiness which it contains, and from the admixture of aeriness with it.

HOLMYARD/MANDEVILLE (1927): 38; cf. TAKAHASHI (2004): 301

In den *Maqāṣid* gibt es hier in zwei Punkten inhaltliche Entstellungen. Das für al-Maqrīzī eindeutig belegte *wa-l-āfāt hiya l-raṣāṣ* ist eine bloße Korruptele des Wortlauts von al-ʿUmarī bzw. al-Qazwīnī. Dort steht ein Verweis auf die bereits unter dem Stichwort *raṣāṣ* erfolgte Beschreibung der Schäden: *wa-l-āfāt mā ḏakarnāh*[u] *fī l-raṣāṣ*.

In allen al-Maqrīzī-Handschriften steht ein *yaḥall*[u] – ebenso in seiner Vorlage, al-ʿUmarīs *Masālik al-abṣār*. Pseudo-Aristoteles hatte jedoch ausgeführt, dass das Quecksilber die anderen Steine aufschwimmen lässt (*yaḥmil*[u], [das sinnlose *ʿalā* von Ruskas Ausgabe fehlt im *Aḥǧār*-Ms. P). Dies ist wegen des Nachsatzes zum spezifisch schwereren Gold auch logisch. Der Schreibfehler dürfte auf al-ʿUmarī zurückgehen, dessen Vorlage, Ibn al-Bayṭār, *al-Ǧāmiʿ*, 2:177,30, hatte nämlich noch korrekt *yaḥmil*[u] gelesen. Eventuell könnte er an die Amalgamierung anderer Metalle durch Quecksilber gedacht haben. Hierin würde sich das Gold aber nicht von den übrigen Metallen unterscheiden. Nach einer anderen Quelle hatte al-Maqrīzī kurioserweise denselben Umstand schon unter § 25 korrekt besprochen.

§ 51

Al-Qazwīnī, *ʿAǧāʾib al-maḫlūqāt*, 1:243,26–244,4 (Ms. München, fol. 112[a],25–b,4):

وأمّا الكبريت فإنّه يتولّد من أجزاء مائية وهوائية وأرضية، إذا اشتدّ اختلاط بعضها بالبعض بسبب حرارة قويّة ونضج تامّ، حتّى يصير مثل الدهن، ثمّ ينعقد بسبب برودة ضربته. **قال أرسطو الكبريت له ألوان فمنه الأحمر الجيّد الجوهر وليس هو بصافي اللون ومنه الأبيض الذي هو**

كالغبار ومنه الأصفر، وأمّا الأحمر فمعدنه في مغرب الشمس لا ناس في موضعه وبقرب بحر أوقيانوس على فراسخ منه ... وأمّا الأبيض فيسوّد الأجسام البيض قد يكون (M) كامنًا في العيون التي يجري منها الماء الجاري مشوبًا به ويوجد لتلك المياه رائحة نتنة.

Was den Schwefel (Alkibrît) anlangt, so bildet er sich aus wässerigen, luftigen und erdigen Teilen, wenn die Mischung der Teile miteinander infolge grosser Hitze und vollkommenen Reifens sehr innig ist, so dass es wie Öl wird und sich dann infolge von Kälte, die es trifft, verfestigt. – Aristoteles sagt: Der Schwefel besitzt verschiedene Farben; darunter ist der rote, von ausgezeichneter Substanz, aber unreiner Farbe, ferner der weisse, welcher wie Staub ist, und der gelbe. Die Fundgrube des roten befindet sich gegen Sonnenuntergang in einer menschenleeren Gegend und in der Nähe des Oceans, einige Farsaḫ davon entfernt ... Der weisse Schwefel schwärzt die weissen Körper; bisweilen kommt er in Quellen fliessenden Wassers diesem beigemengt vor, und man trifft bei diesem Wasser einen stinkenden Geruch an.

RUSKA (1896): 42 sq.

Die Stelle bei al-Qazwīnī wurde von al-ʿUmarī in seine *Masālik al-abṣār* (22:207,11–18) übernommen. Deren Wortlaut wurde erst von al-Maqrīzī gekürzt. Das Aristoteles-Zitat entstammt dem *K. al-Aḥǧār* und entspricht nr. 26 (112 sq.) von Ruskas Ausgabe bzw. fol. 97[a],8–98[a],2 des Petersburger Manuskripts. Die gedruckte Fassung weicht dabei stark von der Rezension der Handschrift ab, zudem stimmen beide nicht genau mit dem Zitat bei al-Qazwīnī überein. Ein weiteres, inhaltlich übereinstimmendes Zitat aus ps.-Aristoteles steht auch bei Ibn al-Bayṭār (*al-Ǧāmiʿ*, 4:49,15–20). Auch dieses hat al-ʿUmarī unabhängig vom ersten Zitat kopiert (*Masālik al-abṣār*, 22:208,8–14), worin ihm aber al-Maqrīzī nicht folgte.

Unter den Enzyklopädisten berichtet auch al-Dimašqī auf weitgehend identische Weise von der Entstehung des Schwefels, wobei auch die Sorten rot, gelb und weiß erwähnt werden (al-Dimašqī, *Nuḫbat al-dahr*, 56,16–ult.; Mehren [1874]: 62 sq.). Quelle hierfür dürfte die gleichlautende Beschreibung al-Waṭwāṭs (*Manāhiǧ al-fikar*, 1:244,9–16) gewesen sein. An anderer Stelle rechnet al-Dimašqī den Schwefel zu den öligen Substanzen (*Nuḫbat al-dahr*, 82,8; Mehren [1874]: 96). Eine gewisse Parallele ergibt sich auch zu den Iḫwān al-ṣafāʾ,

Rasāʾil, 22:103,3–5:

ومن الجواهر المعدنية الزئبق والكبريت. فأمّا الكبريت فهو حجر دهني لزج يلصق بالأحجار المعدنية عند ذوبانها ويحترق بالنار ويحرق الأحجار معه لأنّه دهن كلّه.

> Zu den Mineralstoffen gehört auch das Quecksilber und der Schwefel; letzterer ist ein ölichter leimiger Stein, der sich an die Grubenminerale anheftet, wenn sie schmelzen; er verbrennt im Feuer und verbrennt jene Minerale mit sich, da er ganz ölartig ist.
>
> DIETERICI (1861): 129

Ps.-Apollonios hatte die Entstehung des Schwefels recht ausführlich beschrieben (cf. zu § 52). Die verschiedenen Sorten bilden sich ihm zufolge durch gewisse Unterschiede im Entstehungsprozess.

> Bei hohem Feuchtigkeitsgehalt bildet sich gelber Schwefel, weil Gelb durch Feuchtigkeit und Wärme entsteht; verflüchtigt sich die Feuchtigkeit durch stärkere Erwärmung, wird er rot. Weißer Schwefel ist erdig verunreinigt und grob; seine anhaltende, gelinde Kochung reicht nicht aus, die Feuchtigkeit zu überwinden.
>
> WEISSER (1980): 109

Balīnās, *Sirr al-ḫalīqah*, III,6.2 (271,7–271,2):

فأمّا علّة صفرته فلكثرة اللين على أعلاها، ولأنّا قد قلنا: إنّ اللين إذا قابل الحرّ تولّدت الصفرة من بينهما، فإذا سخنت ذهب اللين الذي على أعلاها لشدّة الحرّ، فصارت حمراء. فهذه علّة الكبريت الأصفر. وأمّا الكبريتة البيضاء فإنّها ترابية كدرة، وإنّما انعقدت تلك الكبريتة البيضاء بلطيف التراب والماء وطول الطباخ، فانقلبت دهنًا غليظًا لكثرة ترابه وإفراط اليبس عليه، فأجمده فصار حجرًا. وإنّما صار أبيض لأنّه انعقد بلين النار

في الماء، فلذلك لم تقْوَ النار على تسخينه فتذهب رطوبته فيذهب بياضه فتكثر فيه الصفرة والحمرة فصار أبيض.

Bemerkenswert ist auch, dass al-Maqrīzī von luftigen Bestandteilen des Schwefels spricht (cf. zu §§16, 48). Hier scheint eine authentisch aristotelische Definition durch, nach der Öl und ölige Substanzen elementare Luft enthalten. Bei der einen Aufzählung solcher Substanzen von *Meteorologie* IV,8 (385b4) wird zwar nur das Quecksilber erwähnt. Dieses wird von den Arabern aber genauso wie der Schwefel zu den *ağsām duhniyyah* gezählt, weshalb auch für diesen die Erklärung Aristoteles' gelten kann: *Meteo.* IV,7 (383b20–26 Bekker):

> ἀπορώτατα δ' ἔχει ἡ τοῦ ἐλαίου φύσις. εἰ μὲν γὰρ ὕδατος ἔχει πλέον, ἔδει πήγνυσθαι ὑπὸ ψυχροῦ ὡς οἱ πάγοι, εἰ δὲ γῆς πλεῖον, ὑπὸ πυρὸς ὡς ὁ κέραμος· νῦν δὲ πήγνυται μὲν ὑπ' οὐδετέρου, παχύνεται δ' ὑπ' ἀμφοῖν. αἴτιον δ' ἐστὶν ὅτι ἀέρος ἐστὶ πλῆρες. διὸ καὶ ἐν τῷ ὕδατι ἐπιπολάζει· καὶ γὰρ ὁ ἀὴρ φέρεται ἄνω.
>
> Sehr schwierig steht es mit der Wesensbestimmung des Olivenöls. Wäre es vorwiegend Wasser, so müßte Kälte es verfestigen, wäre es vorwiegend Erde, dann Feuer; nun aber wird es von keinem der beiden verfestigt, wohl aber von beiden verdickt. Die Ursache: Öl ist von Luft erfüllt; deswegen schwimmt es im Wasser obenauf; es strebt ja auch das Element Luft nach oben.
>
> STROHM (1970): 102

In der Übersetzung von Ibn al-Biṭrīq heißt es (ed. Schoonheim [2000]: 157,1205–1208):

وقد نظر ناظرون في طبيعة الدهن، فقالوا إن كان الماء الغالب على الدهن فإنّه يجمد بالبرد كالجليد، وإن كانت الأرضية غالبةً عليه جفّ بالنار كالفخار، ولا يجفّ بهذين، ولكنّه قد يغلظ بهما والهواء الغالب عليه، والبرهان على ذلك أنّه يطفو على الماء لطبيعة الهواء.

Die Aufzählung der Schwefelsorten, die bei al-Maqrīzī am Ende von §51 steht, stammt bereits aus dem Teil des *Masālik al-abṣār*-Lemmas (22:208,3–5), das von Ibn al-Bayṭār entlehnt ist. Es handelt sich dabei offensichtlich um dasselbe al-Ḫalīl-Zitat, das al-Maqrīzī dann als Glosse als §53 vollständig wiedergibt (q. v.). Der schwarze Schwefel fehlt in der Vorlage an dieser Stelle, wird aber wenig später im Rahmen eines Zitates von Isḥāq b. ʿImrān erwähnt (al-ʿUmarī, *Masālik al-abṣār*, 22:208,16 = Ibn al-Bayṭār, *al-Ǧāmiʿ*, 4:49,21).

Bei ps.-Aristoteles war ursprünglich statt von „fließendem" von „heißem Wasser" die Rede (*fī l-māʾ al-ḥārr*), in dem der Schwefel entsteht. Dies findet sich deutlich so im *K. al-Aḥǧār* (Ms. P, fol. 98[a],2; †ed. Ruska, 113,2) und im Zitat daraus bei Ibn al-Bayṭār (*al-Ǧāmiʿ*, 4:49,17). Tatsächlich steht aber schon bei al-Qazwīnī *fī l-māʾ al-ǧārī,* was al-ʿUmarī und al-Maqrīzī übernehmen.

§52

Ibn al-Bayṭār, *al-Ǧāmiʿ*, 4:49,23–31:

الرازي هو حارّ يتولّد من البخار اليابس الحارّ الدخاني إذا ماسّ شيئًا رطبًا من البخار الرطب لأنّ البخار بخاران بخار رطب وبخار حارّ لطيف يابس فيطبخ البخار الرطب كطبخ حرارة الشمس لرطوبة الماء حتّى **تحيله في سبخة دهنًا وكطبخ** حرّ **الأرض البخار الرطب الغليظ حتى تحيله** قارًا أو نفطًا أو ما أشبه ذلك. والكبريت من البخار الدخاني **والبخار** الرطب، امتزجا وطبختهما حرّ الشمس حتّى صار ما فيه من الرطوبة دهنًا لطيفًا حارًّا خفيفًا، ولذلك أسرع اتّقاده لأنّه شديد الحرّ، فتسرع إليه النار **بمرّة** لأنّ النار تطلب من الرطوبة أحرّها لقربها منه **بطرف واحد**، والدليل على ذلك أنّ الأشياء الرطبة الباردة لا تحترق بمضادّتها **للنار** بطرفيها، والأشياء الباردة **اليابسة** لا تحرق لأنّها لا رطوبة فيها، وإنّما غذاء النار الرطوبة لأنّها صاعدة **وليست** تقيم في أسفل إلّا معلّقةً بما يجذبها إلى أسفل، كما لا يقيم الحجر في الجوّ إلّا بما يعمده.

Razès. Le soufre est le produit de vapeurs sèches et fuligineuses qui viennent à la rencontre de vapeurs humides. **Il y a en effet deux sortes de vapeurs, il en est d'humides et il en est de chaudes, subtiles et sèches. Or les vapeurs humides subissent une action pareille** à celle que fait subir le soleil aux liquides aqueux, **qu'il transforme en huile, ou pareille à celle que fait subir la chaleur de la terre aux vapeurs humides et grossières,** qu'elle transforme en poix, en naphte ou en toute autre substance analogue. Or le soufre est le produit de vapeurs fuligineuses et de vapeurs humides réunies, chauffées par la chaleur du soleil, au point que ses parties aqueuses se transforment en huile subtile, chaude et légère, et partant plus pénétrante. Le soufre et effectivement très-chaud et s'enflamme rapidement, le feu recherchant parmi les liquides ceux qui sont les plus chauds et qui ont avec lui le plus d'affinité. La preuve en est que les objets froids et humides ne s'enflamment pas, étant antipathiques au feu, non plus que les objets froids et secs, qui ne contiennent rien d'humide. Car l'aliment du feu consiste en substances humides, le feu ayant une tendance à monter et ne prenant une position déclive qu'autant qu'il est entraîné par d'autres substances, tout comme la pierre ne reste pas en l'air, à moins qu'elle ne soit soutenue.

LECLERC (1877–1883), 3:140, nr. 1880

Der Wortlaut al-Maqrīzīs weicht in entscheidenden Punkten von dem Ibn al-Bayṭārs ab. Insbesondere am Anfang wurde durch Auslassungen der Sinn von al-Rāzīs Aussage entstellt. Diese Korruptele geht jedoch nicht zu Lasten al-Maqrīzīs, vielmehr ist schon das von Ibn al-Bayṭār abhängige Sekundärzitat bei al-ʿUmarī (*Masālik al-abṣār*, 22:208,18–209,5) mit diesen Fehlern behaftet.

Leider wird nirgends vermerkt, aus welchem Werk al-Rāzīs die Aussage stammen soll. Aus inhaltlichen Gründen dürfte es sich gewiss um eine seiner zahlreichen alchemistischen Schriften gehandelt haben. Ibn al-Bayṭār hatte diese Stelle al-Rāzīs auch nicht im Original benutzt. Vielmehr war sie schon lange vor ihm in den pharmakognostischen Sammlungen präsent. Sie findet sich schon im *Ǧāmiʿ* von Ibn Samaǧūn (2:103,10–ult.). Der letzte Satz fehlt, nebenbei bemerkt, im Faksimile, da offenbar ein nicht erkannter Bindefehler vorliegt. Interessanterweise sieht das Lemma *kibrīt* in einer anderen Handschrift des Werks von Ibn Samaǧūn ganz anders aus (Ms. L, fol. 177^{a}–178^{b}). Unser al-Rāzī-Fragment fehlt dort, stattdessen finden sich dort Zitate aus dem *Manṣūrī* und dem *Ǧāmiʿ kabīr*. Auch stehen dort Dioskurides- und Oreibasios-Zitate, die im Faksimile fehlen.

Die Angabe al-Rāzīs zur Schwefelentstehung hat eine deutliche Parallele bei ps.-Apollonios (*Sirr al-ḫalīqah*, III,6.1). Dessen entsprechender Abschnitt wurde von Weisser ([1980]: 109) folgendermaßen paraphrasiert:

> Der warm-trockene Schwefel ist dafür verantwortlich, daß die aus Quecksilber entstehenden Metalle fest werden. Wenn das Wasser in der Schwefelgrube durch Erwärmung warm-feucht wird, nimmt die Öligkeit seiner Oberfläche zu; weitere Wärme wandelt das gesamte Wasser in einen zähen, ölartigen Körper um, der durch fortgesetzte Erwärmung erstarrt. Demnach ist Schwefel erstarrtes Öl, das gewöhnlich von der Luftkälte am Schmelzen gehindert wird, im Feuer aber zu einer öligen Substanz schmilzt.

Letztlich liegt dieser These zur Mineralentstehung wiederum Aristoteles' Meteorologie zugrunde (s. o. zu § 6). Balīnās, *Sirr al-ḫalīqah*, III,6.1 (269,11–271,6):

أقول أوّل ذلك على الكبريت الذي يكون منه الزئبق والذي عقّد الأجساد بحرّه ويبسه. فأقول في علّة الكبريت: إنّ الماء كان في معدنه منحلًّا، فلمّا حسّته الحرارة سخنها الماء بحرّها، فلمّا سخن الماء بطنت برودته بسخونة النار، فصار حارًّا ليّنًا بلين الماء وسخونة النار، فلمّا سخن الماء قوي الدهن الذي على وجه الماء من كثرة الطباخ على نشف الحرّ من السخونة، فلمّا نشف الحرّ وطال الطباخ عليه وقوي الدهن الذي على وجه الماء بما استفاد من حرارة النار، فلمّا قوي قلّب الماءَ إلى جوهره فصار دهنيا لزجًا، فكانت الرطوبة ظاهرة لم تبطن، فصار جوهرًا حارًّا ليّنًا وانقلب عن المائية، فصار دهنًا لزجا والطباخ دائب لا تفتر. فلمّا ألحّت عليه النار بحرّها ويبسها واستمدّ بجوهره وقُوّته من يبس النار، كثر اليبس فيه وبطن اللين من ظاهره، فلمّا بطن اللين قام اليبس مكانه في ظاهره، فصار حجرًا يابسًا مثل النار، سمّي ذلك الحجر كبريتًا وصار دهنًا جامدًا فحصره برد الهواء من أن يذيب، فإذا أصابه حرّ النار حلّه وأذابه، فصار

دهنًا ذائبًا. فهذه علّة الكباريت النارية التي استجنّت في الزئبق، فأجمدت رطوبتَه بيبَسِها، والكباريت دهنية في طبيعتها قوية على إحراق الأحجار والأجساد.

In Aristoteles' *De generatione et corruptione* wird das hier ebenfalls angesprochene Streben des Feuers nach oben erwähnt. Dort findet sich auch die Erklärung, dass weder aus Eis noch aus Feuer andere Substanzen entstehen können, was der auch bei den Arabern präsenten These entspricht, dass Wasser und Erde Grundlagen z. B. der Mineralien sind. *De gen. et corr.* II,3 (330b25–33 Bekker):

> Τὸ δὲ πῦρ ἐστιν ὑπερβολὴ θερμότητος, ὥσπερ καὶ κρύσταλλος ψυχρότητος· ἡ γὰρ πῆξις καὶ ἡ ζέσις ὑπερβολαί τινές εἰσιν, ἡ μὲν ψυχρότητος, ἡ δὲ θερμότητος. εἰ οὖν ὁ κρύσταλλός ἐστι πῆξις ὑγροῦ ψυχροῦ, καὶ τὸ πῦρ ἔσται ζέσις ξηροῦ θερμοῦ. διὸ καὶ οὐδὲν οὔτ' ἐκ κρυστάλλου γίγνεται οὔτ' ἐκ πυρός. ὄντων δὲ τεττάρων τῶν ἁπλῶν σωμάτων, ἑκάτερον τοῖν δυοῖν ἑκατέρου τῶν τόπων ἐστίν· πῦρ μὲν γὰρ καὶ ἀὴρ τοῦ πρὸς τὸν ὅρον φερομένου, γῆ δὲ καὶ ὕδωρ τοῦ πρὸς τὸ μέσον.
>
> Fire is excess of heat in the same way as ice is of cold. Solidifying and boiling are excesses of a kind, the one of cold, the other of heat. So if ice is the solidifying of wet and cold, accordingly fire is the boiling of dry and hot: this is why nothing comes into existence either from ice or from fire. The simple bodies being four in number, two each belong to each of the two places: fire and air belong to that which moves towards the boundary, earth and water to that which moves towards the middle.
>
> WILLIAMS (1982): 41

Die auf al-Rāzī zurückgehende Angabe, dass die Feuchtigkeit Nahrung für das Feuer sei, ist paradox und steht im Gegensatz zu Angaben des IV. Buchs der Meteorologie, das Aristoteles zugeschrieben wurde. Dort heißt es, dass Körper, die zu viel Feuchtigkeit enthalten, nicht brennbar sind (*Meteo.* 387a21 Bekker) oder dass Körper, bei denen das Erdige überwiegt, mit ihrer Trockenheit dem Feuer nahe stehen (387b32). Ebendort ist aber der Gedanke anzutreffen, dass Körper brennen, die von zusammenhängenden Poren durchzogen sind, durch die die Feuchtigkeit entweichen kann (387b27), was beim Holz, nicht aber bei den Metallen der Fall ist.

§ 53

Die Quelle, auf die sich alle späteren Zeugen stützen, ist das (sc. von al-Layṯ bearbeitete) *K. al-ʿAyn* von al-Ḫalīl b. Aḥmad (5:430,11):

الكِبْرِيت، يُقال: عَيْنٌ تجري، فإذا جَمَدَ ماؤها صار كِبْريتاً أَبْيَضَ وأَصْفَرَ وأَكْدَرَ. والكِبْريتُ الأَحْمَرُ يقال هو من الجوهر، ومَعْدِنُه خَلْفَ بلاد التُّبَّت، في وادي النَّمْل الذي مرّ به سُلَيْمانُ بن داود عليه السلام.

Parallelen dazu in der Lexikographie finden sich bspw. in al-Fīrūzābādīs *Qāmūs*, 1:155,15 (s. r. *kbt*) oder bei Ibn Manẓūr, *Lisān al-ʿArab*, 2:381,14 (s. r. *kbrt*):

الليث: الكِبْرِيتُ عَيْنٌ تجري فإذا جَمَدَ ماؤها صارَ كِبْريتاً أبيضَ وأَصْفرَ وأَكْدَرَ... التهذيب: والكِبْريتُ الأحمرُ يقال هو من الجْوهر ومَعْدِنُه خَلْفَ بلاد التُّبَّتِ ⟨في⟩ وادي النمل الذي مَرَّ به سليمان على نبينا وعليه الصلاة والسلام ...

In der naturwissenschaftlichen Literatur hat das Zitat in erster Linie Ibn Samaǧūn (*Ǧāmiʿ al-adwiyah*, 2:102,17–103,2) verbreitet, von dem dann Ibn al-Bayṭār (cf. Käs [2010], 2:921) und dessen Nachfolger abhängen. Siehe Ibn al-Bayṭār, *al-Ǧāmiʿ*, 4:49,12–15:

ابن سمجون (leg.) قال الخليل بن أحمد الكبريت عين تجري، فإذا جمد ماؤها صار كبريتاً أصفر وأبيض وأكدر، ويقال إنّ الكبريت الأحمر من الجواهر ومعدنه خلف ثنية في وادي النمل الذي مرّ به سليمان بن داود، وإنّ تلك النمل أمثال الدوابّ تحفر أسرابا †فيأتيها الكبريت الأحمر.

Ibn Semdjoun. Au dire de Khalîl ibn Ahmed, le soufre est un produit liquide de la source, qui se concrète et devient du soufre jaune, blanc et brun. On dit que le soufre rouge est une pierre précieuse, qui se trouve derrière la montagne, dans la *vallée des fourmis*, où a passé Salomon fils de David, que ces fourmis creusent profondément le roc et en font sortir le soufre rouge.

LECLERC (1877–1883), 3:139, nr. 1880

Anders als gewöhnlich kann das Ibn al-Bayṭār-Zitat al-ʿUmarīs (*Masālik al-abṣār*, 22:208,4–7) nicht alleinige Quelle für die *Maqāṣid* gewesen zu sein. Insbesondere die Lesarten الجوهر und التبّت statt الجواهر bzw. ثنيّة (om. al-ʿUmarī, بيت Ibn Samağūn) können nicht aus Ibn al-Bayṭār, sondern nur aus der Tradition der Nationallexikographie stammen. Auch al-ʿUmarīs eigenen Emendationsversuch von تتآتها zu فتمرّ على hat al-Maqrīzī nicht übernommen. Ein Reflex derselben Stelle von Ibn al-Bayṭār/al-ʿUmarī findet sich übrigens bereits unter § 51.

Al-Maqrīzī selbst hatte seine Vorlage nicht korrekt wiedergegeben. Bei Ibn al-Bayṭār (→ al-ʿUmarī) und dessen Quelle, Ibn Samağūn, war von riesenhaften Ameisen die Rede, die groß wie Reittiere (*dawābb*) sind. Letzteres Wort hat al-Maqrīzī zu *ḏubāb* (Fliegen) verlesen. Das Wort für den Ameisenhügel (*natʾah*) ist in keinem der Textzeugen korrekt wiedergegeben, was auch für den Ibn al-Bayṭār-Druck und Leclercs Übersetzung gilt. Die Legende von Riesenameisen in Indien oder Äthiopien, die Gold ausgraben, ist schon bei Herodot (III 102) oder Aelian (III 4; IV 27) präsent (cf. *RE*, 1,2: col. 1881,30).

Literaturverzeichnis

Quellen

(Zitate antiker Quellen erfolgen nach der üblichen Zitierweise)

Al-Akfānī, *Nuḫab al-ḏaḫā'ir* = Šams al-Dīn Muḥammad b. Ibrāhīm al-Akfānī (st. 749/1348), *Nuḫab al-ḏaḫā'ir fī aḥwāl al-ǧawāhir*, ed. Luwīs Šayḫū, *al-Mašriq* 11 (1908): 751–765.

Aristoteles, *al-Aḥǧār* = *Das Steinbuch des Aristoteles mit literargeschichtlichen Untersuchungen herausgegeben und übersetzt von* Julius Ruska (Heidelberg: Winter, 1912).

Aristoteles, *al-Aḥǧār* Ms. I = *K. al-Aḥǧār li-Arisṭāṭālīs*, Istanbul, Süleymaniye Kütüphanesi, Ms. Şehit Ali Paşa 1840.

Aristoteles, *al-Aḥǧār* Ms. P = *K. al-Aḥǧār li-Arisṭāṭālīs*, St. Petersburg, Institute of Oriental Manuscripts of the Russian Academy of Sciences (vormals Inst. Nar. Azii), Ms. A 1517.

Aristoteles, *Ṭibāʿ al-ḥayawān* = Arisṭūṭālīs, *Ṭibāʿ al-ḥayawān – tarǧamat Yūḥanná b. al-Biṭrīq*, ed. ʿAbd al-Raḥmān Badawī (Kuwayt: Wikālat al-Maṭbūʿāt, 1977).

Balīnās, *Sirr al-ḫalīqah* = *K. Sirr al-ḫalīqah wa-ṣanʿat al-ṭabīʿah li-Balīnūs al-ḥakīm* (*K. al-ʿIlal*). *Buch über das Geheimnis der Schöpfung und die Darstellung der Natur* (*Buch der Ursachen*) *von Pseudo-Apollonios von Tyana*, ed. Ursula Weisser (Aleppo: Institute for the History of Arabic Science, 1979).

Al-Bīrūnī, *al-Ǧawāhir* = Abū l-Rayḥān Muḥammad b. Aḥmad al-Bīrūnī (st. 440/1048), *K. al-Ǧawāhir fī maʿrifat al-ǧawāhir*, ed. Fritz Krenkow (Ḥaydarābād: Dā'irat al-Maʿārif al-ʿUṯmāniyyah, 1355/1936).

Al-Dimašqī, *Nuḫbat al-dahr* = Šams al-Dīn Abū ʿAbd Allāh Muḥammad al-Dimašqī (st. 727/1327), *Nuḫbat al-dahr fī ʿaǧā'ib al-barr wa-l-baḥr* (*Cosmographie de Chems-ed-Din Abou Abdallah Mohammed ed-Dimichqui*), ed. A.[ugust] F.[erdinand] Mehren (Saint-Pétersbourg: Eggers, 1866; Nachdruck Leipzig: Harrassowitz, 1923).

Dioskurides ed. Dubler = *Al-Maqālāt al-sabʿ min K. Diyāsqūrīdūs wa-huwa Hayūlā l-ṭibb fī l-ḥašā'iš wa-l-sumūm, Tarǧamat Iṣṭifān b. Basīl wa-Iṣlāḥ Ḥunayn b. Isḥāq*, ed. César E. Dubler (César E. Dubler/E. Terés, *La „Materia medica" de Dioscórides. Transmisión medieval y renacentista*, 6. Bde. [Barcelona: Tipografia Emporium, 1952–1959]), Bd. 2 (Barcelona/Tetuán: 1957).

Dioskurides ed. Wellmann = *Pedanii Dioscuridis Anazarbei De materia medica libri quinque*. Edidit Max Wellmann (Berlin: Weidmann, 1907–1914), 3 Bde.

Faḫr al-Dīn, *al-Mabāḥiṯ* = Faḫr al-Dīn al-Rāzī (st. 606/1209), *K. al-Mabāḥiṯ al-mašriqiyyah fī ʿilm al-ilāhiyyāt wa-l-ṭabīʿiyyāt* (Ḥaydarābād: Dā'irat al-Maʿārif al-Niẓāmiyyah, 1343/1925, Nachdruck Teheran 1966), 2 Bde.

Al-Fīrūzābādī, *al-Qāmūs* = Maǧd al-Dīn Muḥammad b. Yaʿqūb al-Fīrūzābādī (st. 817/1414), *al-Qāmūs al-muḥīṭ wa-l-qābūs al-wasīṭ fī l-luġah* (Kairo 1344 [1925]), 4 Bde.

Ǧābir, *al-Aǧsād* = Ǧābir b. Ḥayyān, *Kutub al-aǧsād al-sabʿah* (*K. al-Ḏahab, K. al-Fiḍḍah, K. al-Nuḥās, K. al-Ḥadīd, K. al-Raṣāṣ al-qalaʿī, K. al-Usrub, K. al-Ḫārṣīnī*), Rabat, Bibliothèque Ḥasaniyyah, Ms. 6923.

Al-Ġāfiqī, *al-Adwiyah al-mufradah* = Abū Ǧaʿfar Aḥmad b. Muḥammad b. Sayyid al-Ġāfiqī (st. 569/1165), *K. al-Adwiyah al-mufradah*, Tūnis, Bibliothèque Nationale, Fonds Ḥasan Ḥusnī ʿAbd al-Wahhāb, Ms. 18177.

Al-Ǧawharī, *al-Ṣiḥāḥ* = Ismāʿīl b. Ḥammād al-Ǧawharī (st. ca. 393/1002), *al-Ṣiḥāḥ. Tāǧ al-luġah wa-ṣiḥāḥ al-ʿarabiyyah*, ed. Aḥmad ʿAbd al-Ġafūr ʿAṭṭār (Kairo: Dār al-Kitāb al-ʿArabī, 1376–1377/1956–1957). 6 Bde.

Geoponica = *Geoponica sive Cassiani Bassi scholastici de re rustica eclogae*. Recensuit Henricus Beckh (Leipzig: Teubner, 1895).

Ḥāǧǧī Ḫalīfah, *Kašf al-ẓunūn* = *Lexicon bibliographicum et encyclopaedicum a Mustafa ben Abdallah Katib Jelebi dicto et nomine Haji Khalfa celebrato compositum* (st. 1068/1657) ..., ed. Gustavus Fluegel (Leipzig/London: Oriental Translation Fund, 1835–1858), 7 Bde.

Al-Ḫalīl, *al-ʿAyn* = ʿAbd al-Raḥmān al-Ḫalīl b. Aḥmad al-Farāhīdī (st. ca. 170/786), *K. al-ʿAyn*, edd. Mahdī al-Maḫzūmī/Ibrāhīm al-Sāmarrāʾī (Bagdad: Dāʾirat al-Šuʾūn al-Ṯaqāfiyyah, 1980–1985), 8 Bde.

Ibn al-Bayṭār, *al-Ǧāmiʿ* = Ḍiyāʾ al-Dīn ʿAbd Allāh b. Aḥmad Ibn al-Bayṭār, *K. al-Ǧāmiʿ li-mufradāt al-adwiyah wa-l-aġḏiyah* (Būlāq 1291 [1874]; Nachdruck: Frankfurt a. M.: Institut für Geschichte der arabisch-islamischen Wissenschaften, 1996), 4 Bde.

Ibn Biklāriš, *al-Mustaʿīnī* = Yūnus b. Isḥāq Ibn Biklāriš (fl. ca. 500/1100), *al-Kitāb al-Mustaʿīnī*, London, Ms. Arcadian Library (ohne Signatur).

Ibn al-Ǧazzār, *al-Ḫawāṣṣ* = *Die* Risāla fī l-Ḫawāṣṣ *des Ibn al-Ǧazzār. Die arabische Vorlage des Albertus Magnus zugeschriebenen Traktats* De mirabilibus mundi *herausgegeben, übersetzt und kommentiert von Fabian Käs*. (Abhandlungen für die Kunde des Morgenlandes 79), (Wiesbaden: Harrassowitz, 2012).

Ibn al-Ḥaššāʾ, *Mufīd al-ʿulūm* = Aḥmad b. Muḥammad Ibn al-Ḥaššāʾ (verf. vor 647/1249), *Mufīd al-ʿulūm wa-mubīd al-humūm*, edd. G.S. Colin/H.P.J. Renaud, *Ibn al-H'achcha (XIII*e *siècle J.C.). Glossaire sur le Mans'uri de Razès (X*e *siècle)*, (Collection de textes arabes publiée par l'Institut des Hautes-Études Marocaines, vol. XI), (Rabat: Imprimerie Économique, 1941).

Ibn Ḥazm, *Ṭawq al-ḥamāmah* = ʿAlī b. Aḥmad Ibn Ḥazm (st. 456/1064), *Ṭawq al-ḥamāmah fī l-ulfah wa-l-ullāf*, ed. D.K. Pétrof (St. Pétersbourg: Imprimerie Orientale/Leide: Brill, 1914).

Ibn Manẓūr, *Lisān al-ʿArab* = Muḥammad b. Mukarram Ibn Manẓūr (st. 711/1311), *Lisān al-ʿArab* (Būlāq: al-Maṭbaʿah al-Kubrá al-Miṣriyyah, 1300–1307 [1883–1889]), 20 Bde.

Ibn Māsawayh, *al-Ǧawāhir* = Yaḥyá (Yūḥanná) Ibn Māsawayh (st. 243/857), *K. al-Ǧawāhir wa-ṣifātihā*, ed. ʿImād ʿAbd al-Salām Raʾūf (Kairo: Maṭbaʿat Dār al-Kutub, 1977).

Ibn Samaǧūn, *Ǧāmiʿ al-adwiyah* = Abū Bakr Ḥāmid Ibn Samaǧūn (fl. ca. 400/1000), *Ǧāmiʿ al-adwiyah al-mufradah*, Faksimileed. Fuat Sezgin/Farid Benfeghoul (Frankfurt a. M.: Institut für Geschichte der arabisch-islamischen Wissenschaften, 1992), 4 Bde.

———, *Ǧāmiʿ al-adwiyah*, Ms. L = *Ǧāmiʿ al-adwiyah al-mufradah*, Ms. London, British Library, or. 11614.

Ibn Sīnā, *al-Qānūn*, ed. Rom = Abū ʿAlī l-Ḥusayn b. ʿAbd Allāh Ibn Sīnā (st. 428/1037), *K. al-Qānūn fī l-ṭibb* (Rom: Typographia Medicea, 1593; Nachdruck Frankfurt a. M.: Institut für Geschichte der arabisch-islamischen Wissenschaften, 1996), 3 Bde.

———, *al-Qānūn* ed. Būlāq = *K. al-Qānūn fī l-ṭibb* (Būlāq: al-Maṭbaʿah al-ʿĀmirah, 1294 [1877]), 3 Bde.

———, *al-Šifāʾ* (*Maʿādin*) K = *K. al-Šifāʾ li-Abī ʿAlī b. Sīnā. al-Ṭabīʿiyyāt. 5. al-Maʿādin wa-l-āṯār al-ʿulwiyyah*, edd. ʿAbd al-Ḥalīm Muntaṣir/Saʿīd Zāyid/ʿAbd Allāh Ismāʿīl (Kairo: al-Hayʾah al-ʿĀmmah li-Šuʾūn al-Maṭābiʿ al-Amīriyyah, 1385/1965).

———, *al-Šifāʾ* (*Maʿādin*) H/M = siehe Studien, Holmyard/Mandeville (1927).

Ibn Taġrībirdī, *al-Manhal al-ṣāfī* = Ǧamāl al-Dīn Abū l-Maḥāsin Yūsuf Ibn Taġrībirdī l-Atābikī (st. 874/1470), *al-Manhal al-ṣāfī wa-l-mustawfī baʿd al-Wāfī. al-Ǧuzʾ al-awwal*, ed. Aḥmad Yūsuf Naǧātī (Kairo: Dār al-Kutub al-Miṣriyyah, 1375/1956).

Ibn al-Wardī, *Ḫarīdat al-ʿaǧāʾib* = ʿUmar b. al-Muẓaffar Ibn al-Wardī, *Ḫarīdat al-ʿaǧāʾib wa-farīdat al-ġarāʾib* (verfasst 822/1419), Dublin, Chester Beatty Library, Ms. 3111.

Al-Ibšīhī, *al-Mustaṭraf* = Šihāb al-Dīn Muḥammad al-Ibšīhī (st. 850/1446), *al-Mustaṭraf fī kull fann mustaẓraf*, ed. ʿAbdallāh Anīs al-Ṭabbāʿ (Beirut: Dār al-Qalam, 1981/1401).

Iḫwān al-ṣafāʾ, *Rasāʾil* = *Rasāʾil Iḫwān al-ṣafāʾ wa-ḫillān al-wafāʾ*, ed. Ḫayr al-Dīn al-Ziriklī (Kairo: al-Maktaba al-Tiǧāriyyah al-Kubrá, 1347/1928), 4 Bde.

Al-Maqrīzī, *Ḍawʾ al-sārī* = Taqī al-Dīn Aḥmad b. ʿAlī l-Maqrīzī (st. 845/1442), *Ḍawʾ al-sārī li-maʿrifat ḫabar Tamīm al-Dārī* (*On Tamīm al-Dārī and His Waqf in Hebron*), ed. Yehoshua Frenkel (Bibliotheca Maqriziana 2), (Leiden: Brill, 2014).

———, *Rasāʾil* = *Rasāʾil*, edd. Ramaḍān al-Badrī/Aḥmad Muṣṭafá Qāsim (Kairo: Dār al-Ḥadīṯ, 1419/1998).

Al-Masʿūdī, *Murūǧ al-ḏahab* = ʿAlī b. al-Ḥusayn al-Masʿūdī (st. 346/957), *Murūǧ al-ḏahab; Maçoudi. Les Prairies d'or. Texte et traduction par* C. Barbier de Meynard et Pavet de Courteille (Paris: Imprimerie Impériale, 1861–1877), 9 Bde.

———, *al-Tanbīh* = *K. al-Tanbīh wa-l-išrāf*, M.J. de Goeje (ed.), (Bibliotheca Geographorum Arabicorum 8), (Leiden: E.J. Brill, 1894).

Al-Qazwīnī, *ʿAǧāʾib al-maḫlūqāt* = Zakariyyāʾ b. Muḥammad b. Maḥmūd al-Qazwīnī (st. 682/1283), *K. ʿAǧāʾib al-maḫlūqāt wa-ġarāʾib al-mawǧūdāt*, ed. Ferdinand Wüstenfeld, udT.: *Zakarija Ben Muhammed Ben Mahmud el-Cazwini's Kosmographie, Erster*

Theil, Kitāb ʿAǧāyib al-maḫlūqāt, *Die Wunder der Schöpfung*, (Göttingen: Dieterichsche Buchhandlung, 1849).

———, *ʿAǧāʾib al-maḫlūqāt* Ms. M = *K. ʿAǧāʾib al-maḫlūqāt*, München, Bayerische Staatsbibliothek, Ms. Cod. arab. 464 (elektronisch verfügbar unter: http://daten.digitale-sammlungen.de/~db/0004/bsb00045957/images/ [Stand 22.11.2011]).

Al-Rāzī, *al-Ḫawāṣṣ* = Abū Bakr Muḥammad b. Zakariyyāʾ al-Rāzī (st. ca. 311/923), *K. al-Ḫawāṣṣ*, Kairo, Dār al-Kutub al-Miṣriyyah, Ms. Ṭibb 141, fol. 119^{b}–136^{b}.

Al-Tamīmī, *al-Muršid* = Muḥammad b. Aḥmad al-Tamīmī (st. ca. 370/980), *K. al-Muršid*, ed. Jutta Schönfeld, *Über die Steine. Das 14. Kapitel aus dem „Kitāb al-Muršid" des Muḥammad ibn Aḥmad at-Tamīmī, nach dem Pariser Manuskript herausgegeben, übersetzt und kommentiert* (Freiburg/Breisgau, 1976).

Al-Tawḥīdī, *al-Imtāʿ* = Abū Ḥayyān ʿAlī b. Muḥammad al-Tawḥīdī (st. 414/1023), *K. al-Imtāʿ wa-l-muʾānasah*, edd. Aḥmad Amīn/Aḥmad al-Zayn (Kairo: Maṭbaʿat Laǧnat al-Taʾlīf wa-l-Tarǧamah wa-l-Našr, 1953), 3 Bde.

Theophrast, *De lap.* = *Theophrastus. De lapidibus. Edited with an Introduction, Translation and Commentary* by D.[avid] E. Eichholz (Oxford: Clarendon Press, 1965).

Al-Tīfāšī, *Azhār al-afkār* = Aḥmad b. Yūsuf al-Tīfāšī (st. 651/1253), *K. Azhār al-afkār fī ǧawāhir al-aḥǧār*, ed. udT. *Fior di pensieri sulle pietre preziose di Ahmed Teifascite. Opera stampata nel suo originale arabo, colla traduzione italiana appresso, e diverse note di* Antonio Raineri (Florenz: Tipografia orientale Mediceo-Laurenziana, 1818; Nachdruck Frankfurt a. M. 2001).

Al-ʿUmarī, *Masālik al-abṣār* = Šihāb al-Dīn Aḥmad b. Yaḥyá b. Faḍl Allāh al-ʿUmarī (st. 749/1349), *Masālik al-abṣār fī mamālik al-amṣār*, Faksimileedition (Frankfurt a. M.: Institut für Geschichte der arabisch-islamischen Wissenschaften, 1988–2001), 30 Bde.

Al-Waṭwāṭ, *Manāhiǧ al-fikar* = Ǧamāl al-Dīn Muḥammad b. Ibrāhīm b. Yaḥyá l-Kutubī l-Waṭwāṭ (st. 718/1318), *Manāhiǧ al-fikar wa-mabāhiǧ al-ʿibar*, Faksimileedition (Frankfurt a. M.: Institut für Geschichte der arabisch-islamischen Wissenschaften, 1990), 2 Bde.

Yāqūt, *Muʿǧam al-buldān* = Yāqūt b. ʿAbd Allāh al-Rūmī (st. 622/1225), *K. Muʿǧam al-buldān*, ed. Ferdinand Wüstenfeld (Leipzig: F.A. Brockhaus, 1866–1870), 6 Bde.

Zuhr, *Ǧamʿ al-fawāʾid* = Abū l-ʿAlāʾ Zuhr b. ʿAbd al-Malik (st. 525/1131), *Ǧamʿ al-fawāʾid al-muntaḫabah al-ṣaḥīḥah min al-ḫawāṣṣ al-muǧarrabah*, Teheran, Maǧlis-i Sanā, Ms. 1538, pp. 279–341.

Studien

al-Badrī/Qāsim (1998) = siehe Quellen, al-Maqrīzī, *Rasāʾil*

Bartels (2013) = Bartels, Klaus, „Natura non facit saltus", *Antike Welt* 2013 (Heft 2): 97.

Bauden (2003) = Bauden, Frédéric, „Maqriziana I: Discovery of an Autograph Manuscript of al-Maqrīzī: Towards a Better Understanding of His Working Method. Description: Section 1", *MSR* VII (2003): 21–68.

——— (2006) = „Maqriziana I: Discovery of an Autograph Manuscript of al-Maqrīzī: Towards a Better Understanding of His Working Method. Description: Section 2", *MSR* X (2006): 81–139.

——— (2008) = „Maqriziana II: Discovery of an Autograph Manuscript of al-Maqrīzī: Towards a Better Understanding of His Working Method Analysis", *MSR* XII (2008): 51–118.

——— (2010) = „Maqriziana IX: Should al-Maqrīzī be thrown out with the Bathwater? The Question of his Plagiarism of al-Awḥadī's *Khiṭaṭ* and the Documentary Evidence", *MSR* XIV (2010): 159–232.

——— (in Vorbereitung) = *Al-Maqrīzī's Collection of Opuscules: An Introduction*, (Bibliotheca Maqriziana, 1), (Leiden/Boston: Brill, in Vorbereitung).

Berendes (1902) = Berendes, Julius, *Des Pedanios Dioskurides aus Anazarbos Arzneimittellehre in fünf Büchern* (Stuttgart: Verlag von Ferdinand Enke, 1902; Nachdruck: Vaduz: Sändig 2005).

Browne (1900) = Browne, Edward G., *A Hand-List of the Muḥammadan Manuscripts Including All Those Written in the Arabic Character Preserved in the Library of the University of Cambridge* (Cambridge: Cambridge University Press, 1900).

Carra de Vaux (1896) = Carra de Vaux, B., *Maçoudi. Le Livre de l'avertissement et de la révision* (Paris, 1896).

Clément-Mullet (1840) = Clément-Mullet, Jean Jacques, „Sur l'enchaînement des trois règnes de la nature; extrait de Kazwiny", *JA*, 3e série, 10 (1840): 421–431.

——— (1868) = „Essai sur la minéralogie arabe", *JA* 6e série, 11 (1868): 5–81, 109–253, 502–522.

Daftar (1887) = *Daftar-i Kütübḫāne-ye Veliyüddīn Efendi* (Istanbul, 1304 [1887]).

——— (1892) = *Daftar-i Kütübḫāne-ye ʿĀṭif Efendī* (Istanbul 1310/[1892]).

Daiber (1975) = Daiber, Hans, *Ein Kompendium der aristotelischen Meteorologie in der Fassung des Ḥunain ibn Isḥâq* (Aristoteles Semitico-Latinus. Prolegomena et Parerga, 1), (Amsterdam: North-Holland Publ. Co, 1975).

de Goeje (1873) = de Goeje, M.J., *Catalogus codicum orientalium Bibliothecae Academiae Lugduno Batavae*, vol. 5 (Leiden, 1873).

de Slane (1883–1895) = de Slane, Mac Guckin, *Catalogue des manuscrits arabes* (Paris: Imprimerie nationale, 1883–1895).

Dieterici (1861) = Dieterici, Friedrich, *Die Naturanschauung und Naturphilosophie der Araber im zehnten Jahrhundert. Aus den Schriften der lautern Brüder übersetzt von Dr. Fr. Dieterici* (Berlin: Nicolai'sche Sort. Buchhandlung, 1861).

——— (1865) = *Die Propaedeutik der Araber im zehnten Jahrhundert* (Berlin: E.S. Mittler und Sohn, 1865).

——— (1868) = *Die Logik und Psychologie der Araber im zehnten Jahrhundert n. Chr.* (Leipzig: J.C. Hinrichs'sche Buchhandlung, 1868).

——— (1871) = *Die Anthropologie der Araber im zehnten Jahrhundert n. Chr.* (Leipzig: J.C. Hinrichs'sche Buchhandlung, 1871).

——— (1872) = *Die Lehre von der Weltseele bei den Arabern im X. Jahrhundert* (Leipzig: J.C. Hinrichs'sche Buchhandlung, 1872).

Diwald (1975) = Diwald, Susanne, *Arabische Philosophie und Wissenschaft in der Enzyklopädie. Kitāb Iḫwān aṣ-ṣafā' (III). Die Lehre von Seele und Intellekt* (Wiesbaden: Harrassowitz, 1975).

Dozy (1847–1851) = Dozy, Reinhart, *Notices sur quelques manuscrits arabes* (Leyde: E.J. Brill, 1847–1851).

——— (1881) = *Supplément aux dictionnaires arabes* (Leyde: E.J. Brill, 1881).

Eichholz (1965) = siehe Quellen, Theophrast, *De lap.*

Ethé (1868) = *Zakarija ben Muhammed ben Mahmûd el-Kazwînî's Kosmographie. Nach der Wüstenfeldschen Textausgabe ... übersetzt von* Hermann Ethé. *Die Wunder der Schöpfung* (Leipzig: Fues's Verlag, 1868).

Frenkel (2014) = siehe Quellen, al-Maqrīzī, *Ḍaw' al-sārī.*

Freytag (1830–1837) = Freytag, Georg Wilhelm, *Lexicon arabico-latinum praesertim ex Djeuharii Firuzabadiique et aliorum Arabum operibus adhibitis Golii quoque et aliorum libris confectum* (Halis Saxonum: C.A. Schwetschke et filius, 1830–1837), 4 Bde.

Gardiner/Bauden (2011) = Gardiner, Noah/Bauden, Frédéric, „A Recently Discovered Holograph Fair Copy of al-Maqrīzī's *al-Mawāʿiẓ wa-al-iʿtibār fī dhikr al-khiṭaṭ wa-al-āthār* (Michigan Islamic MS 605)", *Journal of Islamic Manuscripts* 2 (2011): 123–131.

Giese (2004) = *Al-Qazwînî. Die Wunder des Himmels und der Erde. Aus dem Arabischen übertragen und bearbeitet von* Alma Giese (Lenningen: Erdmann, 2004).

Al-Ḥabašī (1994) = Al-Ḥabašī, ʿAbd Allāh b. Muḥammad, *Fihris maḫṭūṭāt baʿḍ al-maktabāt al-ḫāṣṣah fī l-Yaman* (London: al-Furqān Islamic Heritage Foundation, 1994).

Hammer-Jensen (1915) = Hammer-Jensen, Ingeborg, „Das sogenannte IV. Buch der Meteorologie des Aristoteles", *Hermes* 50 (1915): 113–136.

von Hees (2002) = von Hees, Syrinx, *Enzyklopädie als Spiegel des Weltbildes. Qazwīnīs Wunder der Schöpfung – eine Naturkunde des 13. Jahrhunderts* (Diskurse der Arabistik 4), (Wiesbaden: Harrassowitz, 2002).

Holmyard/Mandeville (1927) = Holmyard, Eric J./Mandeville, Desmond C., *Avicennae De congelatione et conglutinatione lapidum. Being Sections of the* Kitâb al-Shifâ'. *The Latin and Arabic texts edited with an English Translation* (Paris: Geuthner, 1927).

Käs (2010) = Käs, Fabian, *Die Mineralien in der arabischen Pharmakognosie. Eine Konkordanz zur mineralischen* Materia medica *der klassischen arabischen Heilmittelkunde nebst überlieferungsgeschichtlichen Studien*. (Veröffentlichungen der orientalischen Kommission der Akademie Mainz Bd. 54), (Wiesbaden: Harrassowitz, 2010). 2 Bde.

Käs (2012) = siehe Quellen, Ibn al-Ǧazzār, *al-Ḫawāṣṣ*

Krawulsky (1990) = Krawulsky, Dorothea, „*Masālik al-abṣār fī mamālik al-amṣār* li-Ibn Faḍl Allāh al-ʿUmarī (700–749 h./1301–1349 m.): muḥāwalah fī sīrah taʾrīḫiyyah limaḫṭūṭātihī", *Dirāsāt* (Amman) 14/2 (1990): 169–185.

Kruk (1990) = Kruk, Remke, „A Frothy Bubble: Spontaneous Generation in the Medieval Islamic Tradition", *JSS* 35 (1990): 265–282.

Lane (1863–1893) = Lane, Edward William, *An Arabic-English Lexicon*, Book I, Part 1–8 (London: Williams and Norgate, 1863–1893; Nachdruck New York: Ungar, 1956).

Leclerc (1877–1883) = Leclerc, Lucien, *Traité des Simples par Ibn el-Beïthar*, (Notices et extraits des manuscrits de la Bibliothèque Nationale, Tomes 23; 25; 26), (Paris, Imprimerie nationale, 1877–1883), 3 Bde.

Lettinck (1999) = Lettinck, Paul, *Aristotle's* Meteorology *and its Reception in the Arab World. With an Edition and Translation of Ibn Suwār's* Treatise on Meteorological Phenomena *and Ibn Bājja's* Commentary on the Meteorology (Aristoteles-Semitico-Latinus 10), (Leiden: Brill, 1999).

Mehren (1874) = *Manuel de la cosmographie du moyen âge. Traduit de l'arabe „Nokhbet ed-dahr fi 'adjaib-il-birr wal-bah'r" de Shems ed-dîn abou-'Abdallah Moh'ammed de Damas, et accompagné d'éclaircissements par* M.A.[ugust] F. Mehren (Kopenhagen: Reitzel, 1874).

Muth (2005) = Muth, Franz-Christoph, „A Globe-trotter from Maghrib in al-Maqrīzī's Booklet on Ethiopia: A Footnote from some Arabic Sources", *Afrique & Histoire* 4 (2005): 123–131.

Nallino (1944) = Nallino, Carlo A., „Il valore metrico del grado di meridiano secondo i geografi arabi", in Maria Nallino (ed.), *Carlo Alfonso Nallino. Raccolta di scritti editi e inediti* (Rom, 1944), 5:408–457.

Nūr-i ʿOṯmāniyye (s. a.) = *Nūr-i ʿOṯmāniyye Kütübḫānesinde maḥfūẓ kütüb-i mevǧūdenin daftari* (Istanbul, s. a.).

Petraitis (1967) = Petraitis, Casimir, *The Arabic Version of Aristotle's Meteorology. A Critical Edition with an Introduction and Greek-Arabic Glossaries* (Beirut: Dar El-Machreq, 1967).

Rat (1899–1902) = *Al-Mostaṭraf. Recueil de morceaux choisis çà et là dans toutes les branches de connaissances réputées attrayantes par ... al-Abśîhî. Traduit par* G.[ustave] Rat (Paris: Leroux, 1899–1902), 2 Bde.

Ritter (1933) = Ritter, Hellmut, „Aus türkischen Bibliotheken", *Orientalia* [*Istanbuler Mitteilungen*] 1 (1933): 67–83.

——— (1935) = *Orientalische Steinbücher*, in Idem, J. Ruska, F. Sarre, R. Winderlich (edd.), *Orientalische Steinbücher und persische Fayencetechnick* (Istanbuler Mitteilungen, Heft 3), (Istanbul, 1935), 1–15.

Ruska (1896) = Ruska, Julius, *Das Steinbuch aus der Kosmographie des Zakarijâ ibn Muḥammad ibn Maḥmûd al-Ḳazwînî übersetzt und mit Anmerkungen versehen* (Beilage zum Jahresbericht 1895/96 der prov. Oberrealschule Heidelberg), (Kirchhain: Schmersow, 1896).

——— (1912) = siehe Quellen, Aristoteles, *Aḥǧār*

——— (1913) = „Ḳazwīnīstudien", *Der Islam* 4 (1913): 14–66; 236–262.

——— (1923) = *Sal ammoniacus, Nūšādir und Salmiak* (Sitzungberichte der Heidelberger Akademie der Wissenschaften, philos.-hist. Klasse), (Heidelberg, 1923), 1–23.

Al-Šayyāl (1971) = Al-Šayyāl, Ǧamāl al-Dīn, „Mu'allafāt al-Maqrīzī al-ṣaġīrah", Ziyādah, Muḥammad Muṣṭafá et al. (edd.), *Dirāsāt 'an al-Maqrīzī. Maǧmū'at abḥāṯ* (Kairo: al-Hay'ah al-Miṣriyyah al-'Āmmah li-l-Ta'līf wa-l-Našr, [1391] 1971), 23–37.

Schönberger (1991) = *Aristoteles. Über die Welt. Übersetzt und kommentiert von* Otto Schönberger (Stuttgart: Reclam, 1991).

Schoonheim (2000) = Schoonheim, Pieter L., *Aristotle's* Meteorology *in the Arabico-Latin Tradition. A Critical Edition of the Texts, with Introduction and Indices*, (Aristoteles Semitico-Latinus 12), (Leiden: Brill, 2000).

Schopen/Strauß (2014) = Schopen, Armin/Strauß, Karl W., *Aḥmad ibn Yūsuf at-Tīfāšīs „Buch der königlichen Steine." Eine Mineralienkunde für die arabischen Herrscher des 7./13. Jahrhunderts* (Abhandlungen für die Kunde des Morgenlandes 92), (Wiesbaden: Harrassowitz, 2014).

Seybold (1914) = Seybold, Christian Friedrich, „Rezension zu Julius Ruska, Das Steinbuch des Aristoteles", *Zeitschrift der deutschen Morgenländischen Gesellschaft* 68 (1914): 606–625.

Sezgin (1955) = Sezgin, Fuat, „Âtıf Efendi Kütüphanesinin vakfiyesi", *Türk Dili ve Edebiyatı Dergisi* 6 (1955): 132–144 (Nachdruck in: id., *Beiträge zur Erschließung der arabischen Handschriften in Istanbul und Anatolien*, Bd. III, [Frankfurt a. M. 1986]).

Steinschneider (1862) = Steinschneider, Moritz, *Zur pseudepigraphischen Literatur insbesondere der geheimen Wissenschaften des Mittelalters* (Berlin: Wissenschaftliche Blätter aus der Veitel-Heine-Ephraim'schen Lehranstalt, 1862).

——— (1895) = „Arabische Lapidarien", *ZDMG* 49 (1895): 244–278.

Strohm (1970) = *Aristoteles. Meteorologie. Über die Welt. Übersetzt von* Hans Strohm (Aristoteles Werke in deutscher Übersetzung, Bd. 12, Teil 1), (Berlin: Akademie-Verlag, 1970).

Takahashi (2003) = Takahashi, Hidemi, „The Reception of Ibn Sīnā in Syriac. The Case of Gregory Barhebraeus", Reisman, David C. (ed.), *Before and after Avicenna. Proceedings of the First Conference of the Avicenna Study Group* (Islamic Philosophy, Theology and Science, 52), (Leiden: Brill 2003), 249–282.

——— (2004) = *Aristotelian Meteorology in Syriac. Barhebraeus*, Butyrum Sapientiae,

Books of Mineralogy and Meteorology (Aristoteles-Semitico-Latinus, 15), (Leiden: Brill, 2004).

Troupeau (1998) = Troupeau, Gérard, „Le Premier Traité arabe de minéralogie: le livre de Yūḥannā Ibn Māsawayh sur les pierres précieuses", *AI* 32 (1998): 219–238.

Ullmann (1970) = Ullmann, Manfred, *Die Medizin im Islam* (Handbuch der Orientalistik, Erste Abteilung, Ergänzungsband VI, Erster Abschnitt), (Leiden: Brill, 1970).

——— (1972) = *Die Natur- und Geheimwissenschaften im Islam* (Handbuch der Orientalistik, Erste Abteilung, Ergänzungsband VI, Zweiter Abschnitt), (Leiden: Brill, 1972).

——— (2011–2012) = *Die Nikomachische Ethik des Aristoteles in arabischer Übersetzung. Teil 1. Wortschatz; Teil 2. Überlieferung, Textkritik, Grammatik* (Wiesbaden: Harrassowitz, 2011–2012).

Voorhoeve (1957) = Voorhoeve, P., *Handlist of Arabic Manuscripts in the University of Leiden and other Collections in the Netherlands* (Leiden: E.J. Brill, 1957).

Weisweiler (1942) = Weisweiler, Max, *Halsband der Taube. Über die Liebe und die Liebenden* ([4]Leiden: E.J. Brill, 1942).

Weisser (1980) = Weisser, Ursula, *Das „Buch über das Geheimnis der Schöpfung" von Pseudo-Apollonios von Tyana* (Ars Medica. Texte und Untersuchungen zur Quellenkunde der Alten Medizin, III. Abteilung. Arabische Medizin, Band 2), (Berlin: de Gruyter, 1980).

Williams (1982) = *Aristotle's De generatione et corruptione. Translated with notes by* Christopher J.F. Williams (Oxford: Clarendon Press, 1982).

Witkam (2007) = Witkam, J.J., *Inventory of the Oriental Manuscripts of the Library of the University of Leiden*, vol. 1 (Leiden, 2007).

Verzeichnis benutzter und zitierter Handschriften

Cambridge, University Library, Ms. Add. 746

Ḥuraydah (Yemen), al-Maktabah al-ḫāṣṣah li-Aḥmad b. Ḥasan al-ʿAṭṭās

Istanbul, Beyazıt Devlet Kütüphanesi, Ms. Veliyüddin 3195
Istanbul, Nuruosmaniye Kütüphanesi, Ms. 4937
Istanbul, Süleymaniye Kütüphanesi, Ms. Atıf Efendi 2814
Istanbul, Süleymaniye Kütüphanesi, Ms. Şehit Ali Paşa 1840
Istanbul, Topkapı Sarayı Müzesi Kütüphanesi, Ms. Ahmet III 2997/14

Kairo, Dār al-Kutub al-Miṣriyyah, Ms. Ṭibb 141

Leiden, Universiteitsbibliotheek, Ms. or. 560
London, British Library, Ms. or. 11614.

München, Bayerische Staatsbibliothek, Ms. Cod. arab. 464

Paris, Bibliothèque nationale de France, Ms. arabe 4657

Rabat, Bibliothèque Ḥasaniyyah, Ms. 6923

St. Petersburg, Institute of Oriental Manuscripts of the Russian Academy of Sciences, Ms. A 1517

Teheran, Maǧlis-i Sanā, Ms. 1538
Tūnis, Bibliothèque Nationale, Fonds Ḥasan Ḥusnī ʿAbd al-Wahhāb, Ms. 18177

Indices

zusammengestellt von
Frédéric Bauden

Qur'ān-Zitat

Lexikalische Glossen al-Maqrīzīs

In den *Maqāṣid* erwähnte Personen

(anonym zitierte Stellen werden im Similienapparat des arabischen Textes sowie im Kommentar aufgeschlüsselt)

Personen und Orte

Sachindex

Faksimile von Ms. Leiden, Or. 560, fol. 90^{a}–95^{a}

∵

منه بدليل ان الاشيا الرطبه الباردة واليابسه لا تحترق لمضادتها النار بطرفيها
والاشيا الباردة لا تحترق لانها لا رطوبة فيها وانما عدو النار الرطوبة لانها صاعدة لا
تقيم في اسفل الا معلقة مما يجذبها الى اسفل كما لا يقيم الحجر في الجو الا بما يحمله

تم بحمد الله تعالى وعونه وحسبنا الله ونعم الوكيل منه وكرمه

حرره مؤلفه احمد بن علي المقريزي الا مواضع تحتاج الى مراجعة وذلك في
شوال سنة احدى واربعين وثمان مائة احسن الله تقضيها عنا بخير

ونحوها تتعلق بها زمانا حتى تتعاقب عليها برد الشتاء فتغلظ وتجمد وتتقاطر
الى اسفل المغاير فتخلط بتربة تلك البقاع وتمكث زمانا وحرارة المعدن تعمل دايما
في انضاجها وطبخها وتصفيتها حتى تصير تلك الرطوبة المايية مما اختلط بها من الاجزاء
الترابية ومما تكتسب من ثقلها وغلظها بطول الوقوف وانضاج الحرارة لها
كبريتيا محرقا فاذا اختلط الزيبق والكبريت مرة ثانية وتمازجا والتدبير بحاله
فانه يتركب من امتزاجهما الجواهر المعدنية التي قد تقدم ذكرها فالزيبق يتولد من
اجزاء مايية اختلطت باجزاء ارضية لطيفة كبريتية اختلاطا شديدا حتى لا تتميز
احدهما من الاخر ويكون عليه غشاء ترابي فاذا اتصلت احدى القطعتين بالاخرى
انفتح الغشاء وصارت القطعتان واحدة والغشاء محيط بها كقطرة الماء اذا وقعت
على التراب فانها تبقى مدورة ويحيط بها الاجزاء الارضية من التراب وربما اصاب
تلك القطرة قطرة اخرى وانشق ذلك الغلاف وصارت القطرتان واحدة واحاط بها
الغلاف الترابي وسبب بياض الزيبق صفاء ذلك الماء ونقاء التراب الكبريتي وقال
ارسطو الزيبق من جنس الفضة الا ان الافات دخلت عليه في معدنه و[illegible] فانه هي الرصاص
وتلك الافات مخلخلة كانه شبيه بالمفلوج وله ايضا صرير ورايحة ورعدة وهو يحل
اجسام الاحجار كلها الا الذهب فانه يغوص فيه واصل الزيبق من اذربيجان وبالاندلس
معدنه ايضا والكبريت يتولد من اجزاء مايية وهوايية وارضية فاذا اشتد اختلاط
بعضها ببعض بسبب حرارة قوية ونضج تام حتى يصير مثل الدهن وينعقد بسبب برودة
جزئية وهو الوان احمر وابيض فالاحمر معدنه في مغرب الشمس بمواضع لا ساكن
بها بالقرب من بحر اوقيانوس والابيض قد يكون كامنا في عيون الماء الجاري ويوجد
لذلك الماء رايحة منتنة وتعالى الكبريت عين تجري فاذا جمد ماؤها صار كبريتا اصفر
وابيض واكدر واسود وذكر الرازي ان الكبريت يتولد من البخار اليابس الدخاني
اذا ماس شيا من البخار الرطب لطبخ حرارة الشمس لرطوبة الماء حتى تحيله قارا او
نفطا او ما شبه ذلك والكبريت من البخار الدخاني والرطب امتزجا وطبختها حرارة
الشمس حتى صار ما فيه من الرطوبة دهنا لطيفا حارا خفيفا ولذلك يسرع نفاذه
لانه شديد الحرارة فتسرع اليه النار لان النار تطلب من الرطوبة اجودها الطفها

94

العوس كاليواقيت ومنها ما هو تراب رخو يذوب في الما كالاملاح والزاجات
ومنها ما هو نبات كالمرجان ومنها ما يخرج من الحيوان كالدر واللالي ومنها
ما يتولد في الهوا كاحجار الصواعق ومنها ما ينعقد في الارض بواسطة الما ومنها
ما هو مصنوع كاقليميا الذهب والفضة والرخيقر والزنجار ومنها ما بينه وبين
آخر الفة كالذهب والماس فان الماس اذا قرب من الذهب تشبث به حتى قيل
ان الماس لا يوجد الا في معادن الذهب ومنها ما بينه وبين آخر مجاذبة شديدة
حتى ان كل واحد منهما يجذب الاخر كالعاشق والمعشوق كما شاهد كل احد
في الحديد والمغناطيس فان بين هذين المعدنين ملايمة شديدة بحيث اذا شم
احدهما رايحة الاخر سرى اليه فامسكه مسكا شديدا ولم تفارقه الا بجبر يجذبه ومنها
ما بينه وبين آخر مخالفة كالسنباذج وساير الاحجار فانه يحكها ويجعلها ملسا
وكالاسرب والماس فان الماس يقهر ساير الاحجار والاسرب يقهره ومنها ما
فيه قوة منظفة كالنوشادر فانه ينظف ساير الاحجار من الوسخ والاحجار كثيرة
حدا الزاج اصناف وهو يتولد من اجزا ارضية محرقة ومن اجزا مايية تختلط
بعضها ببعض اختلاطا شديدا فيحدث فيها دهنية قابلة للذوبان بسبب الحرارة الزايلة
فما كان منه يغلب عليه قوة الحديد كان احمر او اصفر وما غلبت عليه قوة النحاس
مال لونه الى الخضرة ويقال ان الزاجات تتولد من الزيبق الميت والكبريت الاخضر
وهي الوان فمنها الاحمر والاخضر والاصفر والاسود والابيض وهو اعز انواع
الزاجات ويجلب من نواحي قبرس واعلم ان الرطوبات المحتقنة تحت الارض
تسخن في الشتا وتبرد في الصيف فاذا فرت الحرارة واسخنت باطن الارض وكهوف
الجبال في ايام الشتا اكتسب الرطوبات المنصبة الى تلك المواضع بواسطة الحرارة
دهنية فاذا اصابها نسيم الهوا وبرودة الجو بما انعقدت وربما بقيت مايية فتصير
كبريتا او زيبقا او قيرا او نفطا بحسب اختلاف البقاع وتغير الهوا ويقال ان اول
هذه القوى اعني الحرارة والبرودة والرطوبة واليبوسة في تكوين المعادن الزيبق
وذلك ان الرطوبة المحتقنة في جوف الارض والبخارات المحتبسة فيها اذا تعاقب
عليها حر الصيف مع حرارة المعدن لطفت وخفت وتصاعدت الى سقوف المغاير

اذا ادام النظر اليها وهو في بيت مظلم واذا اتخذ منقاش نحل منه الشعر مرارا عديدة
ودهن موضعه لم ينبت ابدا **القول في الاحجار** اعلم ان الاحجار متولدة
من مياه الامطار والانداء المحتقنة في جوف الارض ان كانت شفافة او من امتزاج
الماء بالارض ان كان في الارض لزوجة واثرت فيها حرارة الشمس تاثيرا شديدا
اما القسم الاول فان مياه الامطار والانداء اذا احتبست في المغارات والكهوف
ولم يخالطها شيء من الاجزاء الارضية واثرت فيها حرارة المعدن وطال وقوفها هناك
فانها تزداد صفاء وثقلا وغلظا فتنعقد منها الاحجار الصلبة التي لا تتاثر من الماء
والنار كاليواقيت واختلاف الوانها بسبب كثرة حرارة المعدن وقلتها واما القسم
الثاني فتتولد من امتزاج الماء والارض اذا كانت فيها لزوجة واثرت فيها حرارة
الشمس مدة طويلة الا ترى ان النار اذا اثرت في اللبن كيف تصلبه وتصيره
آجرا فان الآجر صنف من الحجر الا انه رخو وكلما كان تاثير النار فيه اكثر كان
اصلب ثم ان هذه الاحجار تختلف باختلاف الاماكن فان كانت في بقاع سبخة تولد
منها انواع الاملاح والبوارق والشبوب وان كانت في بقاع غضة رطبة تولد فيها
انواع الزاجات الاحمر والاصفر والاخضر وان كانت في بقاع ترابية وطين حر
انعقد حجرا مطلقا وقد ينعقد الحجر في بعض المواضع من الماء ومن خاصية ذلك
الموضع ان يجري الماء في بعض المواضع يتقاطر من اعلاه فان اخذ قبل ان يقع
على الارض بقي ماء وان ترك حتى يقع على الارض صار حجرا صلدا وما ذاك الا لخاصية
في ذلك الموضع تنعقد بها الماء حجرا ووجد في بعض المواضع حيوانات ونبات قد
مسخها الله حجارة فجاز ان يكون بهذا الطريق او ان يكون قد افاض الله تعالى على
تلك الارض قوة عند غضبه على سكانها حتى ظهرت من جوف الارض وصيرت ما
عليها شبه حجر صلد وحكى ابن سينا انه كان على الجبل الذي بجاجرم فرأى جردقا
من الخبز اطرافها ناتية ووسطها مقعر كما يكون جرادق الخبز وعلى ظهرها خطوط
كما يكون الخبز من اثار رشق التنور فبواسطة هذه العلامات يغلب على الظن ولا
يشك الناظر اليه انه كان خبزا فمسخه الله حجرا والجواهر المعدنية كثيرة ولم يعرف
الناس منها الا القليل والاحجار منها ما هو صلب لا يذوب بالنار ولا يعمل فيه

النوس

93B

في اداوتها مدخل وهو ثلثة اصناف السابورقان والانيث والذكر فالسابورقان
هو الفولاذ المعدني واذا علق برادة الحديد على من يغط في نومه زال عنه وحمل
الحديد يقوي القلب ويرهب المخاوف والافكار الرديه ويطرد الاحلام الرديه
ويسر النفس ويزيد هيبة حامله في اعين الناس وصداه يأكل اوساخ العين
اكتحالا ويبري جرب الاجفان والسبل وينفع النقرس والتحمل به ينفع البواسير
والما الذي يطفى فيه الحديد ينفع من اورام الطحال وضعف المعدة واذا حمي مسمار
بالنار حتى يحمر ودلك به النصل فانه لا يصدى واذا القيت برادة الحديد في شراب
مسموم مصت كلما فيه من السم وذهب ضرره واذا تحملت التي بها النزيف نجار
الحديد قطعه واذا بل بالخل ولطخ على الحمرة المنتشرة والبثور وعلى الداحس وخشونة
الجفون والبواسير نفعها ويشد اللثة وينفع من النقرس اذا لطخ به وينبت
الشعر في دا الثعلب **والرصاص** ضد الفضة دخلت في مادته ثلث افات
نتن الرائحة والرخاوة والصرير كما تدخل الافة على الجنين في بطن امه ومن
طوق شجرة بطوق رصاص في اصلها من الارض لم يسقط من ثمرتها شي واذا شدت
منه صفيحة على الظهر سكن الانعاظ وبطل الاحتلام وان القي شي منه في قدر
لم ينضج لحمها واذا دلك الرصاص بلح ودهن دلكا قويا واخذ من السواد الحاصل
منه وطلي به السيف فانه لا يصدي واذا خلط بدهن الورد نفع من البواسير
والقروح التي لم تندمل واذا لطخ الاصبع بدهن اوشحم ودلك به الرصاص ولطخ
به الحاجبان قوا شعرها وكثره **الاسرب** تولده كتولد الرصاص وهو ردي
ومادته اكثر وسخا ومن خواصه تكليس الذهب وتكسير الماس وان الماس اذا
وضع على سندان وضرب بمطرقه لم ينكسر ودخل في احدهما فاذا وضع على الاسرب
تكسر تاذى ضربة واذا شدت صفيحة اسرب على الخنازير والغدد وقروح المفاصل
ذابت واذا شدت على البطن اضعفت الباه ومنعت كثرة الاحتلام **الخارصيني**
معدنه بالصين ولونه اسود يضرب الى حمرة ويتخذ منه نصول لعظم مضرتها
لاسيما اذا سقيت السم ويتخذ منه كلاليب يصطاد بها الحيتان العظيمه فانها
اذا نشبت بشي لا ينفصل منه الا بعد عنا ويتخذ منه مرآة تنفع صاحب اللقوه

عسيه
ينفع الرا والبو
وحكا عيره الكبير
وهو الانكد وهو
الاسرب
والرصاص القلعي
الشعر والبياض

صفا مائيته وثقله من ترابيته وعزته ليس بقلته فانه اكثر من النحاس والحديد
فانه يستخرج دايما من معادنه ولا يتطرق اليه التلف خلاف النحاس والحديد
فانهما يبليان بطول المكث وانما عز لان من ظفر بشي منه دفنه فالذي تحت
الارض اضعاف الذي بايدي الناس ومن خواصه انه يقوي القلب ويدفع الصرع
ان علق على انسان ويمنع الفزع ومن اكتحل بميل ذهب جلا عينه وقواها وحسن
النظر وان ثقبت شحمة الاذن بابرة من ذهب لم تلتحم وان كوي به الجرح لم ينفط
وبرا سريعا وامساكه في الفم يزيل البخر وينفع من اوجاع القلب والخفقان
وحديث النفس وان كويت به مقادم اجنحة الحمام الفت ابراجها وان طرح منه
وزن حبتين في وزن عشرة ارطال زيبق غاص الى قعره ولو طرح في هذا
القدر مائة درهم من غيره من الاجساد الثقيلة عام فوقه ولم ينزل فيه ومن
تختم بخاتم ذهب من في اصبعه داحس خففه وجعه والفضة اقرب الفلزات
الى الذهب ولولا البرد الذي اصابها قبل النضج لكانت ذهبا وهي تحترق بالنار
وتبلى في التراب بطول المكث وتنتن بالمكث في الحماة ولها وسخ واذا اصابها
رايحة الزيبق او الرصاص تكسرت عند الطرق وان اصابها رايحة الكبريت
اسودت ومن خواصها تقطيع الرطوبات اللزجة اذا اخلطت سحالتها بالادوية
المشروبة وتنفع من البخر والحكة والجرب وعسر البول وتنفع مع الزيبق طلاء
للبواسير والشرب في انية الفضة يسرع السكر النحاس قريب من الفضة
لم يباينها الا بالحمرة واليبس فحمرته من كثرة حرارته الكبريتية ويبسه وغلظه
ووسخه من غلظ مادته فمن قدر على تبييضه وتليينه فقد ظفر بحاجته واجوده
الشديد الحمرة وارداه المشوب بالسواد واذا ادني النحاس من الحموضات
اخرج زنجارا وادمان الاكل في اوانيه من الاطعمة الدسمة يورث امراضا
رديئة كداء الفيل والسرطانات ووجع الكبد والطحال وفساد المزاج لاسيما ان
ترك فيها الدسم او الحامض يوما وليلة فانه اسرع للقتل والحديد بعيد
عن الاعتدال لكدورة مادته الكبريتية والزيبقية وسواد لونه لافراط حرارته
وهو اكثر فوايد من جميع الفلزات واقلها ثمنا حتى قيل ما من صنعة الا والحديد

92B

92

تختص ببقعة من البقاع وتتولد من خواص تلك البقعة والمعادن مع كثرة
افرادها ثلثة انواع الفلزات والاحجار والاجسام الدهنية وقد اشتهر ان
الياقوت والماس واللعل والعقيق والفيروزج والجزع واللازورد تختص
بالشرق وان الذهب والفضة والحديد والنحاس والرصاص والقصدير
والزيبق والزبرجد والدهنج تختص بالغرب وان الزمرد مصري ويوجد
ببلاد الهند معادن ذهب وبالدامغان معدن ذهب وبسفالة الزنج معدن
فضة وفي الهند معادن حديد تصنع منه السيوف الهندية القول في
الفلزات اعلم ان الفلزات تتولد من اختلاط الزيبق والكبريت فان كان
الزيبق والكبريت صافيين واختلطا اختلاطا تاما وشرب الكبريت رطوبة
الزيبق كما تشرب الارض نداوة الما وكانت فيه قوة صباغة ومقدارهما
متناسبان وحرارة المعدن تنضجهما على اعتدال ولم يعرض لهما عارض من
البرد واليبس قبل نضاجهما فان ذلك ينعقد على طول الزمان ذهبا ابريزا
وان كان الزيبق والكبريت صافيين ونضج الكبريت والزيبق نضجا تاما وكان
الكبريت ابيض انعقد ذلك فضة وان وصل اليه قبل استكمال النضج برد
عاقه تولد الخارصيني وان كان الزيبق صافيا والكبريت رديا وفيه قوة
محرقة تولد النحاس وان كان الكبريت غير جيد الاختلاط مع الزيبق تولد
الرصاص وان كان الزيبق والكبريت رديين وكان الزيبق رديا متخلخلا
والكبريت رديا محترقا تولد الحديد وان كانا مع رداءتهما ضعيفي التركيب
تولد الاسرب وبسبب هذه الاختلافات في الاختلاطات اختلفت
اجناس الجواهر المعدنية وهي العوارض التي تعرض لكيفيتها مفرطة او
ناقصة فالذهب حار لطيف ولشدة اختلاط اجزائه الترابية والمائية
لا يحترق بالنار لان النار لا تقدر على تفريق اجزائه ولا يبلى بالتراب
ولا يصدا على طول الزمان ولا تنقصه الارض ولا ينتقص ريحه بالمكث في الخبث
وهو الطف شي شخصا واثقل شي وزنا وهو لين اصفر براق حلو الطعم طيب
الرايحة ثقيل رزين فصفرة لونه من نارية ولينه من دهنية وبريقه من

يقال ذهب
وجمعه ذهاب
وذهبه

لابناجنسهم فصل في اقسام المعادن اعلم ان الاجسام المتولدة من الابخرة
والادخنة المحتبسة في الارض اذا اختلطت على ضروب من الاختلاطات تختلف
في الكم والكيف كانت اما قوية التركيب او ضعيفة التركيب والقوية التركيب
اما منطرقة او غير منطرقة فالمنطرقة هي الاجساد السبعة التي يقال لها الفلزات
وهي الذهب والفضة والنحاس والرصاص والحديد والاسرب والخارصيني وغير
المنطرقة اما في غاية اللين او في غاية الصلابة فالتي في غاية اللين كالزيبق
والتي في غاية الصلابة كاليواقيت وهي اما تنحل بالرطوبات وهي الاجسام
الملحية كالزاج والشب والنوشادر واما ان لا تنحل وهي الاجسام الدهنية
كالزرنيخ والكبريت فالاجساد السبعة انما تتولد من اختلاط الزيبق والكبريت
على اختلاف اختلاطها في الكم والكيف والزيبق يتولد من اجزا مائية ارضية
فاذا انضجتها الحرارة القوية صار كالدهن واما الاجسام الصلبة الشفافة
فانها تتولد من مياه عذبة وقفت في معادنها بين الحجارة الصلبة زمانا
طويلا حتى غلظت وصفت وانضجتها الحرارة في المعدن بطول مكثها واما
غير الشفافة فانها تتولد من الما والطين اذا امتزجا وكانت فيهما اللزوجة
واثرت فيها حرارة الشمس في المدة الطويلة واما الاجسام المنحلة بالرطوبة
فانها تتولد من مياه مختلطة باجزا ارضية محترقة يابسة اختلاطا شديدا
واما الاجسام الدهنية فانها تتولد من الرطوبات المحتقنة في باطن
الارض اذا احتوت عليها حرارة المعدن حتى تحللت واختلطت بتربة
البقاع فازدادت غلظا وصارت كالدهن والذهب لا يتولد الا في البراري
الرملة والجبال والاحجار الرخوة والفضة والنحاس والحديد وامثالها
لا تتولد الا في الاراضي الندية والرطوبات الدهنية والاملاح لا تتولد
الا في الاراضي السبخة والبقاع المالحة والجص لا يكون الا في الاراضي
اللينة السبخة والاسفيداج لا ينعقد الا في الارض الرملة المختلط ترابها
بالجص والزاجات والشبوب لا تتكون الا في التراب العفن الناشف
وعلى هذا القياس حكم ساير انواع الجواهر والاحجار وكل واحد منها

مختص

القلعي النحاس الابيض تجعل منه القدور وقيل القلعي هو جميع جواهر الارض من الذهب والفضة والنحاس وغيرها اذ هي ... الفلزات فهو المشهور

91

فان احوالها مباينة لاشخاص النبات فان فحولة النخل مباينة لاشخاص اناثه
ولفحولته في اناثه لقاح كما في الحيوان واذا قطع راس النخلة جفت وبطل ثمرها
كالحيوان وبهذا وغيره تبين ان النخلة نبات حيواني واما الحيوان فان اوله
وادونه يشبه النبات وهو ما ليس له سوى حاسة اللمس فقط وهو الحلزون
فانه دودة في جوف انبوبة حجرية توجد بالسواحل وتلك الدودة تبرز
نصف بدنها من جوف تلك الانبوبة وتنبسط يمنة ويسرة لطلب ما تتغذى به
فاذا احست برطوبة او لين انبسطت وان احست بصلابة انقبضت واستترت
في جوف الانبوبة حذرا من موذ لجسمها وليس لها سمع ولا بصر ولا ذوق
ولا شم الا اللمس فقط وهذا حال اكثر الديدان المتولد من الطين فهذا النوع
حيوان نباتي لانه ينبت جسمه كما ينبت النبات واما الحيوان الذي يلي الانسان
فالقرد لان شكل جسمه قريب من جسد الانسان ونفسه تحاكي افعال
النفوس الانسانية وكذا الفرس الجواد فان الاصايل من الخيول
لها ذكا وحسن ادب وكرم اخلاق حتى انها ربما لا تروث ما دام الملك
راكبها ولها اقدام في الهيجا وصبر على الطعن وكذا الفيل فانه يفهم الخطاب
ويمتثل الامر والنهي كانه انسان عاقل واخر مرتبة الحيوان الانسان وهو
طبقات ادناها يلي الحيوان وهم الذين لا يعلمون سوى المحسوسات ولا
يرغبون الا في زينة الحيوة الدنيا ولذاتها من الاكل والشرب والنكاح قال
الله تعالى فيهم ان هم الا كالانعام بل هم اضل سبيلا فهم يرتعون كالخنازير والحمر
ويدخرون ما يحتاجون اليه كالنمل ويقتتلون ويتخاصمون على حطام الدنيا
كما تتساور الكلاب على الجيف فهولا وان كانت صورهم صور الانسان فان
افعال نفوسهم افعال حيوانية واعلا مراتب الانسانية تلي الملايكة وهي
مرتبة الذين انتبهت نفوسهم من نوم الغفلة وانفتحت اعين بصايرهم حتى
رات بانوار قلوبها ما غاب عن حواسها وشاهدت لصفا جواهرها عالم
الارواح الملكية وتبين لها سرورهم ونعيمهم فرغبت فيه وزهدت زخرف
الدنيا الفانية واقبلت على تحصيل الاخرة فهم من اصناف الملايكة مع خلطتهم

بسم الله الرحمن الرحيم رب يسر يا كريم

الحمد لله رب العالمين وصلى الله على نبينا محمد خاتم النبيين وعلى اله وصحبه
والتابعين صلاة باقية الى يوم الدين وبعد فهذه مقالة وجيزة في ذكر المعادن
فيدتها تذكرة لي ولمن شا الله من عباده وبالله استعين وهو المعين
فصل الاجسام المتولدة اما نامية او غير نامية والنامية اما ان تكون لها
قوة الحس والحركة او لا فالتي لها الحس والحركة هي الحيوان والتي لا حس لها
ولا حركة هي النبات وغير النامية هي المعادن واول ما تستحيل اليه الاركان
الابخرة والعصارات فالبخار ما يصعد من لطيف مياه البحار والابار والاجام
بواسطة تسخين الشمس والعصارات ما يمكث في بطن الارض من مياه الامطار
ويختلط بالاجزا الارضية فيغلظ وتنضجها الحرارة المحتقنة في عمق الارض
فتصير هادة للمعادن والنبات والحيوان فاول مراتب الكاينات تراب
واخرها نفس ملكية فالمعادن اولها متصل بالتراب والما واخرها متصل بالنبات
والنبات اوله متصل بالمعادن واخره متصل بالحيوان والحيوان اوله متصل
بالنبات واخره متصل بالانسان والانسان اوله متصل بالحيوان واخره
متصل بالملايكة وبيان ذلك ان اول المعادن الجص والملح فالجص مما يلي التراب
فهو تراب رملي حصل له بلل من الامطار فانعقد وصار جصا والملح مما يلي
الما وهو ما امتزج باجزا سبخة من الارض فانعقد ملحا واخر المعادن مما يلي
النبات الكماة وهي تتكون في التراب كالمعدن وتنبت في مواضع ندية ايام الربيع
من الامطار واصوات الرعود كما ينبت النبات ففيها شبه من المعدنيات لكونها
لا ورق لها ولا ثمر وتشبه النبات لكونها نامية كنمو النبات واما النبات
فان اوله وادونه مما يلي التراب وهو خضرا الدمن والكماة اما خضرا الدمن
فانها غبار يتلبد من الارض فيصيبه بلل الامطار فيصبح بالغدوات اخضر
كانها حشيش اخضر فاذا اصابها حر الشمس جفت ثم تصبح من الغد خضرا
من نداوة الليل وطيب النسيم ولا تنبت الكماة ولا خضرا الدمن الا في زمن
الربيع فاحدهما نبات معدني والاخر معدن نباتي واخر النبات واشرفه النخلة

فان

كتاب
المقاصد السنية لمعرفة الاجسام المعدنية تاليف فقير عفو الله تعالى
احمد بن علي بن عبد القادر بن محمد المقريزي الشافعي عفا الله عنه ذنوبه

90A

www.ingramcontent.com/pod-product-compliance
Lightning Source LLC
LaVergne TN
LVHW010543300926
849162LV00002B/217
* 9 7 8 9 0 0 4 2 7 7 6 0 1 *